Goretzki   Maurer

Physik, Chemie und Strahlenkunde

für Pflegeberufe

Günter Goretzki   Arno Maurer

Physik, Chemie und Strahlenkunde

für Pflegeberufe

6. Auflage

mit 148 Abbildungen und Tabellen

URBAN & FISCHER
München · Jena

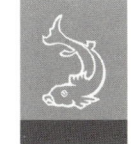

Zuschriften und Kritik an:
Urban & Fischer, Lektorat Pflege, Karlstraße 45, 80333 München

Physik und Strahlenkunde
Dr. Günter Goretzki, Medizinphysiker und Arzt für Nuklearmedizin, Kösterkamp 22, 33739 Bielefeld,
ghg.goretzki@t-online.de

Chemie
Dr. Arno Maurer, Diplom-Chemiker, Schwarzwaldring 30, 76275 Ettlingen,
arno.maurer@t-online.de

Wichtiger Hinweis für den Benutzer
Die Erkenntnisse in der Medizin unterliegen laufendem Wandel durch Forschung und klinische Erfahrungen. Herausgeber und Autoren dieses Werkes haben große Sorgfalt darauf verwendet, dass die
in diesem Werk gemachten therapeutischen Angaben (insbesondere hinsichtlich Indikation, Dosierung
und unerwünschter Wirkungen) dem derzeitigen Wissensstand entsprechen. Das entbindet den Nutzer
dieses Werkes aber nicht von der Verpflichtung, anhand der Beipackzettel zu verschreibender Präparate zu überprüfen, ob die dort gemachten Angaben von denen in diesem Buch abweichen und seine
Verordnung in eigener Verantwortung zu treffen.

Bibliografische Information Der Deutschen Bibliothek
Die Deutsche Bibliothek verzeichnet diese Publikation in der Deutschen Nationalbibliografie; detail-
lierte bibliografische Daten sind im Internet über http://dnb.ddb.de abrufbar.

Um den Textfluss nicht zu stören, wurde bei Patienten und Berufsbezeichnungen die grammatikalisch
maskuline Form gewählt. Selbstverständlich sind in diesen Fällen immer Frauen und Männer gemeint.

Lektorat: Karin Kühnel, München; Roland Itterheim, Jena
Herstellung: Christine Kosel, München
Satz: Mitterweger & Partner, Plankstadt
Druck und Bindung: Kösel GmbH & Co. KG, Kempten
Umschlaggestaltung: Spiesz-Design, Neu-Ulm

ISBN 3-437-26830-9

Aktuelle Informationen finden Sie im Internet unter http://www.urbanfischer.de

Vorwort zur sechsten Auflage „Physik, Chemie und Strahlenkunde"

In der sechsten Auflage sind nun zum ersten Mal alle naturwissenschaftlichen Grundkenntnisse für die Pflegenden vereint. Die „Physik und Strahlenkunde" wurde um die „Chemie" erweitert und umfasst nun die gesamte ausbildungsrelevante Breite dieser Fächer.

Aber nicht nur die Aufnahme von Chemie machte eine Neuauflage unumgänglich – im Juli 2001 trat die neue Strahlenschutzverordnung in Kraft und im Juli 2002 die neue Röntgenverordnung. Aufgrund der geänderten Strahlenschutzbestimmungen und neu festgelegten Grenzwerte für den Strahlenschutz erfolgte eine Überarbeitung des Teilbereichs „Strahlenkunde".

Auch die technologische Entwicklung erforderte einige inhaltliche Anpassungen. Das Buch ist jetzt hochaktuell.

Für die zahlreichen Hinweise und Änderungsvorschläge kritischer Leser möchte ich mich an dieser Stelle herzlich bedanken. Auf Anmerkungen zur 6. Auflage von „Physik, Chemie und Strahlenkunde" freue ich mich.

Im Januar 2003   Dipl.-Phys. Dr. Günter Goretzki

Das Feld der physiologischen und klinischen Chemie ist so komplex, dass mit diesen Kapiteln nur ein kurzer Abriss des Stoffgebiets gegeben werden kann. Die Ausführungen helfen der Leserin bzw. dem Leser, ein Verständnis für grundlegende Zusammenhänge zu entwickeln und die Eigenschaften der wichtigsten Stoffe und Prozesse kennen zu lernen. So können die im Verlauf der Ausbildung und der Berufstätigkeit auftretenden weitergehenden Fragestellungen chemischer Art besser beurteilt werden. Die Fachleute aus Chemie und Medizin möchte ich für eine Reihe vereinfachender Darstellungen um Verständnis bitten, die in dieser Form und Kürze notwendig waren. Für Anregungen und Kritik bin ich jederzeit offen.

Die chemischen Strukturen in diesem Buch entstanden mit Hilfe von „C-Design", einem Freeware-Programm von Dr. E. Fontain und Dr. J. Bauer, denen an dieser Stelle ein herzliches Dankeschön gebührt.

Im Januar 2003   Dipl.-Chem. Dr. Arno Maurer

Vorwort zur ersten Auflage „Physik und Strahlenkunde"

Mit zunehmender Technisierung im Gesundheitswesen, insbesondere im Krankenhausbereich, steigen die Anforderungen an das technisch-physikalische Verständnis der medizinischen Assistenzberufe.

Ziel dieses Buches ist es, die für den Bereich der Medizin wichtigen physikalischen Zusammenhänge leicht verständlich darzustellen und ihre Anwendung in der Medizin zu beschreiben.

Bei der Stoffauswahl orientiert sich der Autor am „physikalischen Profil" eines modernen großen Krankenhauses und an den gesetzlichen Lehranforderungen für den Physikunterricht in der Krankenpflegeausbildung. Inhalt und Darstellung des Stoffes haben sich in mehrjährigem Physikunterricht an Krankenpflegeschulen bewährt.

Bei dem Versuch, ein so kompliziertes Stoffgebiet allgemein verständlich darzustellen, mussten zwangsläufig z. Z. grob vereinfachte Modelle gewählt werden. Hierfür bitte ich insbesondere meine Berufskollegen um Verständnis.

Mein besonderer Dank gilt Frau *Gabriele Durstewitz*, Unterrichtsschwester an der Krankenpflegeschule des Rudolf-Virchow-Krankenhauses in Berlin. Sie gab die Anregung, diesen Stoff in einem kleinen Lehrbuch zusammenzustellen.

Für die Ausführung zahlreicher Abbildungen möchte ich meiner Frau und Frau *Regina Koslakowicz* meinen Dank aussprechen. Herrn Dr.-Ing. L. Michel danke ich für seine Diskussionsbeiträge zu den Themen der Strahlenphysik. Für die geduldige und stets verständnisvolle Betreuung während der Entstehung dieses Buches möchte ich mich besonders bei Herrn Dr. med. E. Müller bedanken, sowie bei allen anderen Mitarbeitern des Verlages, die zur Fertigstellung beigetragen haben.

Im März 1977   Dr. Günter Goretzki

Inhaltsverzeichnis

1 Aufbau der Materie

Die tägliche Erfahrung lehrt uns, dass Materie teilbar ist: Das Abschneiden einer Scheibe Brot, das Zerkleinern der Scheibe beim Kauen, das Zersplittern eines gefallenen Glaskruges usw. Wie oft kann ein Stück Materie geteilt werden? Stößt man schließlich auf kleinste, unteilbare Teilchen?

Bereits um 500 v. Chr. kam ein griechischer Denker namens *Leukipp* zu der Überzeugung, dass dies so sei. Er nannte die von ihm erdachten kleinsten Teilchen „Atome", nach dem griechischen Wort atomos – unteilbar.

Erst über 2000 Jahre später stießen Forscher bei dem Versuch, die in der Natur vorkommenden Stoffe mit chemischen Mitteln zu zerlegen, tatsächlich auf nicht weiter teilbare Grundstoffe (Elemente). Zu Recht wurden die einzelnen Teilchen dieser Elemente damals „Atome" genannt.

Weitere 100 Jahre später aber erwiesen sich die „Unteilbaren" (Atome) als doch teilbar – allerdings mit physikalischen Mitteln. Es zeigte sich, dass Atome aus noch kleineren Bausteinen zusammengesetzt sind. Diesen gab man die Bezeichnung *„Elementarteilchen"*.

1.1 Bausteine der Materie

1.1.1 Elementarteilchen

Die drei wichtigsten Elementarteilchen sind
Proton   Neutron   Elektron
Das Proton ist elektropositiv, das Neutron elektrisch neutral und das Elektron elektrisch negativ geladen (☞ Abb. 1.1). Die *elektrischen Ladungen* von Proton und Elektron sind gleich groß, jedoch mit entgegengesetztem Vorzeichen.

Die Massen von Proton und Neutron sind nahezu identisch, nämlich $1,67 \times 10^{-24}$ Gramm.

$$10^{-24} = \frac{1}{1\,000\,000\,000\,000\,000\,000\,000\,000}$$

Ein Elektron hat eine 1836-mal kleinere Masse, d. h., das Massenverhältnis von Elektron zu Proton (bzw. Neutron) entspricht etwa dem von einem Pfund Zucker zu einem PKW.

Proton, Neutron und Elektron sind die Hauptbausteine der Atome (☞ Tab. 1.2).

1.1.2 Das Atom

Die Gestalt eines Atoms kann man sich grob vereinfacht als Kugel vorstellen. Man unterscheidet

▶ Atomkern
▶ Atomhülle.

Der *Atomkern* besteht aus Protonen und Neutronen und ist deshalb elektropositiv geladen. Da er aus den beiden schweren Elementarteilchenarten gebildet wird, enthält er die Hauptmasse eines Atoms.

Die *Atomhülle* besteht nur aus Elektronen. Im Normalzustand eines Atoms enthält die Hülle genau so viele (negativ geladene) Elektronen, wie im Kern (positiv geladene) Protonen sind. Dadurch gleichen sich die elektrischen Ladungen in ihrer Wirkung aus. Das Atom wirkt nach außen hin neutral.

Der Aufbau eines Atoms hat Ähnlichkeit mit dem Aufbau des Sonnensystems. So wie die Planeten die Sonne auf bestimmten Bah-

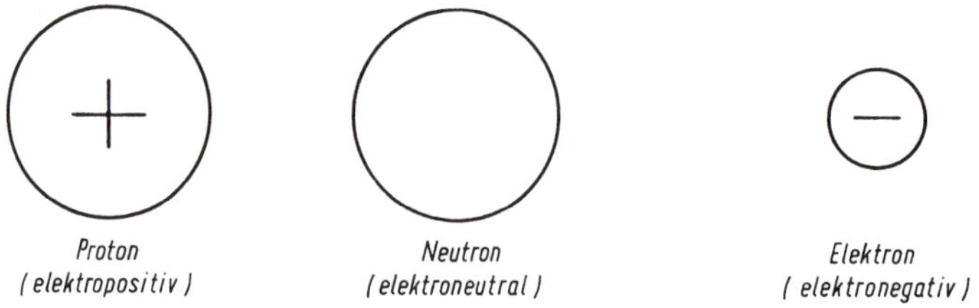

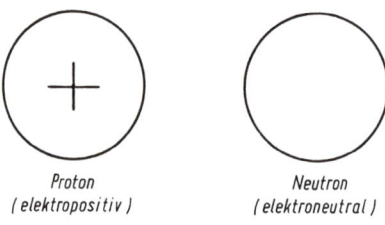

Proton
(elektropositiv)

Neutron
(elektroneutral)

Elektron
(elektronegativ)

Abb. 1.1: Die wichtigsten Elementarteilchen.

Teilchen	Ladung	Masse	Vorkommen
Proton	positiv	1	Atomkern
Neutron	-	1	Atomkern
Elektron	negativ	$\frac{1}{1836}$	Atomhülle

Tab. 1.2: Eigenschaften der Elementarteilchen.

nen umkreisen, umschwirren die Elektronen den Atomkern auf bestimmten Schalen (☞ Abb. 1.3).

Der Vergleich zwischen dem Atomaufbau und dem Aufbau des Sonnensystems ist nur beschränkt möglich. Der Ort eines Planeten lässt sich mit sehr großer Präzision feststellen und sogar für die Zukunft vorausberechnen. Im Gegensatz dazu kann der Ort eines Elektrons in der Atomhülle nicht genau bestimmt werden. Für jeden Ort in der Atomhülle lässt sich nur die Wahrscheinlichkeit angeben, mit der dort ein Elektron anzutreffen ist. Die räumliche Verteilung dieser Aufenthaltswahrscheinlichkeiten für Elektronen wird auch „Elektronenwolke" genannt.

Sehr interessant ist der Größenvergleich zwischen Atomkern und Atomhülle. Der Durchmesser eines Atomkerns liegt in der Größenordnung von 10^{-14} m, der der Hülle bei 10^{-10} m. Der Hüllendurchmesser ist also 10000-mal größer als der Kerndurchmesser. Das entspricht einem Größenverhältnis von einem Tischtennisball zu einem Fußballstadion.

Bedenkt man zudem, dass die Atomhülle von den (im Vergleich zum Kern) sehr winzigen Elektronen gebildet wird, kommt man zwangsläufig zu der Feststellung:

> Ein Atom enthält überwiegend leeren Raum.

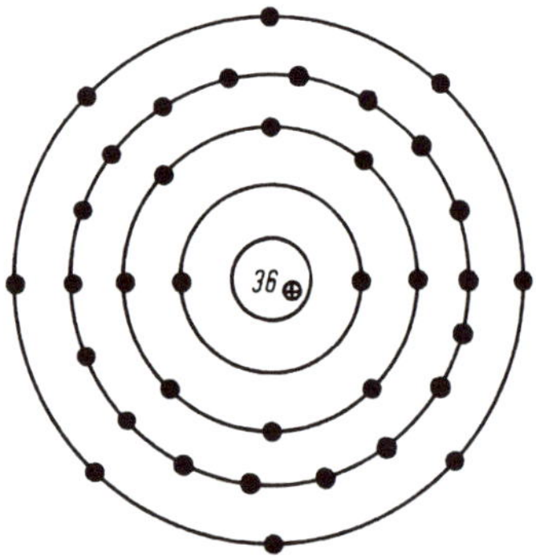

⊕ = Proton   ● = Elektron

Abb. 1.3: Krypton, im vereinfachten Atommodell dargestellt, die Neutronen sind nicht eingezeichnet.

Diese Erkenntnis erleichtert wesentlich das Verständnis für die Wirkung von Strahlen auf Materie.

Beachte
Die bildliche Darstellung des Aufbaus von Atomen gibt stets unkorrekte Größenverhältnisse wieder. Würde der Atomkern mit einem Durchmesser von nur 1 mm gezeichnet werden, so hätte die Hülle bei maßstabsgerechter Abbildung bereits einen Durchmesser von 10 m.

1.1.3   Das Periodensystem der Elemente

Man kennt z.Zt. 103 verschiedene Elemente, davon kommen 92 in der Natur vor.

Die Atome verschiedener Elemente unterscheiden sich durch die Anzahl der Protonen im Atomkern sowie durch Zahl und Anordnung der Elektronen in der Hülle.

Die einfachste *Struktur* besitzt ein Wasserstoffatom: 1 Proton als Kern und 1 Elektron als Hülle. Durch Hinzufügen je eines Protons und eines Elektrons entsteht ein anderes Element, z. B. sind 2 Protonen im Kern und 2 Elektronen in der Hülle beim Helium anzutreffen (☞ Abb. 1.4).

Die Elektronen ordnen sich in der Hülle in Schalen an. Bei den größten Atomen findet man 7 Elektronenschalen. Jede Schale kann eine bestimmte Maximalzahl von Elektronen aufnehmen. Die Zahl der Elektronen in der äußersten Schale bestimmt wesentlich die chemischen Eigenschaften eines Atoms. Atome mit 8 Elektronen in der äußersten Schale zeigen chemisch eine besondere Stabilität (Edelgase).

Nach den 7 Elektronenschalen und den chemischen Eigenschaften geordnet, ergeben die 103 verschiedenen Grundstoffe das Periodensystem der Elemente (☞ Tab. 1.5).

1.1.4   Varianten eines Elements

Varianten des Kerns

Im Atomkern sind neben den positiv geladenen Protonen auch Neutronen zu finden. Die Zahl der Neutronen im Kern einer bestimmten Elementart kann unterschiedlich sein. So existieren z. B. drei verschiedene Sorten des Wasserstoffs: ohne Neutron, mit einem Neutron oder mit zwei Neutronen (☞ Abb. 1.6). Man nennt diese im Kern unterschiedlichen Atomarten Isotope eines Elements (griechisch: isos = gleich; topos = Ort). Sie besetzen den gleichen Ort im Periodensystem der Elemente.

Merke
Die chemischen Eigenschaften aller Isotope eines Elements sind gleich.

Man unterscheidet zwischen stabilen und instabilen Isotopen. Instabile Isotope zerfal-

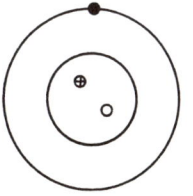

Wasserstoff

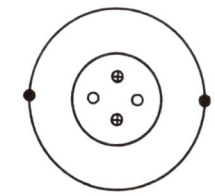

Helium

Abb. 1.4: Wasserstoff- und Helium-Struktur.

Haupt- -gruppen

Nebengruppen

Peri-ode	I	II		III	IV	V	VI	VII	VIII	VIII	VIII	I	II	III	IV	V	VI	VII	VIII
1	$_1$H																		$_2$He
2	$_3$Li	$_4$Be												$_5$B	$_6$C	$_7$N	$_8$O	$_9$F	$_{10}$Ne
3	$_{11}$Na	$_{12}$Mg	III											$_{13}$Al	$_{14}$Si	$_{15}$P	$_{16}$S	$_{17}$Cl	$_{18}$Ar
4	$_{19}$K	$_{20}$Ca	$_{21}$Sc	$_{22}$Ti	$_{23}$V	$_{24}$Cr	$_{25}$Mn	$_{26}$Fe	$_{27}$Co	$_{28}$Ni	$_{29}$Cu	$_{30}$Zn		$_{31}$Ga	$_{32}$Ge	$_{33}$As	$_{34}$Se	$_{35}$Br	$_{36}$Kr
5	$_{37}$Rb	$_{38}$Sr	$_{39}$Y	$_{40}$Zr	$_{41}$Nb	$_{42}$Mo	$_{43}$Tc*	$_{44}$Ru	$_{45}$Rh	$_{46}$Pd	$_{47}$Ag	$_{48}$Cd		$_{49}$In	$_{50}$Sn	$_{51}$Sb	$_{52}$Te	$_{53}$I	$_{54}$Xe
6	$_{55}$Cs	$_{56}$Ba	$_{57}$La	$_{72}$Hf	$_{73}$Ta	$_{74}$W	$_{75}$Re	$_{76}$Os	$_{77}$Ir	$_{78}$Pt	$_{79}$Au	$_{80}$Hg		$_{81}$Tl	$_{82}$Pb	$_{83}$Bi	$_{84}$Po*	$_{85}$At*	$_{86}$Rn*
7	$_{87}$Fr*	$_{88}$Ra*	$_{89}$Ac*	104-112+114			Superschwere Elemente*												

58-71 Lanthanoide

90-103 Actinoide*

1.2

Tab. 1.5: Das Periodensystem der Elemente (Langform).

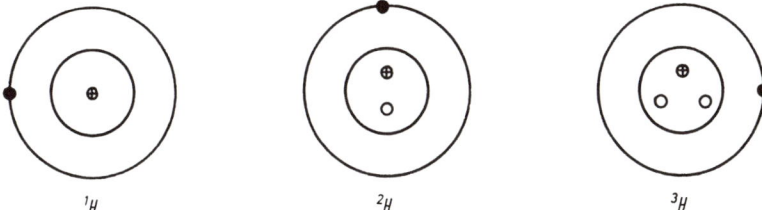

¹H   ²H   ³H

Abb. 1.6: Die drei Isotope des Wasserstoffs. Die Zahl neben dem Symbol für Wasserstoff (H) gibt die Zahl der Kernteilchen (Nukleonen) an.

len nach einer gewissen Zeit unter Aussendung von Strahlen. Sie sind radioaktiv (lateinisch: radius = Strahl). Nach dem Zerfall bilden sich ein oder auch mehrere neue Elemente.

> **Merke**
> Ionen sind positiv oder negativ geladene Teilchen von der Größe der Atome.

Varianten der Hülle

Verändert man die Zahl der Elektronen in der Hülle eines neutralen Atoms, so erhält man ein Ion. Durch Entfernen von Elektronen entstehen elektrisch positive Ionen, da nun die positive Ladung des Atomkerns größer ist als die in der Hülle verbliebene negative Ladung.

Entsprechend entsteht durch Hinzufügen von Elektronen zu einem neutralen Atom ein negatives Ion (☞ Abb. 1.7).

1.2   Die chemischen Bindungen

Viele der im Periodensystem der Elemente (☞ Tab. 1.5) aufgeführten Grundstoffe können sich miteinander verbinden und so neue Substanzen bilden, die verbundenen Substanzen nennt man *Moleküle*. Die Verbindung der Stoffe zu Molekülen gehorcht bestimmten Gesetzen, die durch die chemischen Bindungen beschrieben werden. Man unterscheidet dabei zwischen den folgenden Bindungsarten.

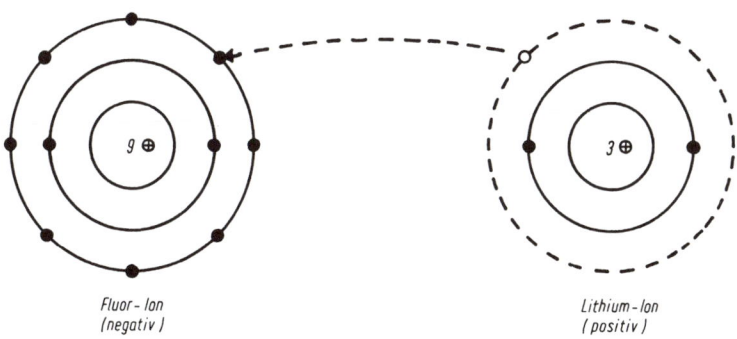

Fluor - Ion   Lithium - Ion
(negativ)   (positiv)

Abb. 1.7: Ionenbildung durch Wegnahme oder Hinzufügen eines Elektrons.

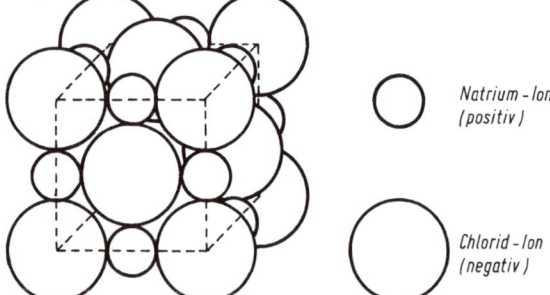

Abb. 1.8: Ionenbindung am Beispiel des NaCl-Kristalls. Das Molekül besteht aus Natrium- und aus Chloridatomen.

1.2.1 Ionenbindung

Wie das Wort bereits sagt, sind an dieser Bindung Ionen beteiligt. Die Bindung ist durch die elektrische Anziehung entgegengesetzt geladener Ionen bedingt.

Bevorzugt bilden sich dabei Ionen mit 8 Elektronen (☞ 1.1.3) auf der äußersten Schale, da diese eine besondere Stabilität aufweisen. Abb. 1.8 zeigt am Beispiel des NaCl eine Ionenbindung in einem Kristallgitter.

1.2.2 Atombindung

Bei der Atombindung ordnen sich die für die Bindung verantwortlichen Elektronen der beteiligten Atome derart, dass jeder der Bindungspartner an ihnen teil hat, d. h. die Bindungselektronen werden von jedem Partner teilgenutzt. Abb. 1.9 zeigt am Beispiel des O_2 eine Atombindung. Die Atombindung wird auch Valenzbindung oder Elektronenpaarbindung genannt.

1.2.3 Metallische Bindung

Bei der metallischen Bindung unterscheidet man zwei Teilstrukturen. Das Grundgerüst ist ein aus positiven Metallionen gebildetes *Raumgitter*. Aufgrund ihrer gleichartigen Ladung wirken diese Ionen abstoßend aufeinander.

Zwischen den Ionen bewegen sich quasi frei (d. h. auf bestimmten Bahnen) Elektronen. Man sagt, sie bilden einen *Elektronensee* bzw. ein Elektronengas. Dieser Elektronensee „umfließt" die Gitterionen derart, dass im Mittel ein Zusammenhalt der Raumstruktur erreicht wird (☞ Abb. 1.10).

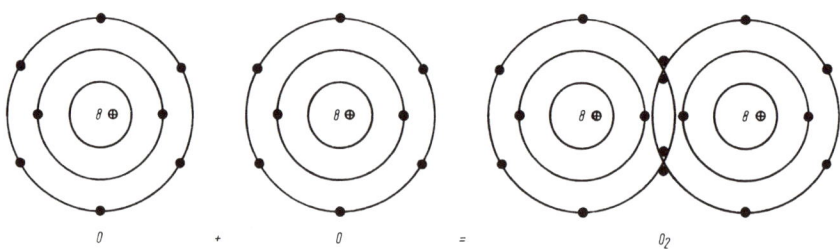

Abb. 1.9: Atombindung am Beispiel des Sauerstoff-Moleküls.

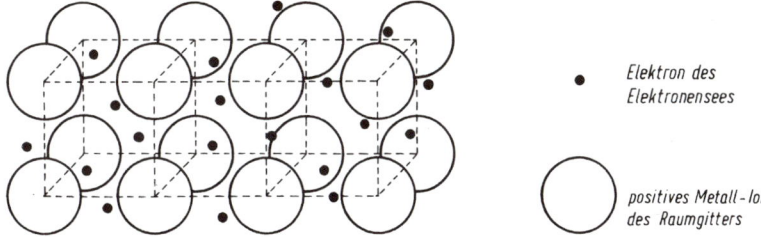

Abb. 1.10: Die metallische Bindung. Der Elektronensee hält die auseinander strebenden positiven Metallionen im Raumgitter zusammen.

Der Elektronensee ist zugleich verantwortlich für die charakteristische Eigenschaft der Metalle, nämlich elektrischen Strom zu leiten.

1.2.4   Sonstige chemische Bindungen

Neben den bisher beschriebenen drei Hauptbindungsarten wirken in beschränktem Umfang noch andere Bindungstypen beim Aufbau der Materie mit. Zu diesen zählen:

▶ Die Wasserstoffbrückenbindung
▶ Die van der Waals-Bindung
▶ Die Komplex-Bindung.

Alle drei Bindungsarten spielen in der physiologischen Chemie eine wichtige Rolle.

Die *Wasserstoffbrücken-* und die *van der Waals-Bindung* sind u. a. an der immunologisch wichtigen Bildung der räumlichen Strukturen von Proteinen beteiligt.

1.3   Aggregatzustände

Die Materie unserer Erfahrungswelt tritt in drei verschiedenen Erscheinungsformen auf, den Aggregatzuständen:

▶ Fest
▶ Flüssig
▶ Gasförmig.

1.3.1   Eigenschaften der Aggregatzustände

Die Aggregatzustände sind durch Temperaturveränderungen ineinander überführbar. Wie Abb. 1.11 veranschaulicht, unterscheiden sich die drei Zustände hinsichtlich der Ordnung und Beweglichkeit der Teilchen bzw. der Moleküle, Atome oder Ionen.

Feste Körper haben eine bestimmte Gestalt bei regelmäßiger Anordnung der Bausteine.

Flüssigkeiten passen ihre Gestalt der Form eines Gefäßes an. Die Teilchen sind nicht ortsgebunden, aber in ständiger Berührung miteinander.

Gase füllen den ihnen zur Verfügung stehenden Raum gleichmäßig aus. Die Teilchen besitzen große Bewegungsfreiheit und kommen nur zufällig bei Zusammenstößen miteinander in Kontakt.

> **Merke**
> Mit zunehmender Temperatur nimmt die Beweglichkeit der Teilchen zu.

1.3.2   Mischungen

Werden Stoffe miteinander vermengt, ohne dass chemische Reaktionen auftreten, so unterscheidet man die folgenden Möglichkeiten:

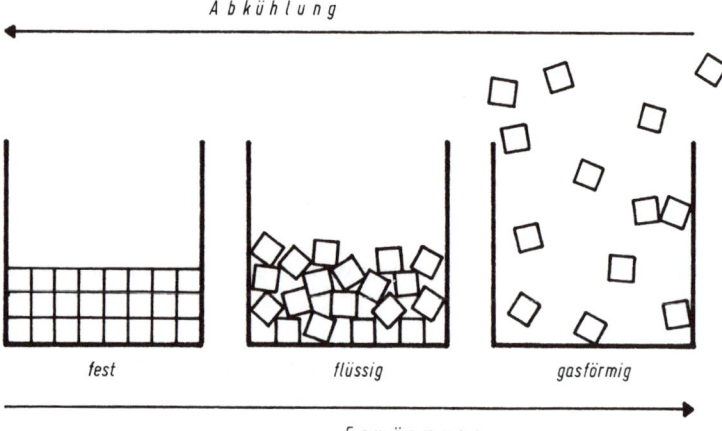

Abb. 1.11: Die Aggregatzustände.

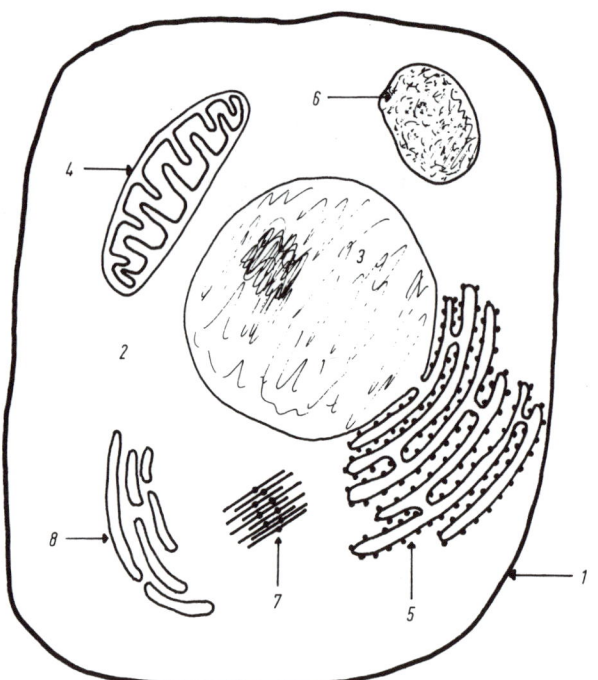

1. Zellmembran
2. Zellplasma
3. Zellkern
4. Mitochondrium
5. Endoplasmatisches
   Retikulum mit
   Ribosomen
6. Lysosom
7. Zentralkörperchen
   (Zentrosom)
8. Golgi-Apparat

Abb. 1.12: Die organische Zelle mit ihren wichtigsten Bestandteilen.

▶ *Aerosol.* Flüssigkeit oder fester Stoff in Gas, z. B. Nebel oder Rauch
▶ *Suspension.* Feste Stoffe in Flüssigkeiten, z. B. Kreidepulver in Wasser
▶ *Emulsion.* Fettige Flüssigkeit in wässriger Flüssigkeit.

Im Gegensatz zu den Mischungen finden bei Lösungen chemische Reaktionen statt. Dabei werden Bindungen von Teilchen untereinander aufgelöst.

1.4 Die organische Zelle im Größenvergleich

1.4.1 Die organische Zelle

Die Bausteine der organischen Materie sind die Zellen. Es handelt sich dabei um komplizierte Gebilde, die eine Vielzahl von spezifisch funktionsfähigen Bestandteilen beinhalten. Abb. 1.12 stellt schematisch eine organische Zelle mit ihren wichtigsten Bestandteilen dar.

1.4.2 Größenvergleich zwischen den Bausteinen der Materie

Für das Verständnis vieler physikalischer und physiologischer Vorgänge, z. B. biologische Strahlenwirkung oder Osmose, ist eine klare Vorstellung über die Größenverhältnisse der beteiligten Teilchen notwendig. In Tabelle 1.13 sind die wichtigsten Bausteine der Materie mit Größenangaben aufgeführt.

Baustein	Größe in m
Proton	2×10^{-15}
Atomkern (mittel)	10^{-14}
Atom (mittel)	10^{-10}
Anorganische Moleküle	einige 10^{-10}
Aminosäuren	um 10^{-9}
Proteine	bis 10^{-8}
Kleinste menschliche Zelle (kleiner Lymphozyt)	4×10^{-6}
Größte menschliche Zelle (Eizelle)	250×10^{-6}

Tab. 1.13: Bausteine der Materie und ihre Größe.

Vergleicht man z. B. die Größe eines Atoms mit der einer Zelle, so kommt man zu dem Verhältnis von einem Ziegelstein zu einer Großstadt.

$$1 \text{ nm} = 10^{-9} \text{ m} = 1 \text{ Nanometer}$$

$$1 \text{ μm} = 10^{-6} \text{ m} = \frac{1}{1000} \text{ mm}$$

$$= 1 \text{ Mikrometer}$$

Die Bausteine der Materie liegen also in den Größenordnungen (☞ Tab. 1.13) von Nanometer (nm) bis Mikrometer (μm). Nur die Eizelle ist mit dem „unbewaffneten" Auge sichtbar. Die Grenze des sichtbaren Bereichs liegt ungefähr bei 0,1 mm = 100 μm.

2 Mechanik

2.1 Das Gebiet der Mechanik

Die Mechanik ist das älteste Gebiet der Physik. Sie beschäftigt sich mit der Wirkung von Kräften auf Körper (Gegenstände). Man unterteilt sie im Allgemeinen in die Teilgebiete Statik und Kinetik.

Die **Statik** untersucht die Bedingungen, unter denen **Kräfte im Gleichgewicht** sind.

Die **Kinetik** behandelt die Gesetze der **Bewegung** und **Bewegungsänderungen** unter dem Einfluss von Kräften.

Auch die Bewegungsgesetze der Atome und Moleküle gehören zu diesem Bereich. Unter diesem Gesichtspunkt können die Akustik und ein Teil der Wärmelehre als Sondergebiete der Mechanik betrachtet werden. Sie werden jedoch zumeist separat behandelt (☞ Kap. 3 und 4).

Die Zahl der Begriffe und Gesetze, die in das Gebiet der Mechanik fallen, ist sehr groß. Es würde den Rahmen dieses Buches sprengen, diese in vollem Umfang zu besprechen. Deshalb wird im Folgenden nur eine Auswahl wichtiger Grundbegriffe und Gesetze diskutiert. Die Auswahl erfolgte unter dem Gesichtspunkt, Zusammenhänge zur Pflege und Medizin herstellen zu können und Voraussetzungen für das Verständnis anderer Kapitel dieses Buches zu schaffen.

2.2 Grundbegriffe

Bei der Diskussion physikalischer Gesetze und Vorgänge wird die Kenntnis bestimmter Grundbegriffe vorausgesetzt. Eine zentrale Rolle spielen dabei die Begriffe **Kraft** und **Energie**.

Um eine Basis für die Besprechung der physikalischen Gesetze zu haben, müssen wir zunächst die Bedeutung wichtiger Grundbegriffe klären.

2.2.1 Masse

Jedes Stück Materie besitzt die Eigenschaft „Masse". Sie kommt durch sein *Gewicht* und seine *Trägheit* zum Ausdruck.

Gewicht ist Ausdruck der gegenseitigen Anziehung von Massen. Dies ist eine grundlegende Eigenschaft von Massen. Man nennt sie *Gravitation*. Jeder Gegenstand auf der Erde hat sein Gewicht aufgrund der gegenseitigen Anziehung mit der Masse „Erde".

Trägheit macht sich als Widerstand gegenüber Änderungen des Bewegungszustandes, d.h. der Geschwindigkeit, bemerkbar.

Geschwindigkeit ist der pro Zeiteinheit zurückgelegte Weg. Sie wird in m/s angegeben. Newton formulierte das **Trägheitsgesetz** sinngemäß wie folgt:

> **Merke**
> Jeder Körper verharrt in seinem Zustand der Ruhe oder der gleichförmig geradlinigen Bewegung, solange keine Kraft auf ihn einwirkt.

In unserer Erfahrungswelt kennen wir keine gleichförmig geradlinigen Bewegungen, die ohne Krafteinwirkung ablaufen. Auf der Erde wird jede Bewegung eines Körpers durch Kräfte, zumeist Reibungskräfte, beeinflusst.

Die **Einheit** der Masse ist **Gramm** (g).

2.2.2 Kraft

Das Gegenteil zur gleichförmig geradlinigen Bewegung ist die *beschleunigte Bewegung*.

Beschleunigung ist die Änderung einer Geschwindigkeit pro Zeiteinheit. Sie wird in m/s^2 angegeben. Aus dem Trägheitsgesetz lässt sich schließen: Um einen Körper zu beschleunigen, muss eine Kraft auf ihn einwirken. Dieser Zusammenhang wird für die *physikalische Definition der Kraft* herangezogen:

Kraft = Masse x Beschleunigung

Es ist eine Messdefinition, durch die allein das Wesen des Begriffs „Kraft" nicht erschlossen wird.

Kraft ist nur an ihrer Wirkung zu erkennen. Diese kann eine Bewegungs- oder Formveränderung eines Körpers sein.

Die **Einheit** der Kraft ist das **Newton** (N). Es gilt:

$$\underbrace{1\ N}_{(Kraft)} = \underbrace{1\ kg}_{(Masse)} \times \underbrace{1\ m/s^2}_{(Beschleunigung)}$$

Kraft besitzt stets eine Richtung. Ist Kraft auf eine feste Fläche gerichtet, so verteilt sich ihre Wirkung über diese Fläche. Man spricht in diesem Fall von Druck.

Merke

$$Druck = \frac{Kraft}{Fläche}$$

Druck ist also ein Maß für die Verteilung der Kraft(wirkung) über eine Fläche.

Druck kann also durch Verkleinerung der Kraft oder durch Vergrößerung der Fläche verkleinert werden. Dieser Zusammenhang ist z. B. bei der Lagerung eines Patienten zur Dekubitusprophylaxe zu beachten (☞ Abb. 2.1).

Die Einheit des Drucks ist das Pascal (Pa). Es gilt: $1\ Pa = 1\ kg/ms^2$.

Für die Umrechnung der gebräuchlichen Blutdruckeinheit mmHg (= Millimeter Quecksilbersäule) in Pascal gilt:

1 mmHg = 133 Pa bzw.
100 mmHg = 13,3 kPa.

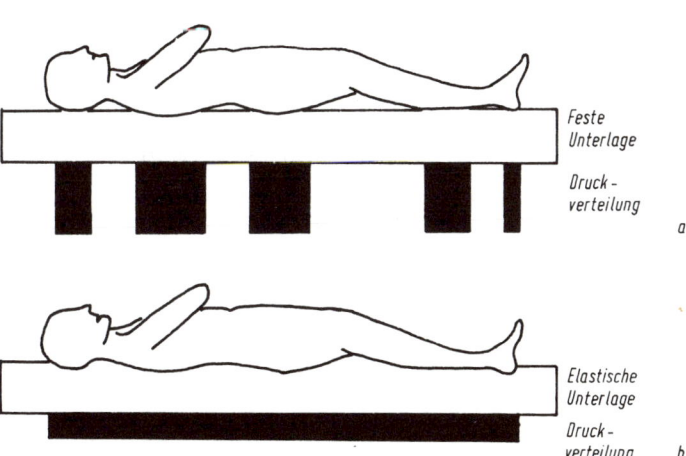

Feste Unterlage

Druck-verteilung   *a*

Elastische Unterlage

Druck-verteilung   *b*

Abb. 2.1: Dekubitusprophylaxe.

Die Normwerte des Blutdrucks: systolisch/diastolisch = 120 mmHg/80 mmHg lauten damit 16 kPa/10,7 kPa.

Als besondere Druckeinheit ist das Bar zugelassen.

1 Bar = 100 kPa.

Die Einheit Bar findet insbesondere Anwendung bei der Messung des atmosphärischen Drucks. Der atmosphärische Luftdruck wird durch das Gewicht der Lufthüllen, die die Erde umgeben, hervorgerufen. Dementsprechend nimmt der Luftdruck mit zunehmender Höhe über dem Meeresspiegel ab.

2.2.3 Arbeit

Die physikalische **Definition** für Arbeit lautet:

$$\text{Arbeit} = \text{Kraft} \times \text{Weg}$$

Dabei ist eine Kraft gemeint, die in Richtung des Weges wirkt.

Aus der Definition lässt sich ablesen, dass dieselbe Arbeit geleistet wird, wenn man eine Arbeit mit großer Kraft über einen kurzen Weg erledigt oder mit kleiner Kraft über einen langen Weg – das Produkt aus Kraft und Weg ist jeweils gleich groß. Dieser Zusammenhang wird als **Goldene Regel der Mechanik** bezeichnet.

Die Regel findet z. B. bei der schiefen Ebene, dem Hebelgesetz und dem Flaschenzug Anwendung.

Die Einheit der Arbeit ist das Joule (J). Es gilt

$$\underbrace{1 \text{ Joule}}_{\text{(Arbeit)}} = \underbrace{1 \text{ Newton}}_{\text{(Kraft)}} \times \underbrace{1 \text{ Meter}}_{\text{(Weg)}}$$

oder abgekürzt: 1 J = 1 Nm

2.2.4 Energie

Um Arbeit ausführen zu können, muss Energie vorhanden sein, die für die Durchführung der Arbeit verwendet wird. In diesem Sinn kann man Energie als gespeicherte Arbeit oder als die Fähigkeit, Arbeit zu leisten, bezeichnen.

Energie kommt in der Natur in vielen verschiedenen Formen vor: Wärmeenergie, Bewegungsenergie, Atomenergie u. a. Die Energie einer Form kann in andere Energieformen umgewandelt werden, sie wird aber nie verbraucht. Es gilt der **Energiesatz.**

Energie kann weder geschaffen noch vernichtet werden. Sie kann nur von einer Form in andere Formen umgewandelt werden. Die Summe der Energien aller Energieformen bleibt stets gleich groß.

Bei der Umwandlung von Energieformen ineinander sind bestimmte Einschränkungen gegeben. Es kann nicht jede Energieform vollständig in jede beliebige andere Form verwandelt werden.

Die **Einheit** der Energie ist das **Joule.** Energie wird also in der gleichen Einheit angegeben wie die Arbeit.

2.2.5 Leistung

Wird bei einer Arbeit die zu ihrer Ausführung benötigte Zeit berücksichtigt, so spricht man von Leistung. Leistung ist die pro Zeiteinheit ausgeführte Arbeit.

$$\text{Leistung} = \frac{\text{Arbeit}}{\text{Zeit}}$$

Die Einheit der Leistung ist das Watt (W). Es gilt:

$$\underbrace{1\ \text{Watt}}_{\text{(Leistung)}} = \underbrace{1\ \text{Joule/s}}_{\text{(Arbeit)/(Zeit)}}$$

Merksatz
Wennste eenma inne *Sekunde* **jaulst**, dann haste **wat** *jeleistet*.

2.2.6 Erläuterung der Grundbegriffe an einem Beispiel

In Abb. 2.2 ist eine Situation dargestellt, in der die beiden Personen **Kräftig** und **Schwach** die Aufgabe haben, die Steine (g, G) auf die Mauer mit der Höhe h bzw. H zu heben. Unter der Voraussetzung, dass der Stein G die doppelte Masse wie ein Stein g hat und die hohe Mauer doppelt so hoch wie die niedrige ist (H = 2 × h), wollen wir einige Überlegungen zu der Aufgabe von Kräftig und Schwach anstellen. Dabei werden idealisierte physikalische Umstände angenommen, indem z. B. die Energie für die Körperbewegungen der beiden vernachlässigt wird.

Da der Stein G die doppelte Masse wie g hat, ist er auch doppelt so schwer wie dieser. Um einen Stein anzuheben, muss eine *Kraft* aufgebracht werden, die gleich seinem *Gewicht* (g, G) ist. Nehmen wir an, *Kräftig* kann jeden der Steine anheben und *Schwach* nur einen leichten mit dem Gewicht g.

Wenn *Kräftig* den Stein G auf die Mauer h hebt, leistet er die Arbeit (Arbeit = Kraft x Weg):

$$A_K = G \times h$$

Kann *Schwach* eine gleich große Arbeit verrichten, obwohl er nicht die Kraft hat, den Stein G anzuheben?

Ja, in der dargestellten Situation hat er sogar zwei Möglichkeiten.

1. Möglichkeit: Er legt nacheinander die beiden Steine g, die er ja heben kann, auf die Mauer h. Seine Arbeit ist dann:

$$A_{s1} = g \times 2 \times h$$

Da 2 × g = G ist, lässt sich auch schreiben:

$$A_{s1} = G \times h$$

2. Möglichkeit: Schwach legt einen kleinen Stein g auf die hohe Mauer H.

$$A_{s2} = g \times H$$

Da H = 2 × h ist, gilt auch:

$$A_{s2} = g \times 2 \times h$$
oder $$A_{s2} = G \times h$$

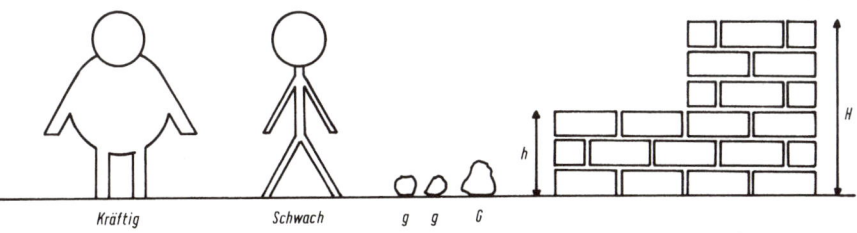

Abb. 2.2: g (G) = Stein mit kleinem (großem) Gewicht. h (H) = niedrige (hohe) Mauer. Es gilt: G = 2 g und H = 2 h.

Trotz unterschiedlicher Kräfte können also Schwach und Kräftig die gleiche Arbeit verrichten:

$$A_K = A_{S1} = A_{S2}$$

Sie haben in jedem Fall die gleiche Energie dafür benötigt:

$$E_K = A_K = A_S = E_S$$

Haben sie auch die gleiche Leistung vollbracht?

Leistung ist Arbeit/Zeit. Nur wenn beide die Arbeit in der gleichen Zeit erledigt haben, ist auch ihre Leistung gleich. Nimmt man an, dass *Schwach* für seine Arbeit die doppelte Zeit wie *Kräftig* benötigt, so ist seine Leistung trotz gleicher Arbeit nur halb so groß wie die von *Kräftig*.

Die gebräuchliche Formulierung „Arbeit leisten" ist im physikalischen Sinne irrefüh-

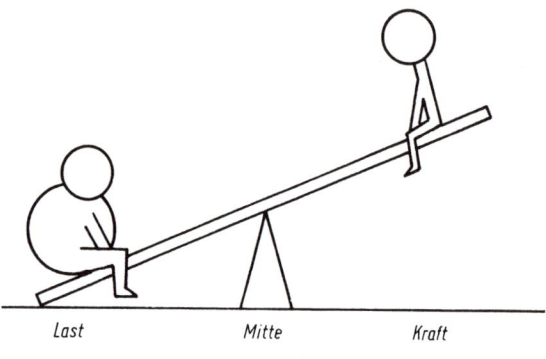

Abb. 2.3a: Wippe im Ungleichgewicht. (Last mal Lastarm ist größer als Kraft mal Kraftarm).

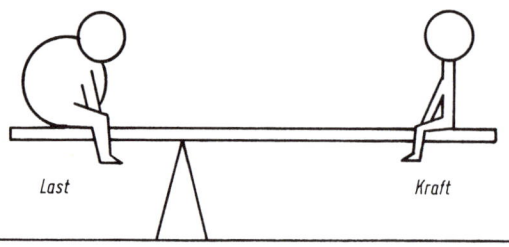

Abb. 2.3b: Wippe im Gleichgewicht. (Last mal Lastarm ist gleich Kraft mal Kraftarm).

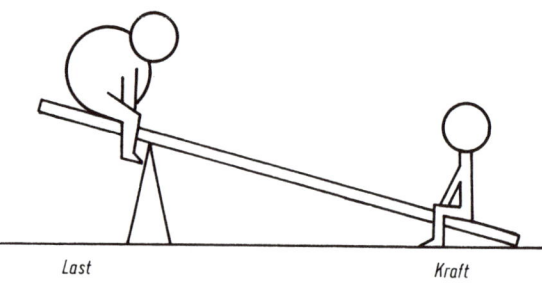

Abb. 2.3c: Wippe im Ungleichgewicht. (Last mal Lastarm ist kleiner als Kraft mal Kraftarm).

rend, da man hier lediglich an die Arbeit, nicht aber an die Leistung denkt.

2.3 Gesetze der Mechanik und ihre Anwendungen

2.3.1 Das Hebelgesetz

Das Hebelgesetz steht in enger Verwandtschaft zur „Goldenen Regel der Mechanik" (☞ 2.2.3). Es findet überall dort Anwendung, wo zwei entgegengesetzt wirkende Kräfte an einem Gegenstand angreifen, der sich um einen Punkt oder eine Achse drehen kann. Man bezeichnet die eine Kraft als „Kraft" und die andere als „Last". Der Abstand zwischen dem Drehpunkt und dem Angriffspunkt der „Kraft" heißt *Kraftarm;* die Strecke zwischen dem Drehpunkt und dem Angriffspunkt der „Last" nennt man *Lastarm.* Das **Hebelgesetz** sagt aus, dass sich der drehbare Gegenstand im Gleichgewicht befindet, wenn gilt:

> Kraft × Kraftarm = Last × Lastarm

Die Abbildungen 2.3 (a-c) zeigen diesen Zusammenhang am Beispiel einer Wippe.

Man unterscheidet zwischen *ein-* und *zweiarmigen* Hebeln. Am einarmigen Hebel greifen „Kraft" und „Last" vom Drehpunkt aus gesehen auf der gleichen Seite an (☞ Abb. 2.6).

Einige Anwendungsbeispiele mögen die Einsatz- und Wirkmöglichkeiten des Hebelgesetzes verdeutlichen.

Die Balkenwaage

Wenn mit einer Waage schwere Lasten gewogen werden, will man möglichst nicht gleich schwere Gewichte einsetzen müssen. Unter Verwendung des Hebelgesetzes lässt sich das Gleichgewicht mit kleinen Gewichten an einem „relativ" langen Kraftarm erreichen (☞ Abb. 2.4).

Die Schere

Auch bei der zweckbezogenen Konstruktion von Scheren und ähnlichen Werkzeugen wird das Hebelgesetz berücksichtigt.

Bei einer Papierschere kann man einen langen Lastarm in Kauf nehmen, da sich Pa-

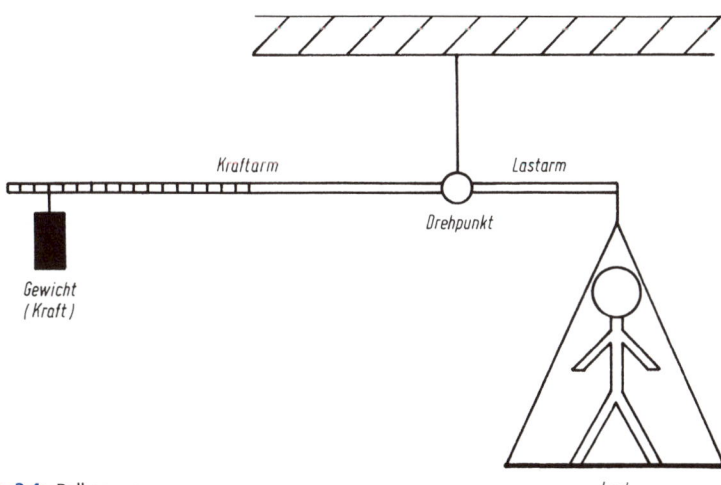

Abb. 2.4: Balkenwaage.

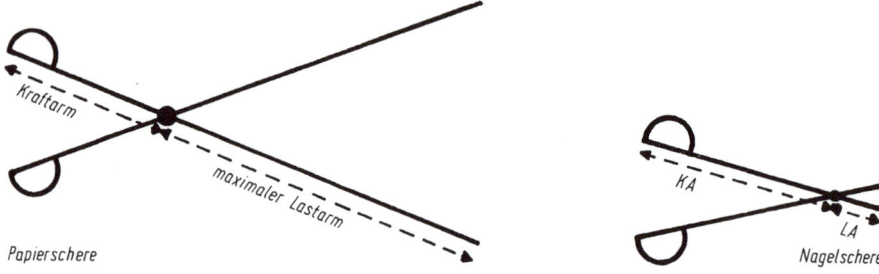

Abb. 2.5: Scheren. Der Lastarm verlängert sich während des Schneidens.

pier leicht schneiden lässt; bei einer Nagelschere muss ein langer Kraftarm vorhanden sein, da es viel Kraft erfordert, Nägel zu schneiden (☞ Abb. 2.5).

Der Unterarm als Hebel

Der Unterarm kann als einarmiger Hebel betrachtet werden. Der Ansatz des Bizeps, d. h. der Kraft, ist sehr gelenknah. Damit hat die Natur hier durch Schaffung eines kurzen Kraftarms bei langem Lastarm die

Vorteile des Hebelgesetzes nicht ausgenutzt (☞ Abb. 2.6).

2.3.2 Das Gasgesetz

Ein Gas besteht aus Teilchen, die sich ungeordnet im Raum bewegen. Befindet sich das Gas in einem geschlossenen Gefäß, so wird auf dessen Wände ein *Gasdruck* p ausgeübt. Dieser wird durch die ständig auf die Gefäßwände auftreffenden Teilchen hervorgerufen. Vergrößert man bei gleichbleibender

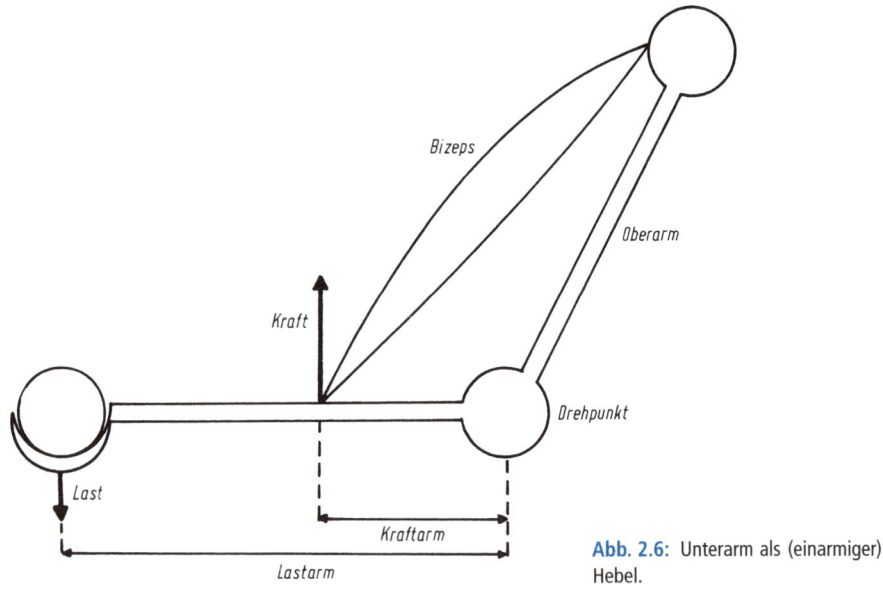

Abb. 2.6: Unterarm als (einarmiger) Hebel.

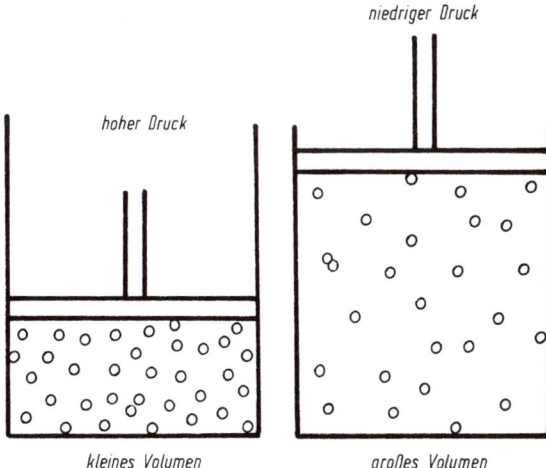

niedriger Druck

hoher Druck

Abb. 2.7: Gasgesetz:
Druck x Volumen = konstant.

kleines Volumen   großes Volumen

Teilchenzahl das Gefäßvolumen V, so wird die Gefäßwand seltener getroffen. Damit verringert sich der Gasdruck (☞ Abb. 2.7).

Bei gleichbleibender Teilchenzahl und Temperatur besteht zwischen dem Volumen V und dem Gasdruck p die als **Gasgesetz** bezeichnete Beziehung.

> **Gasgesetz**
> $p \times V =$ konstant

Bei einer Volumenvergrößerung sinkt der Druck dadurch, dass die Teilchen sich nun in einem größeren Raum verteilen und somit seltener auf die Wand treffen. Für Gase gilt allgemein:

> **Merke:** Ein Gas versucht stets, den gesamten zur Verfügung stehenden Raum gleichmäßig auszufüllen.

Die Atmung

In Abbildung 2.8 ist die räumliche Aufteilung des Brustraumes grob skizziert.

Eine Lunge kann formal als elastischer Sack angesehen werden, der mit der Außenluft verbunden ist und in die Pleurahöhle hineinhängt. Tatsächlich hängt die Lunge nicht, sondern ist durch einen serösen Flüssigkeitsfilm verschieblich mit der Pleurawand verhaftet. Im abgeschlossenen Raum zwischen Lunge und Pleurawand (Interpleuralraum) herrscht ein Unterdruck gegenüber der Außenluft.

Vergrößert sich nun der Pleuraraum, so wird die elastische Lunge, bedingt durch den Unterdruck im Interpleuralraum und die seröse Haftung der Pleura, ebenfalls vergrößert. Damit dehnt sich das Gas „Außenluft" in diesen nun zusätzlich zur Verfügung stehenden Lungenraum aus. Der Mensch hat eingeatmet.

Durch Verkleinerung des Pleuraraumes wird die Luft wieder aus der Lunge herausgepresst (Ausatmung).

Die Vergrößerung des Pleuraraumes kann auf zweierlei Art bewirkt werden: durch Kontraktion des Zwerchfells oder Anheben der Rippen (☞ Abb. 2.9).

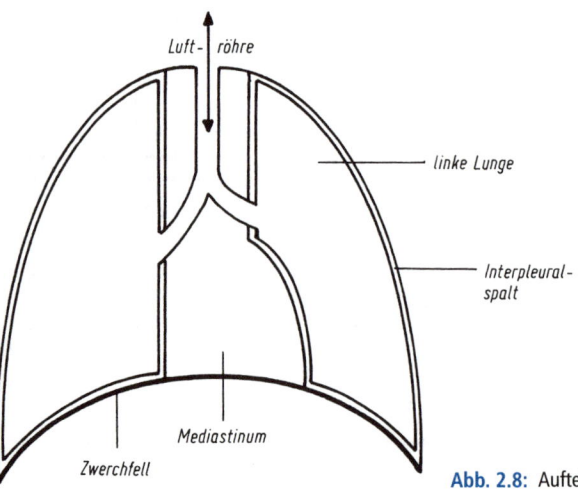

Abb. 2.8: Aufteilung des Brustraums (schematisch).

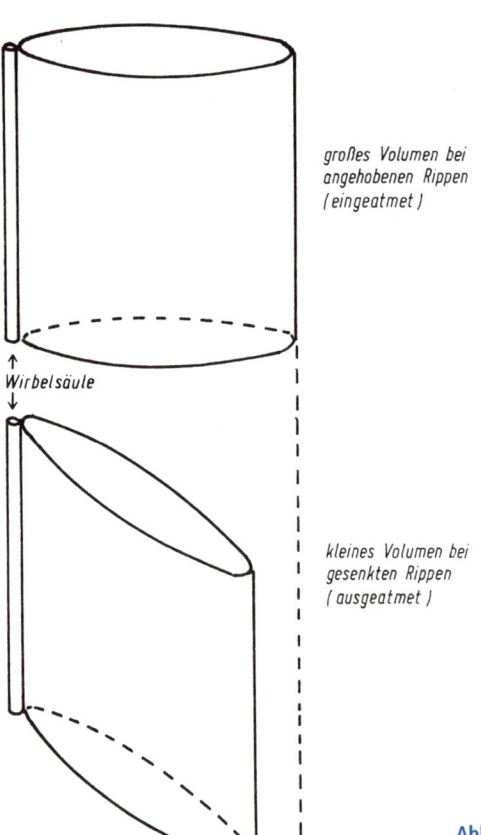

Abb. 2.9: Brustatmung
(Brustraum schematisch als Zylinder dargestellt).

Im einen Fall spricht man von *Bauch-*, im anderen von *Brustatmung*.

Diffusion und Osmose

Wird eine Substanz in einer Flüssigkeit, einem so genannten Lösungsmittel, gelöst, so verhält sie sich darin wie ein Gas in einem Raum. Sie versucht, sich im gesamten zur Verfügung stehenden Flüssigkeitsraum gleichmäßig auszubreiten. Dieser Vorgang wird als *Diffusion* bezeichnet (☞ Abb. 2.10a).

Ist ein Teil des Flüssigkeitsraumes durch eine poröse, d. h. löcherige Wand abgetrennt, so sind zwei Fälle zu unterscheiden.
1. Fall: Die Poren sind groß genug, um sowohl die Moleküle des Lösungsmittels als auch die der gelösten Substanz durchzulassen.

In diesem Fall kann sich die Substanz verzögert, aber gleichmäßig in der gesamten Flüssigkeit verteilen (behinderte Diffusion) (☞ Abb. 2.10b). Der Endzustand gleicht dem ohne Zwischenwand.
2. Fall: Die Poren sind zwar groß genug, um die Moleküle des Lösungsmittels durchzulassen, nicht aber die der Substanz.

Auch in diesem Fall hat die Substanz das Bestreben, sich im gesamten Flüssigkeitsraum gleichmäßig zu verteilen. Da sie nicht in den abgetrennten Raum gelangen kann, zieht sie das Lösungsmittel zu sich herüber. Sie kann ihrem Bemühen nach gleichmäßiger Verteilung also auch in diesem Fall nachkommen. Der geschilderte Vorgang

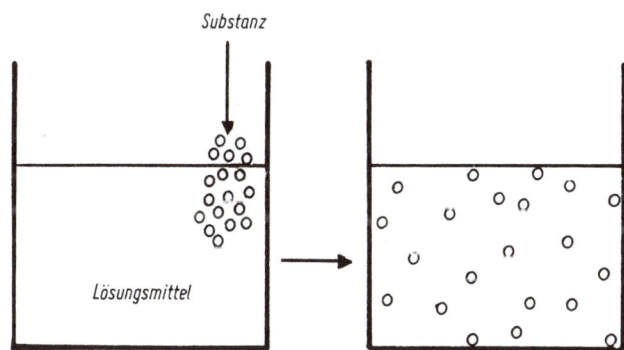

Abb. 2.10a: Diffusion.

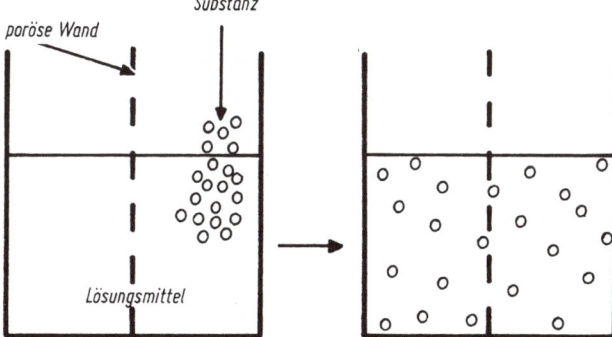

Abb. 2.10b: Behinderte Diffusion. Die gelöste Substanz kann sich in der gesamten Flüssigkeit verteilen, da die Poren groß genug sind.

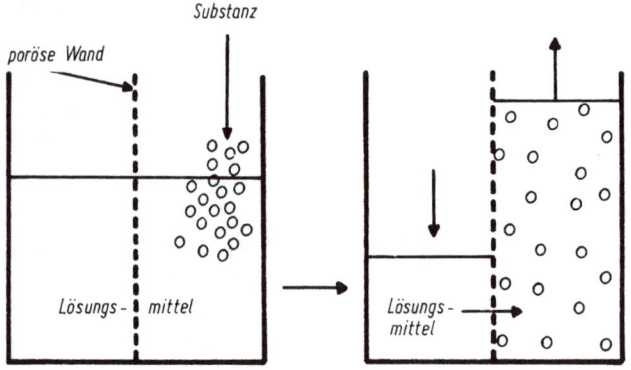

Abb. 2.11: Osmose. Die poröse Wand ist für das Lösungsmittel durchlässig, nicht aber für die Substanz.

wird als *Osmose* bezeichnet (☞ Abb. 2.11).

Durch das Gewicht der überhöhten Flüssigkeitssäule wird ein Druck ausgeübt, der *osmotischer Druck* genannt wird. Seine Größe hängt von der Anfangskonzentration der Substanz, d. h. der Konzentration vor dem Osmosevorgang, ab.

Somit lassen sich Flüssigkeitsverschiebungen durch poröse Wände mittels der Konzentration von Substanzen steuern. Der körperinterne Flüssigkeitshaushalt zwischen Extra- und Intrazellulärraum sowie zwischen Extra- und Intravasalraum wird maßgeblich durch Osmose gesteuert.

Auch bei der Nierenfunktion spielen osmotische Vorgänge eine wichtige Rolle.

Dialyse

Die Dialyse beruht auf einer speziellen Anwendung des Diffusionsvorganges durch poröse Membranen. Abb. 2.12 veranschaulicht das Prinzip.

Das Diffusionsverhalten einer Substanz wird durch die gleichzeitige Anwesenheit anderer Substanzen im Lösungsmittel nicht beeinflusst. Sie verhält sich so, als ob sie sich allein im Lösungsmittel befindet.

Der Dialysevorgang: Man lässt eine Flüssigkeit I innerhalb eines geeignet porösen Schlauches durch eine zweite Flüssigkeit fließen, aus der eine bestimmte „Substanz" entfernt werden soll. Falls diese „Substanz" in der ersten (schlauchinternen) Flüssigkeit nicht vorhanden ist, diffundiert sie aus der zweiten in den Schlauch hinein.

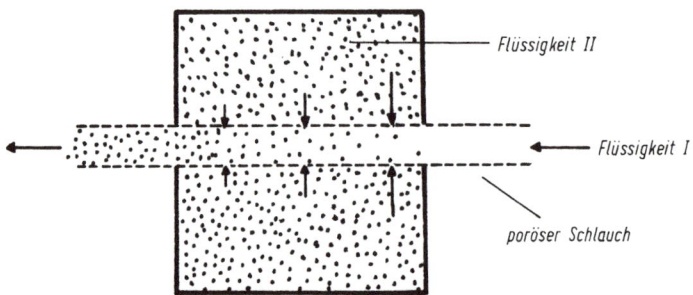

Abb. 2.12:
Prinzip der Dialyse.

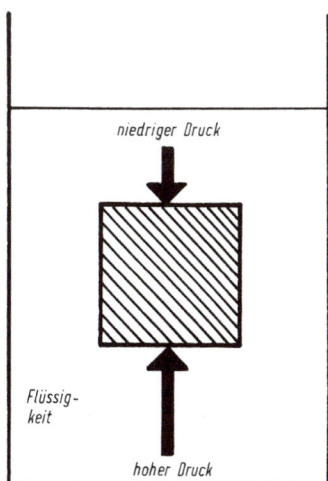

niedriger Druck

Flüssig-
keit

hoher Druck

Abb. 2.13: Auftrieb.

fläche ab, also vom Gewicht der darüber stehenden Flüssigkeitssäule. Der Auftrieb kommt dadurch zustande, dass das Gewicht der Flüssigkeitssäule am unteren Rand des Gegenstandes größer ist als am oberen. Dadurch ist der Gegenstand von unten her einem größeren Druck ausgesetzt als von oben.

Auftrieb ist bei allen Gegenständen zu beobachten, bei schwimmfähigen wie bei nicht schwimmenden.

Dort wird sie durch die Flüssigkeitsbewegung sofort abtransportiert. Zwischen den beiden Flüssigkeiten bleibt also ein Konzentrationsunterschied bestehen, bis die gesamte „Substanz" aus der Flüssigkeit II entfernt ist.

Auf diese Weise werden z. B. schädliche nierenpflichtige Substanzen wie der Harnstoff aus dem Blut nierenkranker Patienten entfernt, deren Nieren diese Aufgaben nicht mehr wahrnehmen können.

2.3.3 Auftrieb

Taucht man einen Gegenstand in eine Flüssigkeit, so wiegt er weniger als im leeren Raum oder in Luft. Er ist genau um das Gewicht der von ihm verdrängten Flüssigkeitsmenge leichter. Man sagt, der Gegenstand erfährt einen *Auftrieb*. Abb. 2.13 veranschaulicht den Vorgang. In jedem Punkt der Flüssigkeit herrscht ein bestimmter Druck, der von hier aus allseitig wirkt. Die Höhe des Drucks in einem Punkt hängt von seiner Tiefe unter der Flüssigkeitsober-

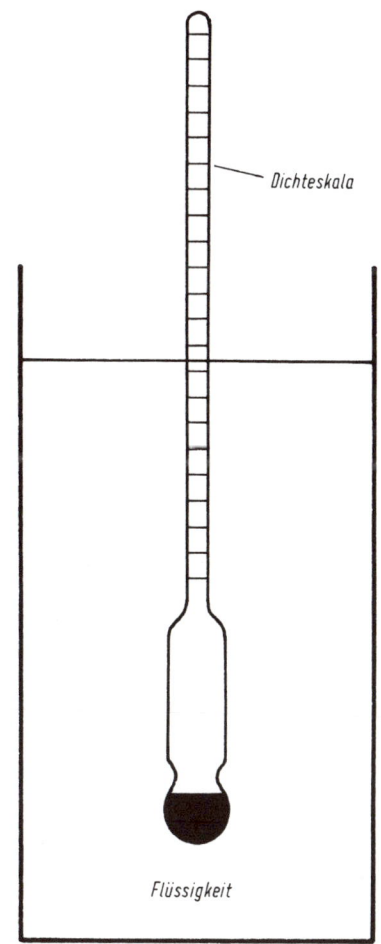

Dichteskala

Flüssigkeit

Abb. 2.14: Urometer.

Anwendung in der medizinischen Diagnostik

Ein schwimmfähiger Gegenstand taucht genau so tief in eine Flüssigkeit ein, bis das Gewicht der von ihm verdrängten Flüssigkeit gleich seinem Eigengewicht ist. Aus der Eintauchtiefe kann man also Rückschlüsse auf das Gewicht bzw. auf die Dichte der verdrängten Flüssigkeit ziehen. Diese Überlegung findet z. B. beim *Urometer* Anwendung (☞ Abb. 2.14); mit diesem wird die Dichte von Urin oder Punktaten bestimmt.

Anwendung in der medizinischen Therapie

Gymnastische Bewegungsübungen mit Patienten, die unter Muskelatrophien leiden, werden häufig im Wasser durchgeführt. Dadurch werden die Muskeln nur mit dem durch „Auftrieb" verminderten Körpergewicht belastet. Sie können so unter erleichterten Bedingungen bis zur vollen Belastbarkeit trainiert werden.

3   Wärmelehre

3.1   Das Wesen der Wärme

Jeder Gegenstand unserer Erfahrungswelt besitzt Wärme. Durch Vergleich mit unserer Körpertemperatur können wir einen Gegenstand als „kalt" oder „warm" empfinden. Gibt es außer diesem Empfinden noch objektive Unterschiede zwischen einem „warmen" und einem „kalten" Gegenstand?

Bei der Besprechung der Aggregatzustände (☞ 1.3) haben wir bereits einige Unterschiede kennen gelernt: die Zustände fest, flüssig und gasförmig als Ausdruck des Wärmezustands der Materie.

Eine genauere Betrachtung dieser Zusammenhänge soll unsere Einsicht in die Natur der Wärme vertiefen.

Richten wir unseren Blick auf die Materiebausteine von der Größenordnung der Atome, Ionen oder kleinen Moleküle, die wir alle mit dem Sammelbegriff „Teilchen" bezeichnen.

Im festen Zustand der Materie befinden sich die Teilchen in regelmäßiger Anordnung zueinander, in einem Raumgitter. Sie sind allerdings nicht starr an einen Ort gebunden, sondern führen um einen Punkt herum schwingende Bewegungen aus.

Abb. 3.1 veranschaulicht diese Situation, wobei die Teilchen untereinander durch „gedachte" Federn verbunden sind, die die chemischen Bindungen symbolisieren. Je wärmer ein Gegenstand ist, desto stärker sind die Schwingungen der Teilchen, desto mehr Raum nimmt jedes Teilchen für seine Bewegung in Anspruch. Die Folge ist, dass der Gegenstand sich mit zunehmender Erwärmung ausdehnt.

Eine Ausnahme bildet das Wasser. Es hat seine größte Dichte bei 4,5 °C und dehnt sich sowohl bei Erwärmung oberhalb wie bei Abkühlung unterhalb dieser Temperatur aus. Deshalb ist Eis leichter als Wasser von

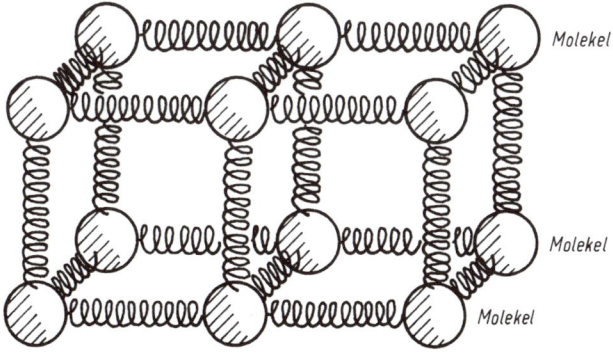

Abb. 3.1: Raumgitteranordnung der Teilchen in einem festen Körper. Die chemischen Bindungen sind durch Federn symbolisiert. Die Teilchen können in allen Richtungen **schwingen**.

nahezu 0 °C. Da aus diesem Grund Gewässer von oben her zufrieren, können z. B. Fische unter dem Eis überwintern.

Die Ausdehnung erfolgt so lange, bis die Schwingweite der Teilchen nicht weiter gesteigert werden kann, ohne dass diese sich von ihrem Platz „losreißen".

Die Temperatur, bei der dieses „Losreißen" einsetzt, heißt *Schmelzpunkt;* die für das „Losreißen" verbrauchte Energie nennt man Schmelzwärme. Wenn auch die Teil-

chen beim Schmelzvorgang ihren Stammplatz verlassen haben, so bleiben sie doch weiterhin untereinander in ständigem Kontakt. Sie bilden nun eine *Flüssigkeit,* in der jedes Teilchen jeden Platz aufsuchen kann. Es muss sich dabei jedoch durch die Menge der übrigen drängen und sich „schubsen" lassen. Wenn man den Weg eines Teilchens von einem Ort A zu einem Ort B innerhalb der Flüssigkeit aufzeichnet, so ergibt sich etwa der in Abbildung 3.2 dargestellte

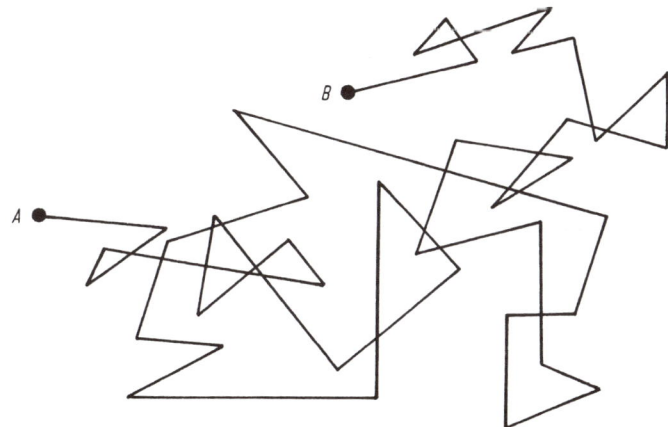

Abb. 3.2: Brownsche Molekularbewegung. Weg eines Moleküls vom Punkt A zum Punkt B innerhalb einer Flüssigkeit.

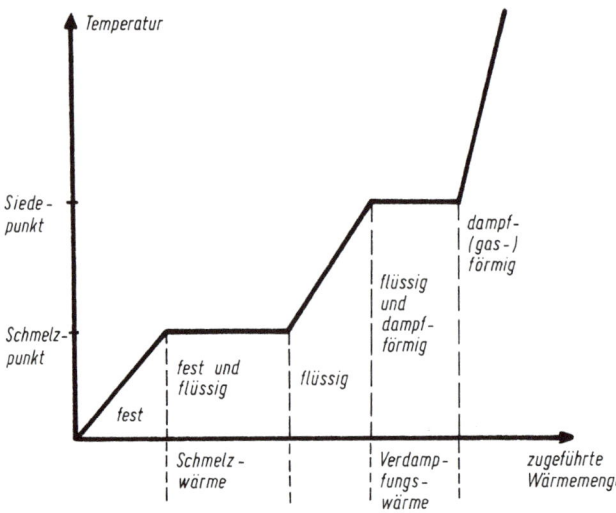

Abb. 3.3: Aggregatzustandsänderung bei Wärmezufuhr.

Weg. Diese durch Zusammenstöße mit anderen Teilchen gekennzeichnete Bewegung heißt nach ihrem Entdecker **Brownsche Molekularbewegung.**

Bei weiterer Wärmezufuhr wird schließlich eine Temperatur erreicht, bei der die Teilchen den Verband der Flüssigkeit verlassen und sich einzeln im Raum bewegen. Sie bilden nun ein Gas. Diese Temperatur wird *Siedepunkt* genannt; die für das „Auflösen" des Flüssigkeitsverbandes nötige Energie heißt *Verdampfungswärme* (☞ Abb. 3.3).

Bereits unterhalb des Siedepunktes verlassen einzelne Teilchen die Flüssigkeit. Beim Siedepunkt findet der Vorgang des Verdampfens sehr intensiv statt und heißt „Sieden".

Bei Zusammenstößen der „verdampften" Teilchen mit einer eventuell vorhandenen Gefäßwand wird ein Druck ausgeübt, der *Dampfdruck* genannt wird.

Zusammenfassend lässt sich feststellen, dass Wärme mit der Bewegung von Teilchen, also von Atomen, Ionen oder kleinen Molekülen verknüpft ist. Dabei entspricht die Bewegungsenergie der Teilchen der Wärmeenergie.

Merke
Wärme(energie) ist Bewegungsenergie von Teilchen.

3.2   Temperatur

Die tragenden Begriffe der Wärmelehre sind „Temperatur" und „Wärmemenge". Wir wollen uns zunächst dem ersten Begriff zuwenden und versuchen, seine Bedeutung zu verstehen.

Im letzten Kapitel haben wir von warmen und kalten Gegenständen gesprochen und dabei Gegenstände von hoher und niedriger Temperatur gemeint. Die Teilchen warmer Gegenstände bewegen sich schneller als die kalter Materie. Was liegt näher, als die Temperatur als Ausdruck des Bewegungszustands, z. B. der Geschwindigkeit oder Schwingungsweite der Teilchen anzunehmen? In der Tat lässt sich sagen:

Merke
Die Temperatur ist ein Maß für den Bewegungszustand der Teilchen.

Der Bewegungszustand der Teilchen wiederum ist direkt mit der Ausdehnung der Materie verknüpft. Daher lässt sich die Temperatur über die Ausdehnung von Materie messen. Dieses Prinzip findet z. B. in Quecksilber- oder Alkoholthermometern Anwendung.

Eine der wichtigsten Eigenschaften der Temperatur ist der *Temperaturausgleich* bei Berührung von Gegenständen unterschiedlicher Temperatur. Abbildung 3.4 veranschaulicht diesen Vorgang. Die stärker schwingenden Teilchen des wärmeren Gegenstandes zwingen durch die Berührung zunächst die Randteilchen des kälteren Gegenstandes zu stärkeren Schwingungen. Diese wiederum beeinflussen ihre Nachbarn zur kälteren Seite hin usw. Die Angleichung des Bewegungszustandes der Teilchen findet so lange statt, bis alle im Mittel den gleichen Schwingungszustand besitzen; d. h. die beiden Gegenstände haben die gleiche Temperatur.

Merke
Bei der Berührung von Gegenständen unterschiedlicher Temperatur findet stets ein Temperaturausgleich statt. Dabei kühlt der wärmere Gegenstand ab, während der kältere erwärmt wird.

Die gemeinsame Endtemperatur liegt zwischen den beiden Ausgangstemperaturen.

Für den täglichen Gebrauch wird als Einheit der Temperatur *Grad Celsius* (°C) benutzt. Die Celsius-Skala wird geeicht, indem der Gefrierpunkt von Wasser gleich 0 und der Siedepunkt gleich 100 °C gesetzt wird.

Für physikalische Messungen wird oft die Kelvin-Skala verwendet. Sie beginnt beim absoluten Nullpunkt (ca. -273 °C) und hat die gleichen Gradschritte wie die Celsius-Skala. Abbildung 3.5 verdeutlicht diesen Zusammenhang.

Außer den Temperatureinheiten Kelvin und Celsius waren bzw. sind noch die Einheiten Reaumur und Fahrenheit gebräuchlich. Sie verlieren international zunehmend an Bedeutung.

3.3 Wärmemenge

Um einen Gegenstand zu erwärmen, muss ihm Wärme zugeführt werden. Wie aber er-

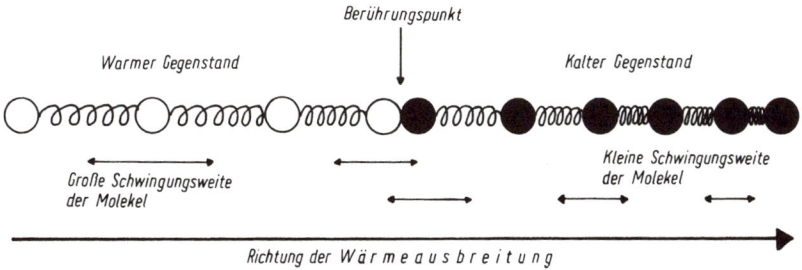

Abb. 3.4: Temperaturausgleich. Wärmeleitung von einem warmen auf einen kalten Gegenstand.

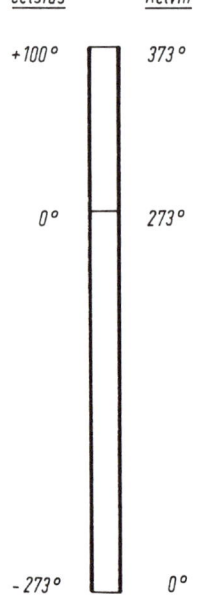

Abb. 3.5: Gegenüberstellung der Temperaturskalen nach Celsius und Kelvin.

zeugt man Wärme? Bekannte Möglichkeiten sind z. B. Reibung oder Verbrennung, also mechanische oder chemische Verfahren. In beiden Fällen handelt es sich um Umwandlung von Energie. Mechanische oder chemische Energie wird in Wärmeenergie umgewandelt, d. h. in Bewegungsenergie von Teilchen.

Merke

Wärmemenge = Wärmeenergie = Bewegungsenergie der Teilchen

Wärmezufuhr hat im Allgemeinen eine Erhöhung der Temperatur zur Folge. Ausnahmen bilden der Schmelz- und der Siedepunkt, bei denen die zugeführte Wärmeenergie zur Lösung von chemischen Bindungen des jeweiligen Aggregatzustands verwendet

wird. In dieser Situation erfolgt keine Temperaturerhöhung (☞ Abb. 3.3).

Die Wärmemenge, die nötig ist, um 1 g Materie um 1 °C zu erhöhen, ist von Substanz zu Substanz unterschiedlich. Dies ist einleuchtend, da die Teilchen verschiedener Substanzen unterschiedlich fest an ihre Umgebung gebunden sind. Die benötigte Wärmemenge wird für jede Substanz gesondert bestimmt und heißt *spezifische Wärme*.

Die Einheit der Wärmemenge ist die Energieeinheit Joule (☞ 2.2.4).

Für die Umrechnung der früher üblichen Energieeinheit Kalorie (cal) in Joule (J) gilt:

Merke

1 cal = 4,186 J

Joule ist also die kleinere Einheit; sie beträgt nur ca. $^1/_4$ der Kalorie.

3.4   Wärmeausbreitung

Man kennt drei verschiedene Vorgänge der Wärmeausbreitung:

▶ Wärmeleitung
▶ Wärmeströmung
▶ Wärmestrahlung.

Unter *Wärmeleitung* wird die Ausbreitung von Wärme durch Stoffe unterschiedlicher Temperatur verstanden. Es handelt sich um eine Übertragung der Schwingungsenergie von Teilchen, ohne dass die Teilchen selbst ihren Platz verlassen (☞ Abb. 3.4).

Die Geschwindigkeit der Wärmeleitung ist von Stoff zu Stoff unterschiedlich. Man unterscheidet zwischen guten und schlechten Wärmeleitern bzw. Wärmeisolatoren. Metalle z. B. sind gute, Glas und Luft schlechte Wärmeleiter.

Wärmeströmung, auch Wärmekonvektion genannt, ist zwischen Flüssigkeiten oder

Gasen unterschiedlicher Temperatur zu beobachten. Warme Flüssigkeit (warmes Gas)
ist wegen der größeren Ausdehnung spezifisch leichter als die gleiche Flüssigkeit
(das gleiche Gas) in kaltem Zustand, die
Ausnahme ist Wasser um 4 °C. Deshalb
steigen warme Flüssigkeits- (bzw. Gas-)An-
teile nach oben, während die kalten Anteile
absinken. Dieses Prinzip wird bei der Zen-
tralheizung benutzt.

Wärmestrahlung benötigt zur Ausbreitung keine Materie. Es handelt sich hierbei
um elektromagnetische Strahlung (☞ 5.3),
die in der Lage ist, beim Zusammentreffen
mit Materie deren Teilchenbewegung anzu-
regen. Die Wärmeenergie der Sonne gelangt
als Wärmestrahlung zur Erde.

> **Merke**
> Jeder Gegenstand sendet und empfängt
> ständig Wärmestrahlung.

3.5 Der menschliche Wärme-haushalt

3.5.1 Wärmebildung

Die für die Stoffwechselvorgänge des Menschen optimale Körpertemperatur liegt bei
37 °C. Da die Umgebungstemperatur in
der Regel niedriger ist, gibt der Körper ständig Wärme an die Umgebung ab (☞ Abb.
3.4).

Dieser Wärmeverlust findet hauptsächlich statt durch

▶ Wärmestrahlung (☞ 3.4)
▶ Wärmeleitung (☞ 3.4)
▶ Verdunstungswärme (☞ Abb. 3.6).

Bei 20 °C Umgebungstemperatur gehen
ca. 70 % der Körperwärme über Wärmestrahlung und Wärmeleitung sowie ca.
30 % über Verdunstungswärme verloren.
Die prozentualen Anteile schwanken jedoch
stark mit der Umgebungstemperatur und der
Verhaltenssituation, z. B. Arbeit, Schlaf
oder Fieber. Ein geringer Prozentsatz der
Wärme wird auch über die Atemluft, den
Harn und den Stuhl abgegeben.

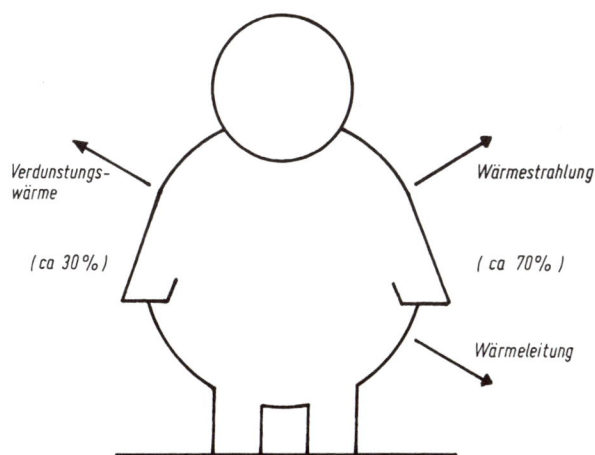

Verdunstungs-wärme

(ca 30 %)

Wärmestrahlung

(ca 70 %)

Wärmeleitung

Abb. 3.6: Wärmeabgabe des
Körpers bei 20 °C Umgebungstemperatur.

Um die Körpertemperatur trotz dieses Wärmeverlustes konstant halten zu können, muss im Körper ständig Wärme gebildet werden. Die Quelle dieser Wärmebildung ist die Nahrung. Durch den chemischen Abbau der energiereichen Nahrungsmittel, Kohlenhydrate, Fette und Eiweiße, in energieärmere Bestandteile wird Energie freigesetzt. Diese wird zu einem relativ hohen Anteil (ca. 60 %) direkt in Wärme umgewandelt. Die restliche Energie wird in eine Speicherform, vorwiegend ATP (Adenosintriphosphat), gebracht, um bei Energiebedarf, z. B. Muskelarbeit, vom Körper genutzt werden zu können. Bei der Muskelarbeit wird wiederum ein hoher Prozentsatz (75 – 80 %) der benötigten Energie direkt in Wärme umgesetzt, und nur 20 – 25 % werden für die vom Muskel geleistete Arbeit verbraucht.

> **Merke**
>
> Bei ausgeglichenem Stoffwechsel wird ein sehr hoher Prozentsatz (ca. 90 %)

der mit der Nahrung aufgenommenen chemischen Energie in Wärmeenergie verwandelt.

Ein ausgeglichener Stoffwechsel liegt vor, wenn das Körpergewicht konstant gehalten wird.

Bei der Wärmebildung können also zwei Arten unterschieden werden:

▶ Wärmebildung durch Nahrungsabbau (Stoffwechsel)
▶ Wärmebildung durch Muskelarbeit.

3.5.2   Temperaturregulation

Wärmebildung und Wärmeverlust des Körpers müssen stets im Gleichgewicht stehen, damit die Körpertemperatur konstant gehalten wird.

Das wichtigste Regelzentrum für die Körpertemperatur ist der im Zwischenhirn gelegene *Hypothalamus*. Er empfängt ständig Informationen über die Kern- und die Hauttemperatur des Körpers. Sobald er Temperaturabweichungen von der Solltemperatur

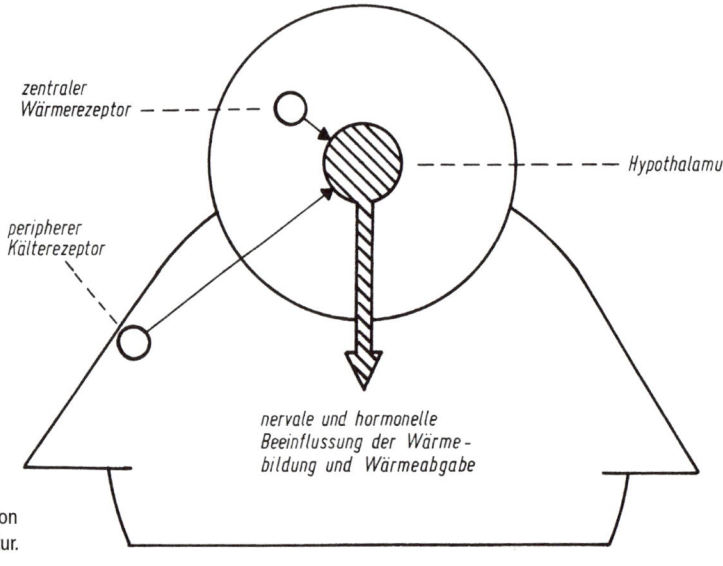

zentraler
Wärmerezeptor

Hypothalamus

peripherer
Kälterezeptor

nervale und hormonelle
Beeinflussung der Wärme-
bildung und Wärmeabgabe

Abb. 3.7: Regulation
der Körpertemperatur.

Bei Kälte	Folge
• Kältezittern • Sekretionssteigerung von T_3, T_4, Adrenalin und Noradrenalin	Steigerung der Wärmebildung
• Konstriktion der Hautgefäße • Gänsehaut	Verminderung der Wärmeabgabe
Bei Wärme	**Folge**
• Apathie und Untätigkeit • Verminderte Sekretion von T_3 und T_4 durch die Schilddrüse	Verminderung der Wärmebildung
• Dilatation der Hautgefäße • Gesteigerte Schweißsekretion	Steigerung der Wärmeabgabe

Tab. 3.8: Maßnahmen zur Konstanthaltung der Kerntemperatur.

feststellt, veranlasst er geeignete Gegenmaßnahmen (☞ Abb. 3.7). Diese beeinflussen die *Wärmebildung* oder *Wärmeabgabe*. (Wichtigste Maßnahmen des Körpers zur Konstanthaltung seiner Kerntemperatur ☞ Tab. 3.8.)

Wärmebildung. Die Regulation der Wärmebildung erfolgt beim Erwachsenen vorwiegend über Muskelarbeit (Kältezittern). Sie wird auf nervalem Weg durch den Hypothalamus ausgelöst. Wärmebildung durch den Stoffwechsel wird auch hormonell gesteuert, z. B. durch die Schilddrüsenhormone Triiodthyronin (T3) und Thyroxin (T4).

Wärmeabgabe. Das Blut ist ein wichtiges Wärmetransportmittel zwischen Körperinnerem und Körperperipherie. Deshalb lässt sich die Wärmeabgabe über Wärmestrahlung und -leitung in gewissen Grenzen durch Veränderungen der peripheren Durchblutung steuern. Bei Vasokonstriktion wird die Wärmeabgabe vermindert, bei Vasodilatation gesteigert.

Eine andere Form der Wärmeabgabe ist die Verdunstung von Schweiß. Durch sie lässt sich der Wärmehaushalt ebenfalls empfindlich beeinflussen.

Für die Verdunstung von 1 l Schweiß (Tagesdurchschnitt) werden dem Körper ca. 2430 Kilojoule (kJ) entzogen, dies entspricht 580 kcal nach alter Bezeichnung.

Von besonderer Bedeutung für den Wärmehaushalt ist das Verhältnis der Körperoberfläche zum Körpervolumen. Die Oberfläche ist ein Maß für den Wärmeverlust, das Volumen eines für die Wärmeproduktion. Insbesondere beim Neugeborenen ist dieser Zusammenhang zu beachten. Da hier eine relativ große Körperoberfläche einem ziemlich kleinen Volumen gegenübersteht, kommt es sehr leicht zu Unterkühlungen. Das Verhältnis von Körperoberfläche zu Körpervolumen ist beim Säugling etwa 7-mal größer als beim Erwachsenen.

3.6 Wärmeanwendung in der Medizin

3.6.1 Wärme in der medizinischen Diagnostik

Die Messung der Körpertemperatur bildet ein anschauliches Beispiel für die Anwendung der Wärmelehre in der Medizin. Abweichungen von der Normaltemperatur geben diagnostische Hinweise auf Störungen des biochemischen Gleichgewichts im Körper.

Ein aufwendigeres Diagnoseverfahren ist die *Thermographie*. Der Körper sendet ständig Wärmestrahlen aus. Die Intensität dieser Strahlung ist von Körperstelle zu Körperstelle unterschiedlich. Durch Messung und bildliche Darstellung der Strahlenintensität über dem Körper von Gesunden erhält man Normalbilder. Lokale krankhafte Prozesse wie Entzündungen, Tumoren oder Mangeldurchblutung in nicht zu großer Körpertiefe ergeben Abweichungen von diesen Normdarstellungen. Sie lassen sich auf diese Weise erkennen und lokalisieren.

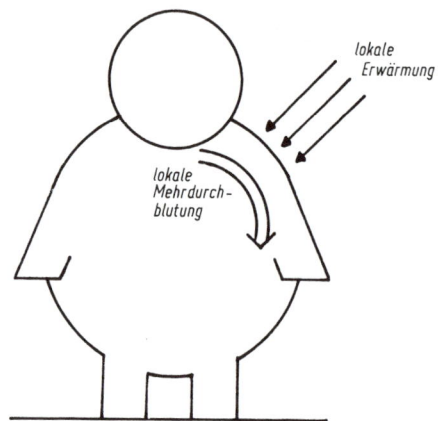

Abb. 3.9: Wirkungsmechanismus der Wärmetherapie. Lokale Erwärmung bewirkt lokale Mehrdurchblutung.

3.6.2   Wärme in der medizinischen Therapie

Die periphere Durchblutung ist ein wesentliches Regelelement für die Wärmeabgabe des Körpers (☞ 3.5). Bei Erwärmung versucht der Körper die Wärmeabgabe durch Vasodilatation, also periphere Mehrdurchblutung, zu steigern und bei Abkühlung durch Vasokonstriktion, also periphere Minderdurchblutung, zu vermindern. Beides geschieht mit dem Ziel, die Kerntemperatur konstant zu halten.

Die Mehr- oder Minderdurchblutung hat neben dem Wärmeleiteffekt noch andere Konsequenzen. Mehrdurchblutung führt zu
▶ Erhöhter Sauerstoffversorgung
▶ Anregung des Stoffwechsels
▶ Beschleunigtem Abtransport von Abbau- und Giftstoffen.

So wird die Heilung lokaler Prozesse gefördert.

Vasokonstriktion beschleunigt die Blutstillung, z. B. beim Bluterguss.

Bei der Wärmetherapie werden diese Wirkungen durch gezielte lokale Erwärmung oder Abkühlung angestrebt (☞ Abb. 3.9).

Lokale Erwärmung kann durch Wärmeleitung, z. B. durch eine Wärmflasche oder ein Heizkissen, oder durch Bestrahlung erreicht werden. Für die Bestrahlung werden elektromagnetische Strahlen (☞ 5.3) eingesetzt, die beim Zusammentreffen mit Körpergeweben in unterschiedlichem Ausmaß Wärme erzeugen. Dabei hat z. B. Infrarotstrahlung nur oberflächliche Wirkung, wohingegen Dezimeterwellen bei weitgehender Schonung des Unterhautfettgewebes Eindringtiefen von einigen Zentimetern haben.

Andere häufig eingesetzte Strahlenarten sind Kurzwellen und Mikrowellen. Bei der lokalen Erwärmung, insbesondere durch Strahlen, muss darauf geachtet werden, dass schlecht durchblutete Gewebe, z. B. Knorpel oder die Augenlinse, nicht „überwärmt" werden. Überwärmung kann zu bleibenden Schäden führen.

Lokale Abkühlung wird durch Auflegen von Eisbeuteln oder Anlegen von feuchten Wickeln erreicht. Der Kühleffekt kommt hauptsächlich dadurch zustande, dass dem Körper die benötigte Schmelzwärme (Eis zu Wasser) oder Verdunstungswärme (Flüssigkeit zu Dampf) entzogen wird.

4 Akustik

4.1 Das Wesen des Schalls

Die akustischen Erscheinungen werden durch geordnete Bewegungen der Teilchen hervorgerufen.

Es sind Bewegungen, die periodische Verdichtungen und Verdünnungen der Materie herbeiführen. Man bezeichnet solche sich regelmäßig wiederholenden Vorgänge allgemein als *Schwingungen* und wenn sie sich örtlich fortpflanzen, als Wellen. Findet die Schwingungsbewegung in Richtung der Wellenausbreitung statt, so spricht man von *Longitudinalwellen* (Längswellen) (☞ Abb. 4.1). Die in der Akustik auftretenden Schallwellen sind solche Longitudinalwellen.

Erfolgt die Schwingung senkrecht zur Ausbreitungsrichtung, so spricht man von *Transversalwellen* (Querwellen) (☞ Abb. 4.2). Ein Beispiel für diesen Wellentyp finden wir in den elektromagnetischen Wellen (☞ 5.3.1).

Eine Welle ist durch folgende charakteristische Größen gekennzeichnet:

▶ Wellenlänge
▶ Frequenz
▶ Amplitude
▶ Ausbreitungsgeschwindigkeit.

Als *Wellenlänge* wird der Abstand zwischen zwei benachbarten Schwingungsmaxima bezeichnet.

Die *Frequenz* ist gleich der Zahl der Schwingungen pro Sekunde. Die Einheit der Frequenz heißt Hertz (Hz), z. B. sind 30 Schwingungen pro Sekunde 30 Hz.

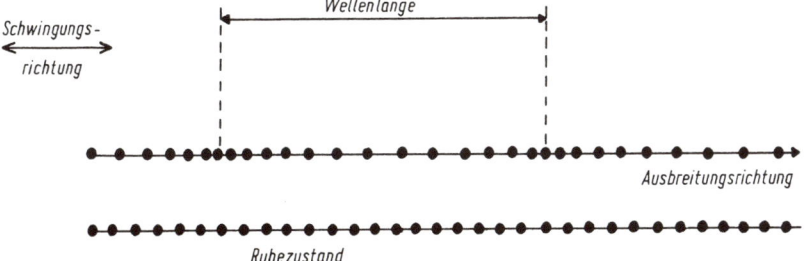

Abb. 4.1: Longitudinale Welle; die Schwingung erfolgt in Ausbreitungsrichtung. Wegen der vereinfachten Darstellungsweise werden Longitudinalwellen, z. B. akustische Wellen, häufig als Transversalwellen gezeichnet (☞ Abb. 4.3 und 4.5).

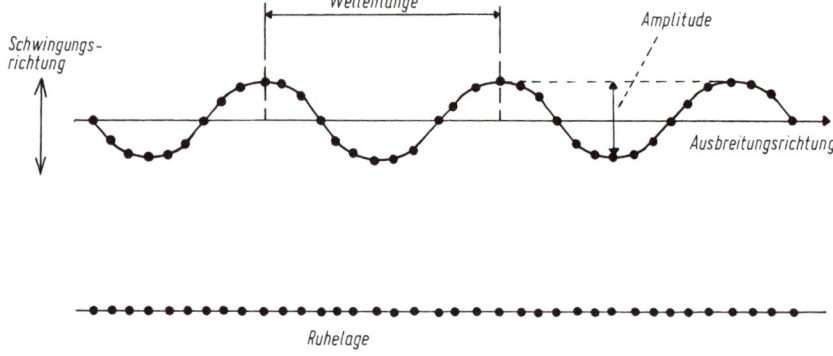

Abb. 4.2: Transversale Welle; die Schwingung erfolgt senkrecht zur Ausbreitungsrichtung.

Die *Amplitude* ist die Schwingungsweite. Sie kennzeichnet im Allgemeinen die Intensität der Schwingungen (☞ Abb. 4.2).

Die *Ausbreitungsgeschwindigkeit* einer Welle kann sehr unterschiedlich sein. Schallwellen breiten sich z. B. in Luft (bei 20° C und 1013 mbar = normaler Luftdruck) mit der Geschwindigkeit von 334 m/s aus. In Wasser beträgt die Schallgeschwindigkeit dagegen ca. 1400 m/s.

4.2 Grundbegriffe der Akustik

4.2.1 Ton, Klang, Geräusch, Lautstärke

Eine Schallwelle mit einer einzigen Frequenz nennt man einen *Ton*. Je größer die Frequenz ist, desto höher wird der Ton empfunden.

Setzt sich ein Schallereignis aus mehreren aufeinander abgestimmten Tönen zusammen, so spricht man von *Klang*. Wenn viele nicht aufeinander abgestimmte Töne gleichzeitig erzeugt werden, so entsteht ein *Geräusch* (☞ Abb. 4.3).

Die Amplitude einer Schallwelle ist ein Maß für die Lautstärke des Schalls. Große Amplituden erzeugen große Lautstärke. Die Lautstärke wird in *Phon* angegeben.

4.2.2 Resonanz

Wird ein Gegenstand einmal angestoßen, so führt er Schwingungen aus. Bekanntestes Beispiel ist die Stimmgabel. Bei den meisten Gegenständen ist die Amplitude so klein, dass die Schwingungen kaum wahrgenommen werden. Die Frequenz der einmalig angeregten Schwingungen ist jedoch typisch für den Gegenstand. Sie wird *Eigenfrequenz* genannt.

Denken wir uns z. B. eine Schaukel, die durch einen einzigen Anstoß zum Schwingen gebracht wurde. Sie schwingt nun in ihrer Eigenfrequenz mit einem Ausschlag, der durch Reibung ständig kleiner wird. Wollen wir verhindern, dass die Schaukel stehen bleibt, müssen wir sie immer wieder neu anstoßen. Wirkungsvoll ist ein zusätzlicher Anstoß nur, wenn er im geeigneten Moment erfolgt, z. B. im Umkehrpunkt der Schaukel (☞ Abb. 4.4). Um diesen Moment jedesmal abzupassen, müssen wir die Arme im Rhythmus der Eigenfrequenz der Schaukel bewegen. Gelingt dies, so erreichen wir

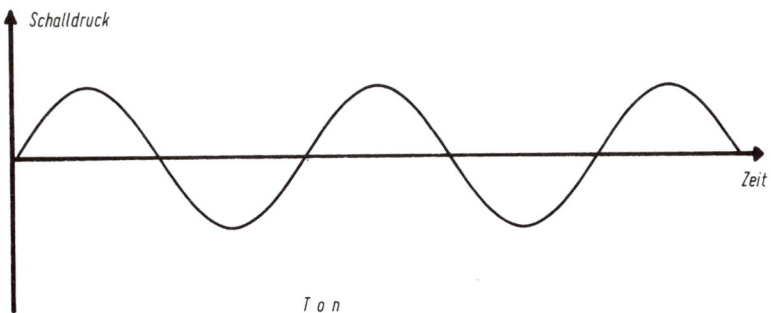

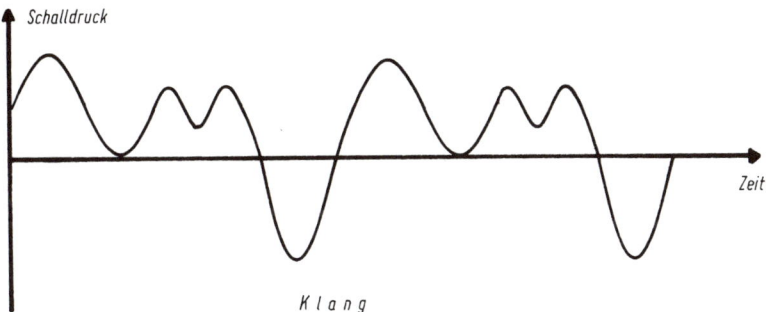

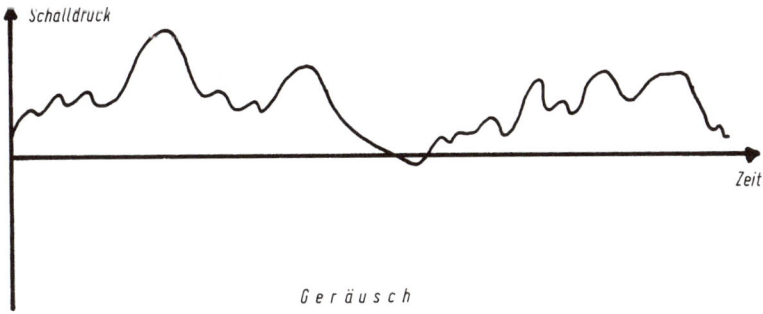

Abb. 4.3: Ton, Klang, Geräusch.
Achtung! Transversale Darstellung von longitudinalen Wellen.

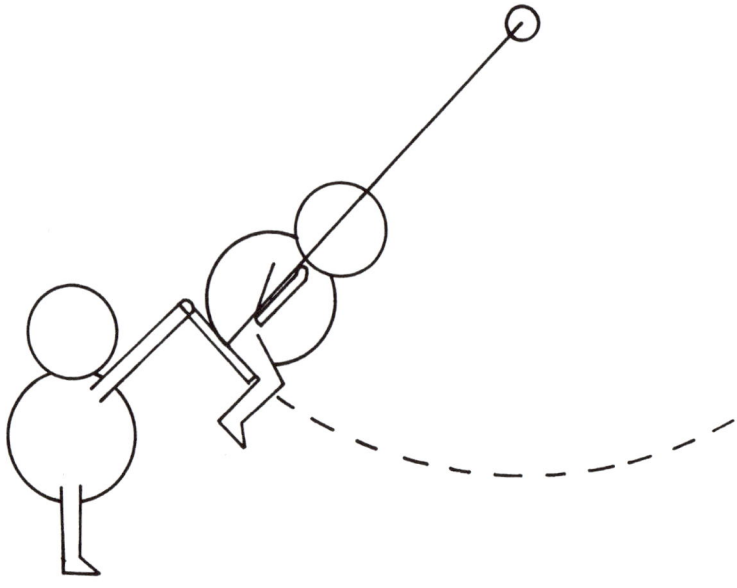

Abb. 4.4: Resonanz: Anstöße im Rhythmus der Eigenfrequenz der Schaukel führen zu maximalen Schwingungsweiten.

maximale Schwingungsweiten (Amplituden). Man sagt, die Armbewegungen sind in Resonanz mit (der Eigenfrequenz) der Schaukel. Erfolgt die Armbewegung häufiger oder seltener, so wird die Schaukel nur hin und wieder getroffen. Die erreichbaren Schwingungsweiten sind entsprechend kleiner.

> **Merke**
> Anregung eines Schwingungssystems mit seiner Eigenfrequenz heißt Resonanz. Sie führt zu maximalen Schwingungsamplituden.

4.3 Stimme und Gehör des Menschen

4.3.1 Die menschliche Stimme

Zur Spracherzeugung benutzt der Mensch einen recht komplizierten „Sprechapparat". Bestandteile dieses Apparats sind u. a. der Kehlkopf, der Brustraum, der Hals-Nasen-Rachen-Raum und die Zunge.

Man kann bei der Spracherzeugung grob zwei Vorgänge unterscheiden:
▶ Phonation
▶ Artikulation.

Bei der *Phonation* werden zunächst Klänge bzw. Geräusche erzeugt. Diese entstehen, indem Luft aus der Lunge unter Druck durch den Kehlkopf gepresst und dabei in Schwingungen versetzt wird. An dieser primären Schallerzeugung sind vorwiegend die Stimmbänder beteiligt. Durch Veränderung ihrer Spannung und ihres Abstands zueinander in der Stimmritze können die Klänge bzw. Geräusche in ihrer Haupttonlage variiert werden. Dies reicht jedoch bei weitem nicht aus, um die Vielfalt der sprachlichen Ausdrucksmöglichkeiten zu erzeugen.

Erst durch den zweiten Vorgang, die *Artikulation*, wird diese Ausdrucksvielfalt ermöglicht. Klänge und Geräusche sind aus Tönen „zusammengesetzt". Jedem Ton entspricht eine bestimmte Schwingungsfrequenz. Durch Resonanz lässt sich die Amplitude einer Schwingung, bei akustischen Schwingungen also die Lautstärke, vergrößern.

Wenn nur einige Töne eines Klanges durch Resonanz verstärkt werden, verändert sich das gesamte Klangbild. Genau dieser Vorgang findet bei der Artikulation statt (☞ Abb. 4.5). Dabei werden Hals-, Nasen- und Rachen-Räume und der Brustraum als Resonanzräume mit veränderlicher Eigenfrequenz eingesetzt. Die Eigenfrequenz dieser Räume wird durch Veränderung ihrer Form und Größe beeinflusst. Auf diese Weise können unterschiedliche Töne aus dem bei der Phonation erzeugten Klang verstärkt werden.

Diese Darstellung liefert nur ein vereinfachtes Bild der Spracherzeugung. Bei genauer Betrachtung muss zwischen stimm-

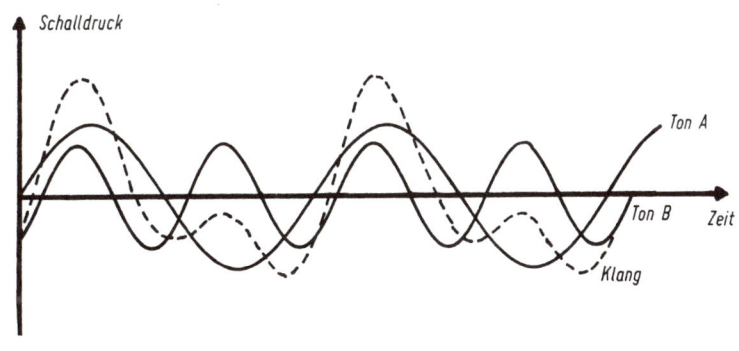

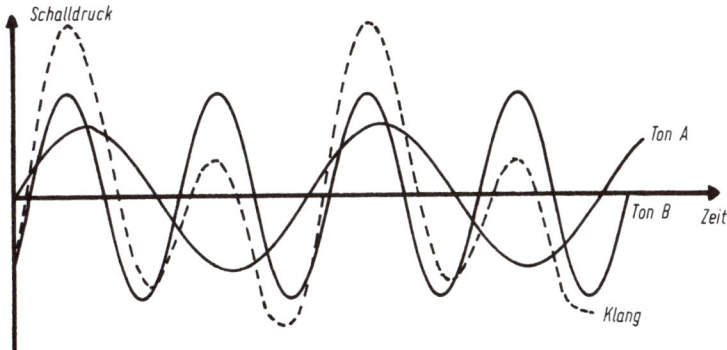

Abb. 4.5a: Zusammensetzung eines Klanges aus den Tönen A und B bei der Phonation.
Abb. 4.5b: Veränderung des Klangbildes durch Verstärkung des Tons B bei der Artikulation.

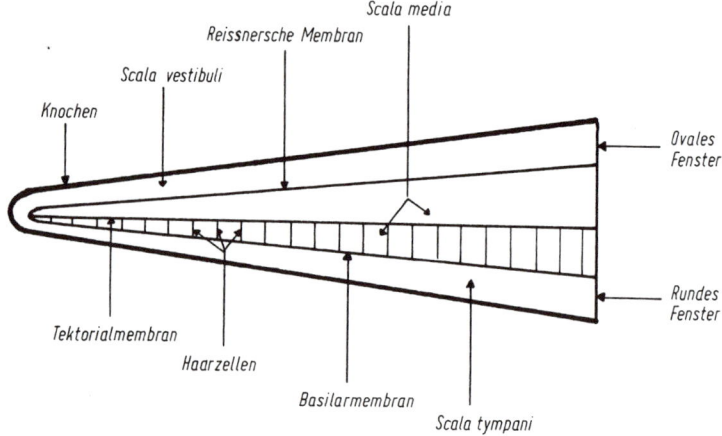

Abb. 4.6: Grobschematischer Längsschnitt durch die „aufgerollte" menschliche Cochlea.

haftem und stimmlosem Sprechen, zwischen Kopf- und Bruststimme und zwischen Vokal- und Konsonantenerzeugung unterschieden werden.

Die Frequenzen der menschlichen Sprache reichen von ca. 100–10000 Hz. Beim „normalen" Sprechen liegen die hauptsächlich benutzten Frequenzen allerdings zwischen 300–3000 Hz.

4.3.2 Das menschliche Gehör

Das menschliche Ohr lässt sich in drei Bereiche untergliedern:
▶ Äußeres Ohr
▶ Mittelohr
▶ Innenohr.

Das *äußere* Ohr liegt zwischen Ohrmuschel und Trommelfell. Es fängt den Schall ein und leitet ihn zum Trommelfell. Dabei wird dieses zum Mitschwingen angeregt.

Jenseits des Trommelfells beginnt das *Mittelohr.* In ihm befinden sich die drei gelenkartig verbundenen Gehörknöchelchen Hammer (Malleus), Amboss (Incus) und Steigbügel (Stapes). Diese stellen eine Ver-

bindung zwischen dem Trommelfell und dem Innenohr her, über die die Trommelfellschwingungen verstärkt an das Innenohr weitergeleitet werden.

Das *Innenohr* besteht aus zwei funktionell völlig verschiedenen Teilen, dem Gehör- und dem Gleichgewichtsorgan. Sie bilden zusammen das Labyrinth.

Das *Gehörorgan* ist in einer aus 2 ½ Windungen bestehenden Schnecke (Cochlea) untergebracht. Abbildung 4.6 zeigt schematisch einen Längsschnitt durch die auseinandergerollte Schnecke. In der Mitte ist der in sich geschlossene Schneckenkanal (Scala media) zu erkennen. Er ist „oben" von der Vorhoftreppe (Scala vestibuli) und „unten" von der Paukentreppe (Scala tympani) umgeben. Diese beiden Räume stehen an der Schneckenspitze miteinander in Verbindung. Alle drei Räume sind mit Lymphflüssigkeit gefüllt.

Die Trennwände zwischen den Räumen bestehen aus elastischen Membranen. Im Schneckenkanal sind zwischen der unteren Trennwand (Basilarmembran) und einer internen Membran (Tektorialmembran) ca.

20000 Sinneshaare aufgespannt, deren nervale Ausläufer im Hörnerv (Nervus acusticus) zusammengefasst werden. Bei Zugspannung reagiert ein solches Sinneshaar mit einem Nervenimpuls, der in das Gehirn weitergeleitet wird. Die Gesamtheit dieser aufgespannten Haare wird als *Cortisches Organ* bezeichnet.

Am breiten Ende der Vorhoftreppe befindet sich das elastische „ovale Fenster", auf das der Steigbügel die Schwingungen des Trommelfells überträgt. Der beim Eindrücken des ovalen Fensters in der Lymphe entstehende Druck wird durch Auswölben eines ebenfalls elastischen „runden Fensters" in der Paukentreppe ausgeglichen.

Die auf das ovale Fenster übertragenen Druckschwankungen erzeugen Ausbuchtungen am Schneckenkanal und damit Zugspannungen an den Sinneshaaren. Die Ausbuchtungen breiten sich wellenförmig am Schneckenkanal entlang aus (Wanderwellen) und erreichen an einer Stelle eine maximale Amplitude. An dieser Stelle werden die Sinneshaare am stärksten gereizt. Bei tiefen Tönen wird dieses Maximum nahe der Schneckenspitze und bei hohen Tönen gleich in der Nähe des ovalen Fensters erreicht. So kann also durch den Ort der maximalen Sinnesreizung im Cortischen Organ die Tonhöhe erkannt werden (☞ Abb. 4.7). Das jugendliche Ohr kann auf diese Weise Frequenzen zwischen 20 und 20000 Hz wahrnehmen. Im Alter sinkt die obere Hörgrenze auf ca. 12000 Hz ab.

Das feine akustische Unterscheidungsvermögen des Menschen wäre allein durch die beschriebenen Vorgänge im Innenohr nicht erreichbar. An der akustischen Wahrnehmung sind zu einem beträchtlichen Anteil Leistungen des Gehirns beteiligt.

4.4 Ultraschall und seine Anwendung in der Medizin

Als Ultraschall werden Schallschwingungen mit Frequenzen oberhalb des Hörbereichs, also mit mehr als 20000 Hz bezeichnet. Sie lassen sich sowohl für diagnostische als auch für therapeutische Zwecke verwenden. Insbesondere hat der diagnostische Einsatz von Ultraschall in der Medizin stark

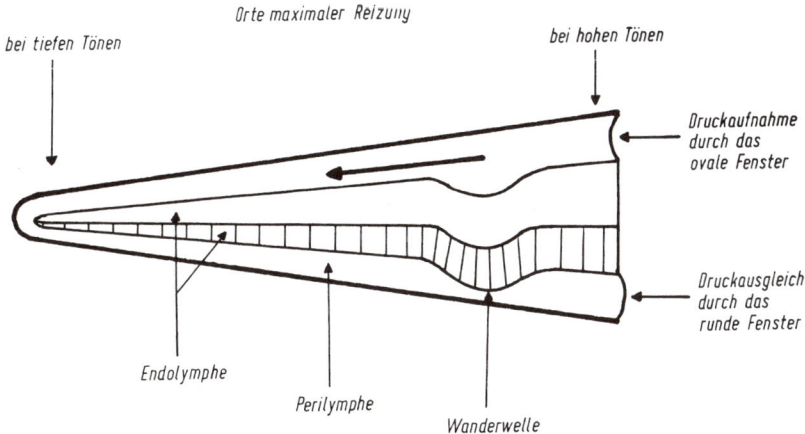

Abb. 4.7: Ausbreitung einer Wanderwelle entlang der Scala media.

zugenommen. Die technischen Möglichkeiten wurden ständig verfeinert.

4.4.1   Ultraschalldiagnostik

Schallwellen werden teilweise an der Grenzschicht zwischen Materialien mit unterschiedlicher Dichte reflektiert. Diesen Tatbestand macht man sich bei der Ultraschalldiagnostik zunutze. Im Körper gibt es viele Stellen, an denen unterschiedlich dichte Gewebe einander berühren, z. B. Muskel, Knochen und Fett. Wenn Ultraschall senkrecht auf diese Berührungsflächen auftrifft, wird ein Teil des Schalls reflektiert und läuft den Weg zum Sender zurück, der jetzt als Empfänger arbeitet. In der angeschlossenen elektronischen Ausrüstung wird die Zeit zwischen Aussendung und Rückkehr des Schalls festgestellt. Bei bekannter Schallgeschwindigkeit im durchstrahlten Gewebe (im Weichteilgewebe ca. 1540 m/s) kann die Tiefe der reflektierenden Grenzfläche ermittelt und auf einem Anzeigegerät, z. B. einem Oszillograph, dargestellt werden. Für jede durchschallte Grenzfläche wird ein Punkt auf einem Bildschirm abgebildet. Durch Veränderung der Richtung und/oder Position des ausgesandten Schallstrahls und Aneinanderreihen der

Punkte zu Linien können auf diese Weise Abbildungen der Organe erstellt werden (☞ Abb. 4.8a). Es ergeben sich Schnittbilder des Körpers.

Die Veränderung des Ultraschallsenders bei der Untersuchung kann durch manuelles Verschieben entlang der Körperoberfläche (Compound-Verfahren ☞ Abb. 4.8a) oder mit elektronischen Mitteln (Real-time-Verfahren ☞ Abb. 4.8b) erfolgen. Im letzten Fall geschieht der Bildaufbau so schnell, dass dabei sogar Organbewegungen, z. B. des Herzens oder des Darms, mit beobachtet werden können. Das Real-time-Verfahren hat sich als Standardverfahren durchgesetzt; das Compound-Verfahren wird nur noch in Spezialfällen eingesetzt.

Bei den häufigsten diagnostischen Ultraschallanwendungen werden Ultraschallfrequenzen zwischen 3 – 12 MHz benutzt (1 MHz = 1 Megahertz = 1 Mio Hertz).

Je höher die benutzte Frequenz liegt, desto feiner wird die Bildqualität (das Auflösungsvermögen). Andererseits reichen niedrige Frequenzen tiefer in das Gewebe hinein. So muss für viele Untersuchungen eine Kompromissfrequenz für beide Ansprüche gewählt werden.

Anwendungsgebiete der Ultraschalldiagnostik sind:

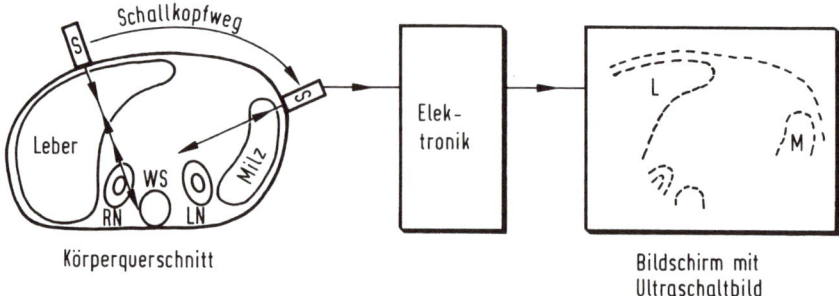

Abb. 4.8a: Prinzip der Ultraschalldiagnostik (Compound-Verfahren). RN, LN: rechte, linke Niere, WS: Wirbelsäule.

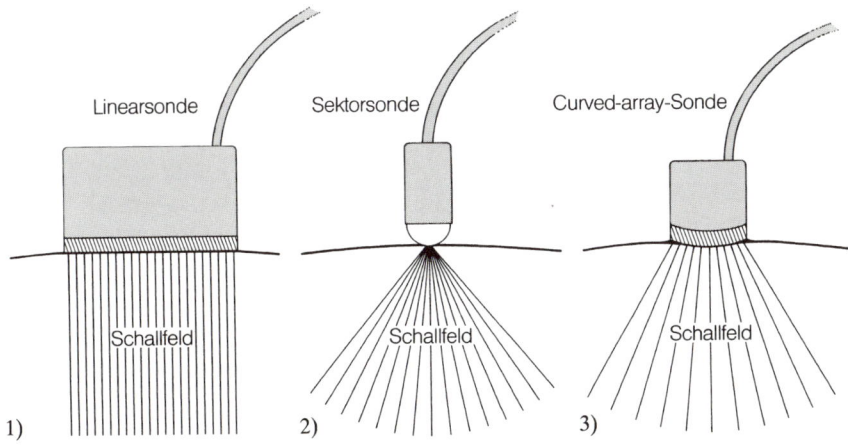

Abb. 4.8b: Schallfeldform der Linearsonde (1), Sektorsonde (2), Curved-array-Sonde (3) beim Real-time-Verfahren.

▶ Geburtshilfe und Gynäkologie, z. B. Lagebestimmung des Kindes und der Plazenta, Ausmessen des kindlichen Schädel- und mütterlichen Beckendurchmessers, Mammasonographie

▶ Innere Medizin und Chirurgie, z. B. Schilddrüsendiagnostik, Herzdiagnostik, Untersuchung der Bauchorgane Leber, Milz, Gallenblase, Bauchspeicheldruse

▶ Urologie, z. B. Untersuchung der Nieren, Harnblase, Prostata, Hoden

▶ Kinderheilkunde, z. B. Blutungen bzw. Raumforderungen im Schädel, in Bauchorganen, Nieren, Harnblase

▶ Augenheilkunde, z. B. Anomalien des Augapfels und der Augenhöhle

▶ Strahlentherapie, z. B. Lagebestimmung von Tumoren zur Bestrahlungslokalisation

▶ Orthopädie, z. B. Gelenke.

4.4.2 Dopplersonographie/Duplexsonographie

Trifft Ultraschall in geeigneten Winkeln auf z. B. fließendes Blut, so ändert sich die Frequenz des reflektierten Schalls. Dieser Dopplereffekt ist uns aus alltäglicher Erfahrung bekannt, z. B. durch die Änderung des Alarmtons einer vorbeifahrenden Feuerwehr.

Unter Ausnutzung der Frequenzverschiebung lassen sich Rückschlusse auf die Blutflussgeschwindigkeit ziehen und diagnostisch zum Aufspüren von Gefäßverengungen (Stenosen) nutzen.

Das Verfahren heißt *Dopplersonographie* (☞ Abb. 4.9).

Erfolgt zugleich die Darstellung der Gefäße und Gewebe nach dem zuvor beschriebenen Real-time-Schnittbildverfahren, so spricht man von *Duplexsonographie*, bei der Verwendung von Farbdarstellungen von *Farbduplexsonographie*.

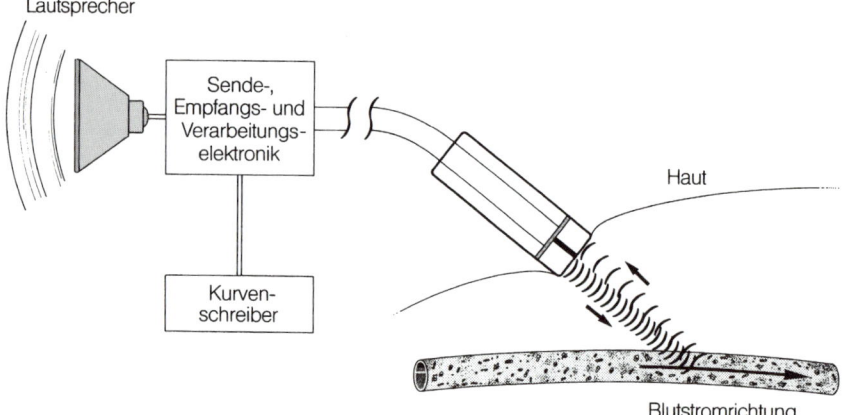

Abb. 4.9: Anwendung des Ultraschall-Doppler-Verfahrens.

4.4.3 Ultraschall in der Therapie

Bei der Ausbreitung von Ultraschall im Gewebe wird ein Teil der Strahlungsenergie in Wärme umgewandelt. Bei Benutzung hoher Schallintensität lässt sich auf diese Weise Wärme therapeutisch auch in tieferen Körperschichten einsetzen. Dieses Verfahren findet allerdings wenig Anwendung, da sich die so erzeugte Wärmemenge nur sehr ungenau vorausbestimmen lässt.

Ein weiteres therapeutisches Anwendungsgebiet für Ultraschall findet man in der Urologie. Hier werden Blasensteine mit Hilfe großer Ultraschallintensitäten innerhalb der Blase gezielt zertrümmert. Die Zertrümmerung von Nierensteinen erfolgt durch fokussierte Stoßwellen, die durch die Körperoberfläche von außen (extrakorporal) auf die Steine gerichtet werden. Deshalb heißt das Verfahren extrakorporale Stoßwellenlithotripsie (ESWL). Bei der Erzeugung von Stoßwellen wird z. T. eine ähnliche Technik benutzt wie bei der Ultraschallerzeugung.

5 Elektrizitätslehre

5.1 Grundbegriffe, Gleich-
strom, Ohmsches Gesetz

Elektronen, Protonen und Ionen sind elektrisch geladene Teilchen (☞ 1.1.1). Gleichartige Ladungen stoßen sich gegenseitig ab und ungleichartige ziehen sich an.

Erinnern wir uns an den Aufbau eines Metalls. Es besteht aus einem Raumgitter von positiven Ionen, die durch einen (negativen) Elektronensee zusammen gehalten werden (☞ Abb. 1.10). Die relativ großen Ionen sind „elastisch" an ihrem Ort gebunden, während sich die sehr kleinen Elektronen des Elektronensees auf bestimmten Bahnen „frei" durch das Metallgitter bewegen können.

In Abbildung 5.1a sind zwei Metallplatten dargestellt. Wenn man nun Elektronen aus dem Elektronensee der einen Platte (A) entfernt und auf die andere Platte (B) überträgt, so ergibt sich das folgende Bild: Die Platte A wird durch den nunmehr bestehenden Überschuss an positiven Ionen positiv geladen und die Platte B durch den Elektronenüberschuss negativ geladen. Man spricht auch von einem positiven und einem negativen elektrischen Pol. Zwischen den beiden Polen herrscht eine *elektrische Spannung*.

Merke
Durch räumliche Trennung von unterschiedlichen elektrischen Ladungen lässt sich eine elektrische Spannung erzeugen.

Die **Einheit** der elektrischen Spannung ist das **Volt** (V).

Wir nehmen nun noch ein drittes Stück Metall, z. B. einen Draht, hinzu und verbinden damit die beiden Metallplatten. Was geschicht? Die beweglichen Elektronen des Drahtes werden vom positiven Pol angezogen und fließen auf die Platte A. Dadurch wird der Draht positiv und saugt den Elektronenüberschuss der Platte B ab. Durch den Draht fließen also Elektronen vom negativen zum positiven Pol. Man sagt, es fließt ein *elektrischer Strom* (☞ Abb. 5.1b). Voraussetzung für dieses Fließen ist eine elektrische Spannung.

Auch andere Ladungsträger, z. B. Ionen in einer Flüssigkeit oder einem Gas, können durch eine elektrische Spannung zum „Fließen" gebracht werden.

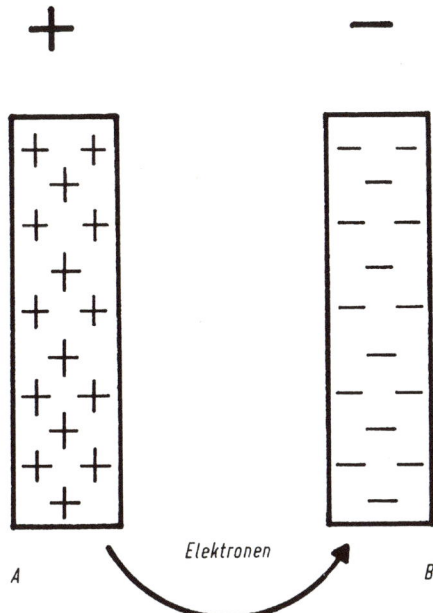

Abb. 5.1a: Erzeugung einer elektrischen Spannung zwischen zwei Metallplatten (Kondensator).

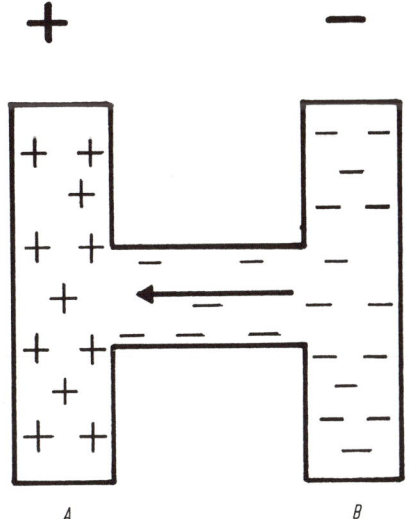

Abb. 5.1b: Elektronenfluss (elektrischer Strom) durch einen Verbindungsdraht zwischen den unter Spannung befindlichen Metallplatten A und B.

Eine Voraussetzung für das Fließen eines elektrischen Stromes ist das Vorhandensein einer elektrischen Spannung.

Die **Einheit** des elektrischen Stroms ist das **Ampere** (A). Sie besagt, dass eine bestimmte Ladungsmenge in der Sekunde an einer bestimmten Stelle vorbei fließt. Wenn die Ladungsträger nur in einer Richtung fließen, z. B. von plus nach minus, so spricht man von Gleichstrom.

Die elektrische Stromstärke lässt sich auf verschiedene Weise beeinflussen. Hätten wir z. B. in unserem Modell einen dickeren Draht zwischen die Platten A und B gespannt, wären pro Sekunde mehr Elektronen hindurch geflossen. Hätten wir ein anderes Metall für den Draht gewählt, wäre ebenfalls eine andere Stromstärke zu beobachten, denn die beweglichen Elektronen in einem Metall werden mehr oder weniger stark durch ihre Umgebung (Anziehung durch positive Ionen) am „Fließen" gehindert. Man sagt, jeder elektrische Leiter besitzt einen *elektrischen Widerstand*.

Die **Einheit** des elektrischen Widerstandes heißt **Ohm,** abgekürzt durch den griechischen Buchstaben Omega .

Zwischen dem elektrischen Strom, der Spannung und dem Widerstand besteht ein einfacher Zusammenhang. Kürzt man Strom mit I, Spannung mit U und Widerstand mit R ab, so gilt:

$$I = \frac{U}{R}$$

Dies ist das **Ohmsche Gesetz.** Es besagt z. B., dass die Stromstärke um so größer ist, je größer die Spannung und je kleiner der Widerstand ist. Dieser fundamentale Zusammenhang zwischen einer fließenden Größe (I), einer treibenden Größe (U) und einer behindernden Größe (R) findet auch in anderen Bereichen Anwendung, z. B. in der Kreislaufphysiologie. Hier ist das Herzminutenvolumen (HMV) die „fließende Größe", die arteriovenöse Blutdruckdifferenz (Δ P) die „treibende Größe" und der totale periphere Gefäßwiderstand (TPW) die „behindernde Größe".

Entsprechend dem Ohmschen Gesetz gilt dabei der Zusammenhang:

$$HMV = \frac{\Delta P}{TPW}$$

Diese Gleichung ist ein hilfreiches Werkzeug bei der Beurteilung der Kreislaufreaktion auf verschiedene Störungen.

Das Ohmsche Gesetz lässt sich umformen:

$$R = \frac{U}{I} \text{ oder } U = R \times I$$

Durch einen Trick lassen sich die Umformungen leicht einprägen. In dem Dreieck

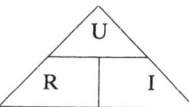

wird die gefragte Größe abgedeckt. Dann kann man direkt ablesen, ob die beiden übrigen Größen nebeneinander stehen, also multipliziert werden, oder übereinander stehen, d. h. geteilt werden.

Die vom elektrischen Strom in der Zeit geleistete Arbeit, d. h. seine Leistung,

Begriff	Spannung	Stromstärke	Widerstand	Leistung
Abkürzung	U	1	R	P
Einheit	Volt	Ampere	Ohm	Watt
Abkürzung	V	A		

Tab. 5.2: Grundbegriffe der Elektrizität.

wird in **Watt** (W) ausgedrückt. Zwischen Watt, Volt und Ampere besteht folgende Beziehung:

$$1\ W = 1\ V \times 1\ A$$

Dem Elektrizitätswerk wird die gelieferte Energie bezahlt. Es gilt:

$$\text{Leistung} \times \text{Zeit} = \frac{\text{Arbeit}}{\text{Zeit}} \times \text{Zeit} =$$
$$\frac{\text{Energie}}{\text{Zeit}} \times \text{Zeit} = \text{Energie}$$

Die Abrechnungsgröße kWh (Kilowattstunde; h = hora = lat.: Stunde), also Leistung mal Zeit, ist demnach eine Energiegröße. *Grundbegriffe der Elektrizität im Überblick* ☞ *Tab. 5.2*

5.2 Elektromagnetische Wechselwirkung

5.2.1 Elektrische und magnetische Felder

Elektrische Ladungen wirken anziehend oder abstoßend aufeinander, ohne dass sich die geladenen Teilchen berühren. Man sagt, die Wirkung erfolgt über *elektrische Felder*, die die geladenen Teilchen umgeben (☞ Abb. 5.3).

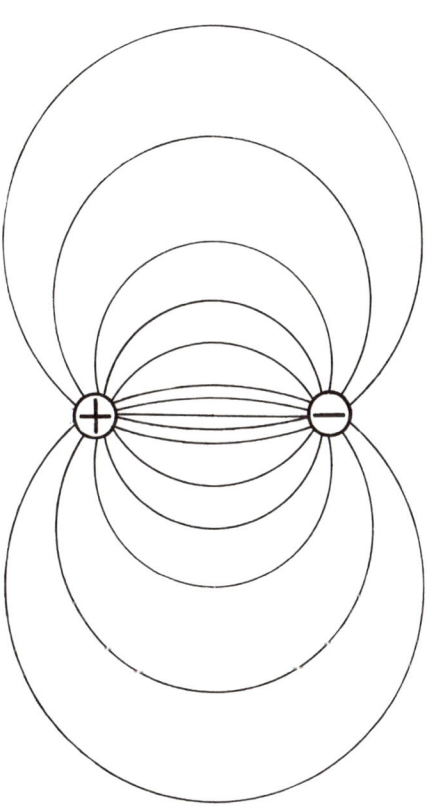

Abb. 5.3: Feldlinien zwischen zwei entgegengesetzten elektrischen Ladungen.

Merke
Elektrisch geladene Teilchen sind von elektrischen Feldern umgeben.

Ähnliches gilt für Magnetfelder.

Auch die anziehende oder abstoßende Wirkung zweier Magnete aufeinander erfolgt, ohne dass diese sich berühren müssen. Dabei gilt der Satz:

> Ein Magnetfeld übt nur auf ein anderes Magnetfeld, nicht aber auf ein elektrisches Feld eine anziehende oder abstoßende Wirkung aus.

Machen wir ein kleines Experiment. Wir benötigen:

▶ Einen Kompass
▶ Ein Stück Draht (Litze, ca. 30 cm lang)
▶ Eine geladene Taschenlampenbatterie.

Der Draht wird ein paarmal um einen Finger gewickelt, so dass eine kleine Spule entsteht (☞ Abb. 5.4). Das eine Drahtende wird nun mit einem Batteriepol verbunden, das andere in die Nähe des zweiten Batteriepols gehalten. Jetzt bringen wir die Spule (mit der Batterie) in die Nähe des Kompasses, so dass ca. 2 – 3 cm Abstand zwischen Spule

und Kompass sind und warten, bis die Magnetnadel ruhig steht.

Wenn dann mit einer kleinen Fingerbewegung das zweite Drahtende mit dem zweiten Batteriepol verbunden wird, beobachten wir einen Ausschlag der Magnetnadel.

Wie ist dieser überraschende Vorgang zu erklären? Die Magnetnadel des Kompasses ist von einem Magnetfeld umgeben. Nach den obigen Ausführungen kann der Ausschlag der Kompassnadel nur durch ein zweites Magnetfeld bewirkt worden sein. In der Tat ist durch den Stromfluss im Draht ein Magnetfeld erzeugt worden. Mit der Bewegung der Elektronen im Draht ist eine Bewegung der sie umgebenden elektrischen Felder verbunden. Darin liegt die eigentliche Ursache für die Entstehung des zweiten Magnetfeldes.

Merke
Sich ändernde elektrische Felder erzeugen Magnetfelder.

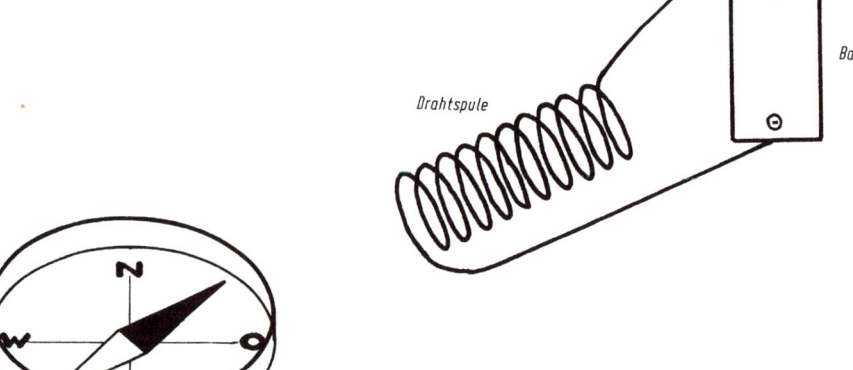

Abb. 5.4: Experimentelle Anordnung zur Erzeugung von Magnetfeldern durch elektrischen Strom und zu deren Nachweis.

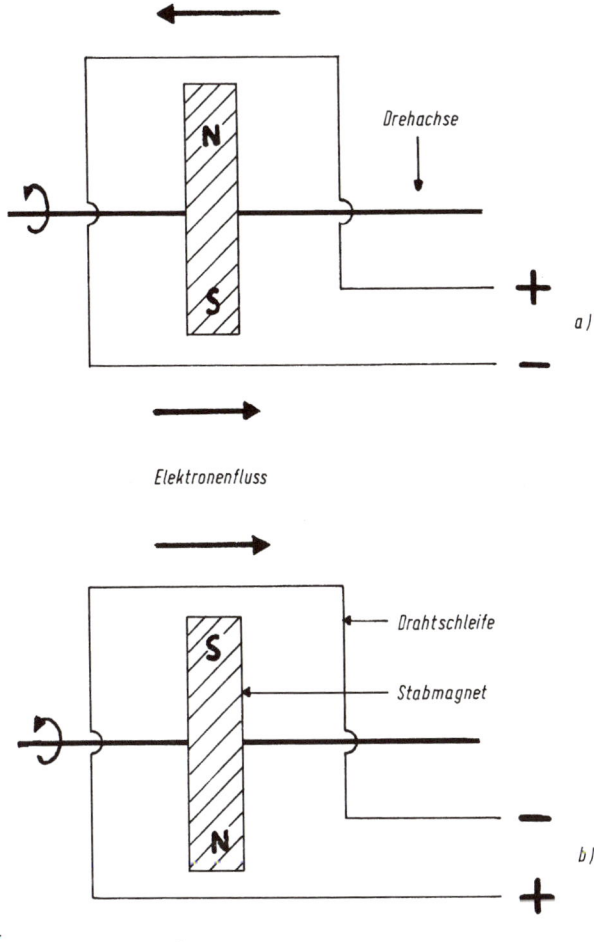

Abb. 5.5: Erzeugung einer Wechselspannung (Generatorprinzip).

Es gilt auch die Umkehrung dieses Satzes.

> **Merke**
> Sich ändernde Magnetfelder erzeugen
> elektrische Felder.

Der zweite Zusammenhang wird **Induktion**
genannt.

Auf diesen beiden Gesetzen beruhen
wichtige Erscheinungen der Elektrodyna-
mik.

5.2.2 Wechselstrom

Abbildung 5.5 zeigt eine Anordnung, bei
der ein drehbar befestigter Magnet von einer
Drahtschleife umgeben ist. Nehmen wir an,
der Magnet dreht sich um die eingezeich-
nete Achse, so ändert das Magnetfeld dau-
ernd seine Lage. Nach dem Induktionsge-
setz (☞ oben) werden dabei elektrische Felder erzeugt. Diese elektrischen Felder wie-

derum wirken auf die beweglichen Elektronen des Metalldrahtes.

Wenn der Nordpol des Magneten sich am oberen Teil der Drahtschleife vorbei bewegt, bewirkt das erzeugte elektrische Feld, dass sich die Elektronen des Drahtes zu einem Drahtende hinbewegen. Durch die Anhäufung von Elektronen entsteht dort ein Minuspol und am anderen Drahtende ein Pluspol (☞ Abb. 5.5 oben). Bewegt sich der Südpol des Magneten am oberen Teil der Drahtschleife vorbei, so fließen die Elektronen in die entgegengesetzte Richtung und bewirken eine umgekehrte Polung der Drahtenden (☞ Abb. 5.4 unten). An den Drahtenden entsteht also eine *Wechselspannung*. Der durch Wechselspannung erzeugte Strom heißt *Wechselstrom*. An den Steckdosen der Haushalte liegt im Allgemeinen eine Wechselspannung von 220 Volt, die mit einer Frequenz von 50 Hz ihre Polung wechselt.

Das oben dargelegte Prinzip der Erzeugung von Wechselspannungen beschreibt die Wirkungsweise eines *Generators*. Wirkliche Generatoren sind natürlich komplizierter aufgebaut und arbeiten nicht nur mit einer Drahtschleife, sondern mit Spulen. Ein bekanntes Beispiel für einen solchen Generator ist der Fahrraddynamo.

Im Prinzip kann ein Generator auch als Elektromotor verwendet werden. Wenn an die Spulenenden eine geeignete Spannung angelegt wird, so wird durch die erzeugten Magnetfelder der Magnet samt seiner Achse in Drehung versetzt.

5.3 Elektromagnetische Wellen und elektromagnetisches Spektrum

5.3.1 Elektromagnetische Wellen

An vielen physikalischen Erscheinungen sind elektromagnetische Wellen beteiligt.

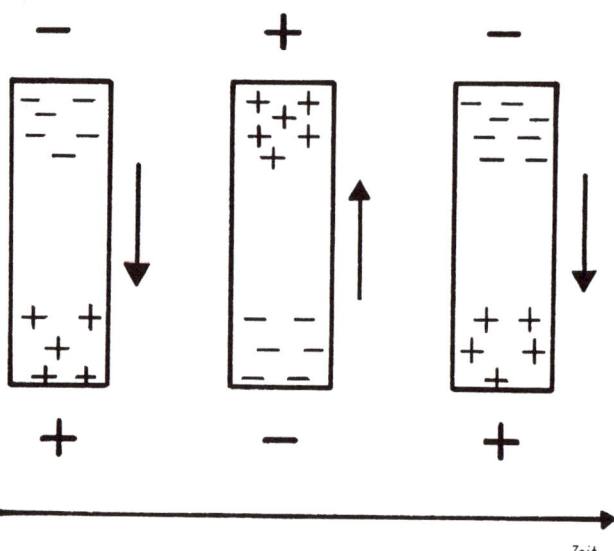

Abb. 5.6: Periodisches Pendeln der Elektronen in einem Metallstab (Hertzscher Dipol).

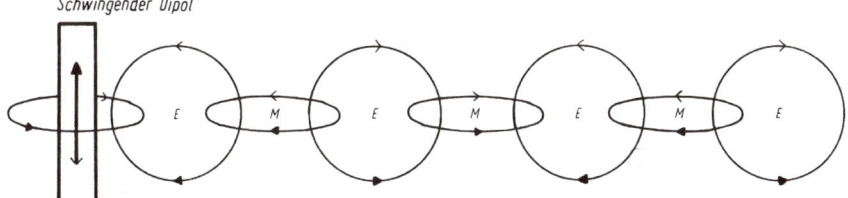

Schwingender Dipol

Abb. 5.7: Erzeugung einer elektromagnetischen Welle durch einen schwingenden Dipol. Elektrische Felder (E) und magnetische Felder (M) durchgreifen einander wie die Glieder einer Kette; sie liegen in zwei senkrecht zueinander angeordneten Ebenen, hier: E in der Papierebene, M senkrecht dazu.

Deshalb wollen wir die Natur dieser Wellen eingehend besprechen.

Zunächst ein kleines Gedankenexperiment. Wir stellen uns ein längliches Stück Metall vor. Durch Anlegen einer Wechselspannung lassen wir die Leitungselektronen im Metall zwischen den Polen hin und her pendeln (☞ Abb. 5.6).

Nun wenden wir die beiden im vorigen Kapitel gelernten Merksätze an. Welche Schlussfolgerungen können wir ziehen? Jedes Elektron ist von einem elektrischen Feld umgeben. Durch die Elektronenbewegung ändert das elektrische Feld seine Lage im Raum. Zwangsläufig muss dabei ein Magnetfeld entstehen. Ein entstehendes Magnetfeld aber ist ein sich änderndes Magnetfeld. Also muss dabei ein elektrisches Feld entstehen. Ein entstehendes elektrisches Feld ist ein sich änderndes elektrisches Feld. Also muss ... usw.

In der Tat kann man nach diesem Prinzip periodisch wechselnde elektrische und magnetische Felder erzeugen. Abbildung 5.7 versucht, diesen Vorgang zu veranschaulichen. Jedes Feld ist durch einen Ring symbolisiert. Benachbarte Ringe „durchgreifen" einander senkrecht wie die Glieder einer Kette. Die exakte räumliche Vorstellung von diesen „ineinander greifenden" elektrischen und magnetischen Feldern ist äußerst kompliziert. Für unsere weitere Betrachtungen reicht jedoch die vereinfachte Darstellung (☞ Abb. 5.7) aus.

Die erzeugten Felder können sich von ihrer „Quelle" (ihrem Sender) lösen und breiten sich mit der enormen Geschwindigkeit von ca. 300000 km/s im Raum aus. Sie können damit in einer Sekunde 7½-mal die Erde umkreisen.

Periodische Vorgänge, die sich im Raum ausbreiten, nennen wir Wellen, in diesem Fall *elektromagnetische Wellen*. Für ihre Ausbreitung benötigen diese Wellen keine Materie wie die Schallwellen. Ihre Geschwindigkeit im Vakuum, ca. 300000 km/s, ist die größte erreichbare Geschwindigkeit für die Übermittlung von Nachrichten.

Da senkrecht zur Ausbreitungsrichtung der Wellen periodische Änderungen der Felder zu beobachten sind, handelt es sich um *transversale Wellen* (☞ Abb. 5.8).

Merke
Elektromagnetische Wellen sind transversale Wellen, die sich im Vakuum mit der höchstmöglichen Geschwindigkeit von ca. 300 000 km/s ausbreiten.

Die Ausbreitungsgeschwindigkeit elektromagnetischer Wellen beträgt genau

299792,5 km/s (Messergebnis von A. Karolis, 1965).

5.3.2 Das elektromagnetische Spektrum

Haben Sie schon einmal elektromagnetische Wellen direkt wahrgenommen? Ganz bestimmt sogar! Indem Sie diese Zeilen lesen, verarbeiten Sie gerade solche Wahrnehmungen. Lassen Sie uns entdecken, was hinter dieser Behauptung steckt.

Zunächst zurück zu unserem Gedankenexperiment:

Je seltener die Elektronenbewegung im Sender stattfindet, desto mehr Zeit hat das jeweils vorige Feld, sich mit ca. 300000 km/s im Raum auszubreiten, d. h. der Abstand zwischen einem Feldmaximum und dem folgenden wächst mit abnehmender Frequenz des Senders. Diesen Abstand aber kennen wir bereits als Wellenlänge (☞ Abb. 4.2).

Andererseits gilt: Mit der Frequenz des Senders wächst die Frequenz der elektromagnetischen Wellen. Zwischen Geschwindigkeit, Frequenz und Wellenlänge besteht der folgende Zusammenhang: Geschwindigkeit = Frequenz x Wellenlänge.

Durch die Frequenz des Senders lässt sich also die Wellenlänge der elektromagnetischen Wellen bestimmen. Die möglichen Wellenlängen umfassen ein großes Spektrum.

In Abbildung 5.9 ist das *elektromagnetische Spektrum* nach Wellenlängen geordnet aufgeführt. Es ist in verschiedene Wellenlängenbereiche untergliedert, die sich hinsichtlich ihrer Entstehung und Wirkung unterscheiden.

Nur für einen relativ kleinen Wellenlängenbereich, nämlich von 400–760 Nanometer (nm), hat der Mensch im Laufe der Entwicklungsgeschichte ein Wahrnehmungsorgan entwickelt – das Auge. Es ist der Bereich des sichtbaren Lichts. Soviel

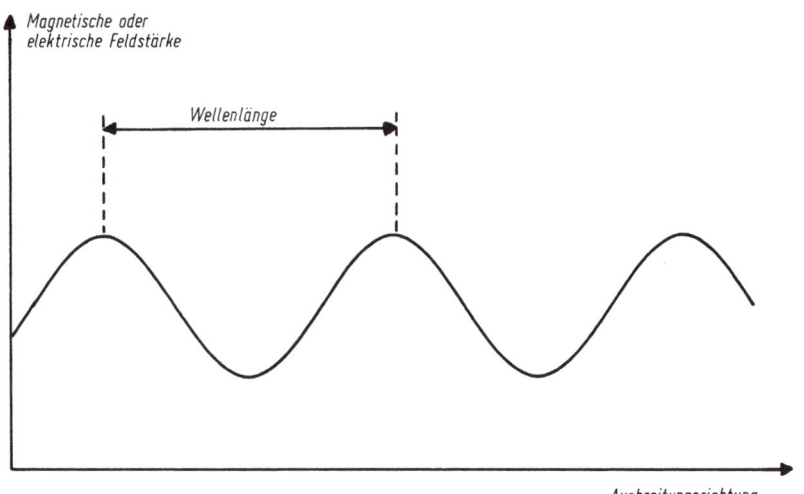

Abb. 5.8: Die elektromagnetische Welle als Transversalwelle; es wird entweder der elektrische oder der magnetische Anteil betrachtet. Beide Anteile haben eine Schwingungsebene, in der transversale Wellen zu beobachten sind.

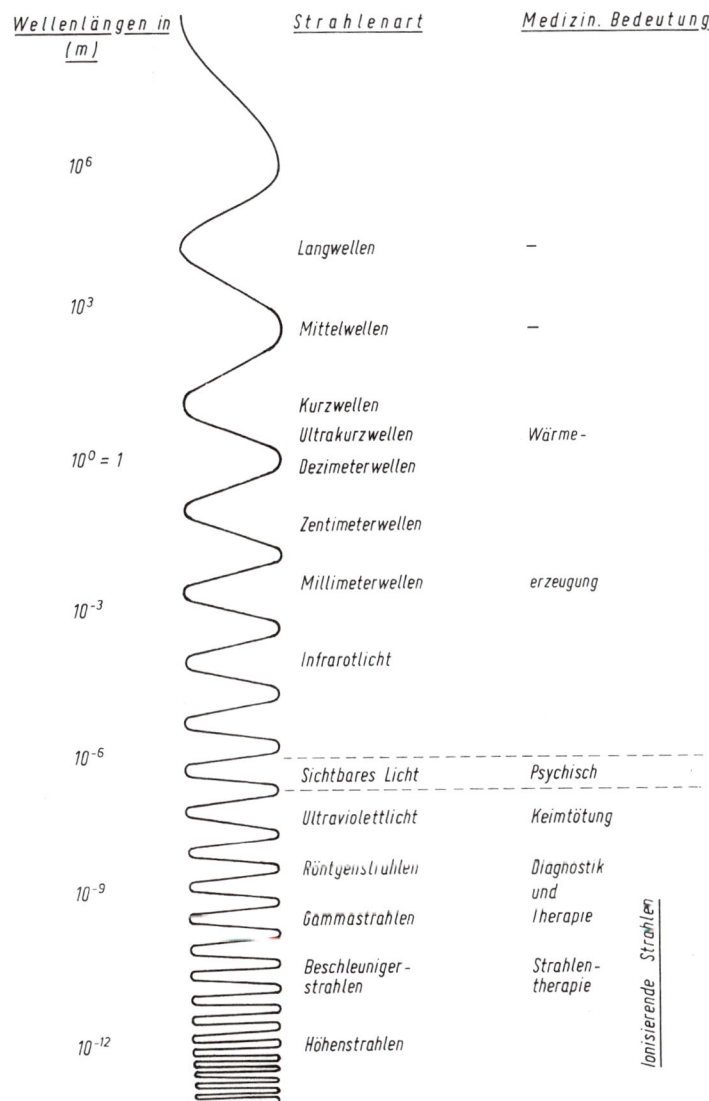

Abb. 5.9: Das elektromagnetische Spektrum.

zur Eingangsbehauptung in diesem Abschnitt. Einzelheiten über diesen Wellenlängenbereich werden wir im Abschnitt „Optik" besprechen.

Die Ausbreitungsgeschwindigkeit der elektromagnetischen Wellen, sie haben im Vakuum alle dieselbe Geschwindigkeit, wurde mit Hilfe von Licht gemessen. Deshalb wird diese Geschwindigkeit zumeist als Lichtgeschwindigkeit bezeichnet.

5.4   Elektrizität in der Medizin

5.4.1   Elektrizität im menschlichen Körper

Bei vielen physiologischen Vorgängen im menschlichen Körper spielt die Elektrizität eine zentrale Rolle, z. B. bei Muskelkontraktionen, Nervenleitvorgängen und der Herztätigkeit.

Als bewegliche geladene Teilchen dienen dabei zumeist nicht „freie" Elektronen wie im Metall, sondern positive und negative Ionen. Bei den aufgeführten Beispielen kommt es im Aktionsfall stets zu Verschiebungen von Ionen durch die Zellmembran hindurch und über kurze Strecken an der Zellmembran entlang. Vorgänge, bei denen Ionen über lange Strecken in einer Richtung geleitet werden, wie es mit den Elektronen beim Gleichstrom geschieht, kommen nicht vor. Wird an den Körper eine hinreichend große Gleich- oder niederfrequente Wechselspannung angelegt, so finden jedoch unphysiologische Ionenverschiebungen statt. Dadurch wird das physiologische Gleichgewicht der Ionenverteilung verändert. Als Folge können z. B. Störungen der Herztätigkeit auftreten. Die Herztätigkeit ist ganz besonders auf eine exakte Reizleitung entlang dem Myokard angewiesen. Störungen dieser Reizleitung können zum Kammerflimmern und schließlich zum Herzstillstand führen.

Eine exakte Angabe über die kleinste bereits tödliche Spannung kann nicht gemacht werden. Die Wirkung hängt vom Kontakt zur Spannungsquelle und von der Dauer der Einwirkung ab. Es wurden schon tödliche Unfälle bei 100 Volt Spannung beobachtet.

5.4.2   Elektrizität in der Diagnostik

Muskelkontraktionen und Nervenreizleitung lassen sich durch äußere elektrische Reizung auslösen. Die Reizschwelle, d. h. der niedrigste Strom, bei dem eine Kontraktion oder Reizleitung zu beobachten ist, kann von diagnostischem Wert sein. Im Rahmen der *Reizstromdiagnostik* stellt man diese Reizschwellen fest, indem man eine angelegte Gleichspannung so lange erhöht, bis eine Reizung erfolgt. Der in diesem Augenblick fließende Strom stellt die *Reizschwelle* dar.

Weitere routinemäßig eingesetzte Diagnosemethoden sind die *Elektrokardiographie* (EKG) und die *Elektroenzephalographie* (EEG). Sie beruhen auf folgendem Prinzip:

Die bei Herzmuskel- und Nervenaktionen physiologischerweise auftretenden Reizleitungen setzen sich (abgeschwächt) über die benachbarten Gewebe fort. So lassen sich beim EKG zwischen weit vom Herzen entfernten Punkten, z. B. den Extremitäten, Spannungen messen, die periodisch mit der Herzaktion schwanken. Die Größe dieser Spannungen liegt im Millivolt-Bereich. Abbildung 5.10 zeigt einen typischen Spannungsverlauf beim EKG.

In ähnlicher Weise werden die Aktionsströme des Gehirns über außen angelegte Kopfelektroden erfasst und registriert (EEG). Abweichungen vom normalen Bild des EKG bzw. EEG können wichtige diagnostische Hinweise auf bestehende Defekte geben, beim EKG z. B. auf einen Herzinfarkt.

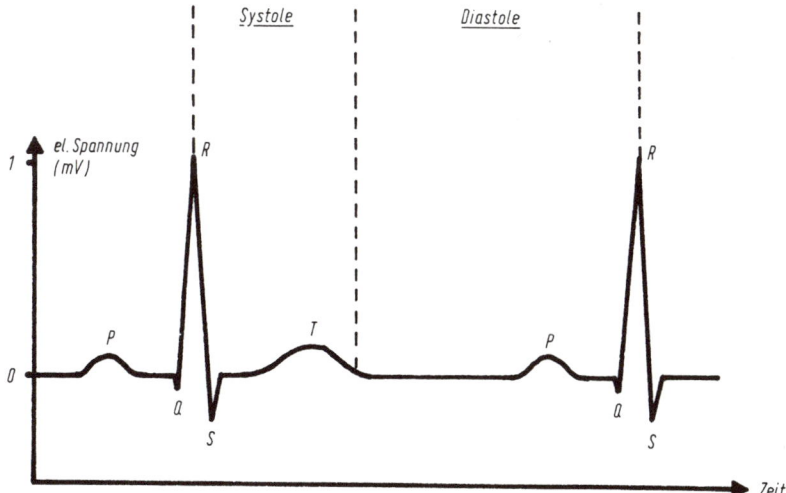

Abb. 5.10: Typischer Verlauf eines EKG; die gemessenen Spannungen liegen im Bereich eines Millivolts. Jeder Ausschlag entspricht einem bestimmten Erregungsvorgang während einer Herzperiode.

5.4.3   Elektrizität in der Therapie

Die Anwendung von Elektrizität zu therapeutischen Zwecken ist sehr vielfältig. So führen Stromflüsse mit einer Dichte von weniger als 1 mA/cm^2 unter Verwendung von Spannungen unter 50 V zu nervalen Reizungen. Damit kann man je nach Fall anregende oder schmerzstillende Wirkungen hervorrufen. Man spricht auch von *Reizstromtherapie*.

In der *Chirurgie* wird Strom zur Durchtrennung und Verschmelzung von Gewebe eingesetzt. Eine großflächige Elektrode am Bein des Patienten sorgt für eine geringe Stromdichte im Körper. An der Operationsstelle wird nur eine kleine Elektrode verwendet, so dass dort eine große Stromdichte entsteht. Dadurch kommt es lokal zu einer starken Erwärmung, die zur Durchtrennung von Gewebe genutzt wird. Die Gewebsränder verschmelzen, so dass augenblicklich eine Blutstillung an den Wundrändern eintritt.

Bei der *Elektrotherapie* des Herzens sind insbesondere zwei Verfahren zu erwähnen. Bei Störungen des Impulsgebers für die Herzaktionen (Sinusknoten) können die Aktionen des Herzens auch durch periodische Fremdimpulse ausgelöst werden. Ein elektrischer Impulsgeber liefert Spannungsimpulse im Herzrhythmus *(Herzschrittmacher)* und übernimmt so die Aufgabe des Sinusknotens.

Das zweite Therapieverfahren ist die Entflimmerung *(Defibrillation)*. Bei Störungen der Reizleitung des Myokards kann es zu unkoordinierter Tätigkeit einzelner Herzbereiche kommen (Kammerflimmern). Dadurch sinkt die Herzauswurfleistung. Durch einen geeigneten elektrischen Stromimpuls werden sämtliche Herzmuskelzellen wieder in einen gemeinsamen Rhythmus versetzt.

Auch *elektromagnetische Wellen* werden zu therapeutischen Zwecken eingesetzt. Wir haben bereits erfahren, dass Kurzwellen, Ultrakurzwellen, Dezimeterwellen und Mikrowellen bei gezielter Anwendung im Körper Wärme erzeugen können.

5.5 Magnetfelder in der Diagnostik

5.5.1 Grundlagen der Kernspintomographie

Die Kernspintomographie (KST) ist ein Diagnoseverfahren, bei dem mit Hilfe von Magnetfeldern Schnittbilder des menschlichen Körpers erzeugt werden. Eine andere übliche Bezeichnung ist NMR-Tomographie (engl.: Nuclear Magnetic Resonance) oder kürzer MRT oder nur MR. Als Tomographie bezeichnet man allgemein die Darstellung von Schicht- bzw. Schnittbildern.

Die Kernspintomographie beruht auf der magnetischen Kernresonanz. Unter Verwendung statischer Magnetfelder in Verbindung mit magnetischen Wechselfeldern können bestimmte Atomkerne „angeregt" werden, Energie aufzunehmen, die sie nach Abschalten der Wechselfelder wieder abgeben (☞ Abb. 5.11a). Die für die medizinische MRT wichtigsten Atomkerne sind die in allen Geweben, insbesondere im Körperwasser vorhandenen Wasserstoffkerne (Protonen).

Zeitverhalten und Intensität der Energieabgabe werden durch das Umfeld der angeregten Kerne (Protonen) beeinflusst und unterscheiden sich zumeist von Gewebe zu Gewebe, also auch von gesundem zu krankem Gewebe. Dadurch gelingt es, diese in den erstellten Schnittbildern unterschiedlich darzustellen und für Diagnosen zu nutzen (☞ Abb. 5.11b).

5.5.2 Verfahren der Magnet-Resonanz-Tomographie (MRT)

Für die Darstellung von Gewebsunterschieden bzw. für die Bildgestaltung, insbesondere den Bildkontrast, sind bei der MRT drei Informationsgrößen verantwortlich: die Relaxationszeiten T1 und T2 und die Spin-

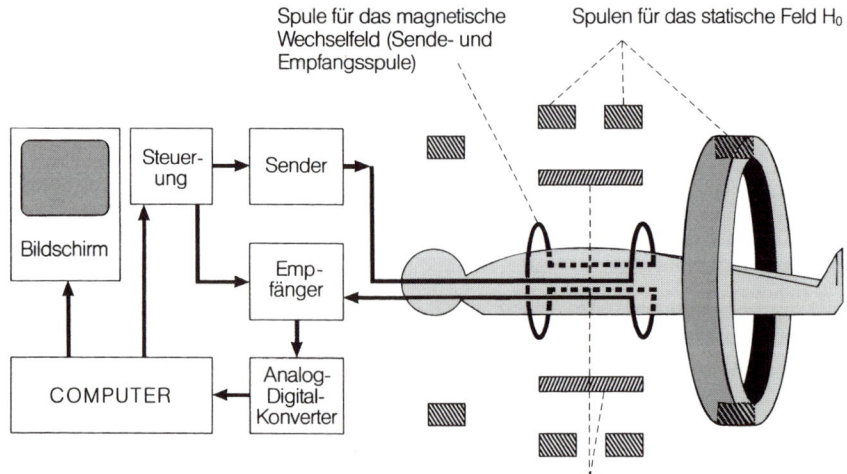

Abb. 5.11a: Schematische Darstellung einer Kernspintomographie-Anlage.

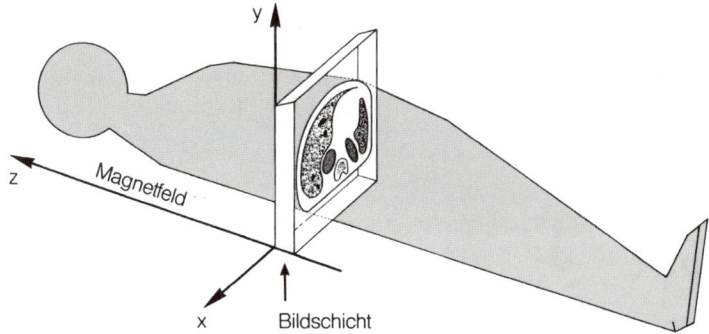

Abb. 5.11b: Bildschicht bei der Kernspintomographie (KST), hier transversal. Die Bilderstellung kann in jeder beliebigen Körperebene(-richtung) erfolgen.

dichte (Protonendichte) im untersuchten Gewebsbereich.

Alle drei Parameter können in unterschiedlichem Ausmaß zur Differenzierung unterschiedlicher Gewebsbereiche beitragen. Welchen Beitrag T1, T2 bzw. die Spindichte im Einzelfall zum Bildkontrast geben, hängt vom verwendeten Messprotokoll ab. Bei der Wahl der Aufnahmeparameter wird also bereits festgelegt, welche Aussagemöglichkeiten das erhaltene MR-Bild enthält.

Für die vielfältigen Fragestellungen an die MRT wurden verschiedene Messsequenzen mit jeweils einer Vielfalt von Varianten entwickelt. Aus diesen wird bereits vor der Aufnahme die für die anstehende Fragestellung mutmaßlich optimale Kombination ausgewählt.

Zur Verbesserung des Bildkontrastes können dem Patienten auch bei der MRT spezielle Kontrastmittel appliziert werden. Sie wirken kontrastverstärkend durch eine Beeinflussung der magnetischen Eigenschaften im Untersuchungsgebiet.

Als MR-Kontrastmittel wird zumeist Gadolinium-DTPA eingesetzt.

Die Vorteile der MRT im Vergleich zur CT liegen vor allem im höheren Kontrastverhalten und in der besseren Differenzierbarkeit von Veränderungen im Weichteilgewebe.

5.5.3 Sicherheitsmaßnahmen bei der MRT

Wenngleich bei der MRT im Gegensatz zur CT keine ionisierende Strahlung eingesetzt wird, sind auch hier bestimmte Sicherheitsmaßnahmen zu beachten.

Grundsätzlich sollten keine ferromagnetischen Gegenstände, z. B. Schlüssel, Werkzeug oder Uhren, in den MR-Messraum mitgenommen werden, da sie durch die magnetische Anziehung zu gefährlichen „Geschossen" werden können. Dies ist auch bei Patienten mit ferromagnetischen Implantaten, z. B. Gefäßclips, und Granatsplittern zu beachten, die durch magnetfelderzwungene Bewegungen zu inneren Verletzungen und Blutungen führen können.

Bei Trägern von Herzschrittmachern darf eine MR-Untersuchung nicht vorgenommen werden.

Zu beachten ist zudem, dass auf Magnetstreifen, z. B. Scheckkarten, gespeicherte Informationen durch die magnetischen Einflüsse geändert bzw. gelöscht werden können.

Gesundheitliche Schäden wurden im Übrigen durch die bisher in der klinischen Routine verwendeten Kernspintomographen nicht beobachtet.

6   Optik

6.1   Das Wesen des Lichts

Sichtbares Licht besteht aus elektromagnetischen Wellen mit Wellenlängen zwischen 400 – 760 Nanometern. Seine Ausbreitungsgeschwindigkeit beträgt im Vakuum ca. 300000 km/s. Damit benötigt das Licht für den Weg zwischen Sonne und Erde im Mittel 8 $\frac{1}{2}$ Minuten.

Eine Lichtquelle erzeugt nicht etwa eine einzige zusammenhängende Lichtwelle, sondern eine Vielzahl von „*Wellenzügen*" oder „*Wellenpaketen*", die auch Photonen genannt werden (☞ Abb. 6.1). Solche Wellenpakete breiten sich im leeren Raum geradlinig aus. Betrachtet man eine bestimmte Ausbreitungsrichtung der Photonen, so spricht man auch von einem *Lichtstrahl*. Das Verhalten von Lichtstrahlen wird in der „geometrischen Optik" beschrieben.

6.2   Grundgesetze der geometrischen Optik

Trifft ein Lichtstrahl auf Materie, so kann er auf zweierlei Arten seine Richtung ändern: durch Reflexion oder Brechung.

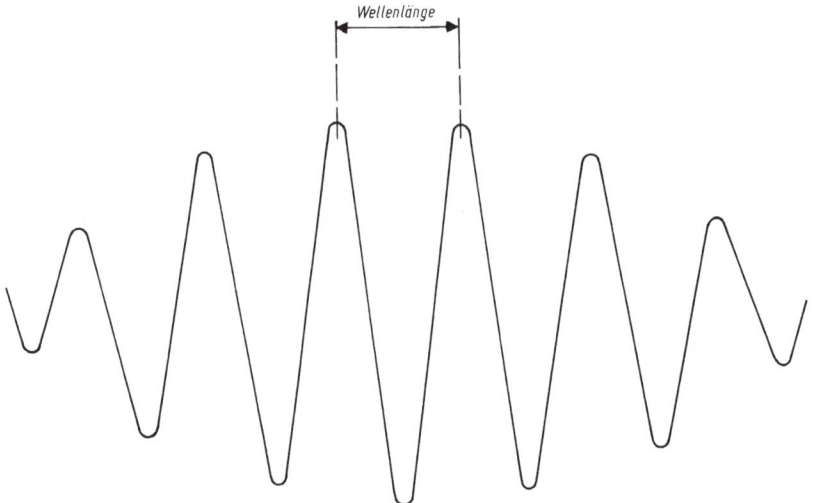

Abb. 6.1: Darstellung eines Photons als Wellenzug (Wellenpaket).

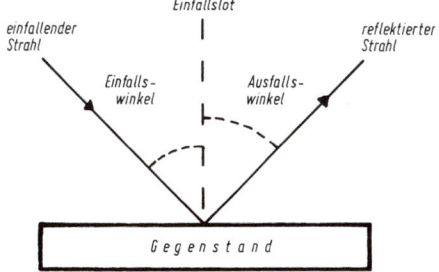

Abb. 6.2: Reflexionsgesetz: Einfallswinkel gleich Ausfallswinkel.

6.2.1 Das Reflexionsgesetz

Abbildung 6.2 skizziert den Vorgang der Reflexion. Dabei gilt das Gesetz:

Einfallswinkel gleich Ausfallswinkel

Einfalls- und Ausfallswinkel werden zwischen dem Lichtstrahl und einer senkrecht auf der Oberfläche der Materie stehenden Geraden gemessen. Diese Gerade wird auch als Einfallslot bezeichnet.

6.2.2 Das Brechungsgesetz

Materie ist für das Licht unterschiedlich durchlässig. Man unterscheidet durchsichtige, durchscheinende und undurchsichtige Substanzen.

Unterschiedliche durchsichtige Materialien werden zudem nach ihrer „optischen Dichte" unterteilt. So ist Luft z. B. optisch dünner als Wasser oder Glas. Wir werfen einen goldenen Ring in einen mit Wasser gefüllten Eimer. Wenn wir nun die Tiefe des Ringes unter der Wasseroberfläche abschätzen, kommen wir zu einem falschen Ergebnis. Die Eimertiefe erscheint uns geringer, als sie in Wirklichkeit ist. In Abbildung 6.3 ist diese Situation dargestellt.

Wie kommt es zu dieser Täuschung? Das Auge sieht einen Gegenstand in der Richtung, aus der die Lichtstrahlen einfallen. In unserem Beispiel müssen sie in der Luft also tatsächlich den gezeichneten Verlauf haben. Andererseits kann der den Ring abbildende Strahl nur vom Ring ausgehen. Der Strahl muss also irgendwo seine Rich-

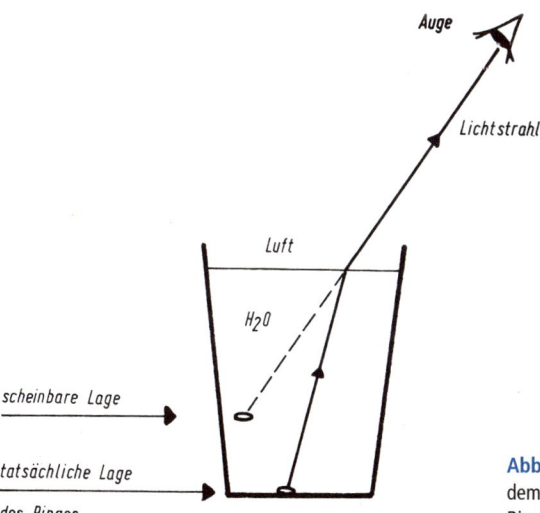

Abb. 6.3: Beispiel für Lichtbrechung; der auf dem Boden des wassergefüllten Eimers liegende Ring scheint in einer geringeren Tiefe zu liegen.

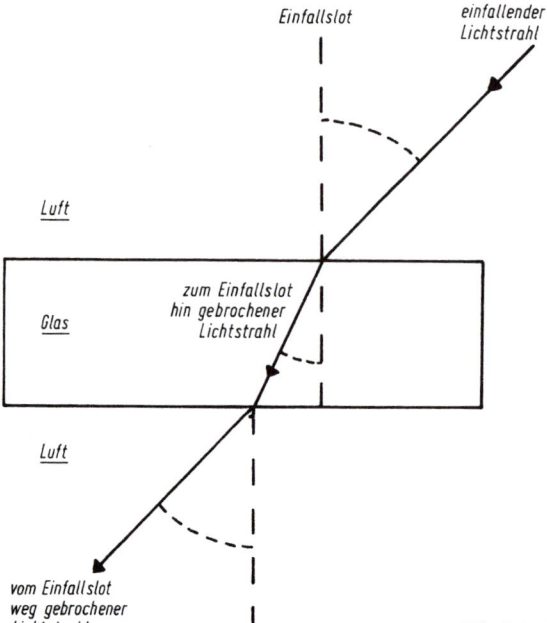

Abb. 6.4: Das Brechungsgesetz.

tung ändern. Dies geschieht an der Grenzfläche zwischen den beiden Medien Wasser und Luft. Der Vorgang heißt Lichtbrechung (☞ Abb. 6.4) und gehorcht dem Gesetz:

Ein Lichtstrahl wird beim Übergang von einem optisch dichteren Medium in ein optisch dünneres vom Einfallslot „weggebrochen" und bei umgekehrter Strahlrichtung zum Einfallslot „hingebrochen".

6.3   Linsen und optische Geräte

6.3.1   Linsen

Linsen sind durchsichtige Gegenstände, deren Oberfläche wie ein Kugelabschnitt gewölbt ist. Die Wölbung kann nach innen (konkav) oder nach außen (konvex) zeigen.

Linsen werden für optische Abbildungen benutzt. Mit Hilfe des Brechungsgesetzes lässt sich der Strahlenverlauf der Linsen „verstehen".

Abbildung 6.5 zeigt den Verlauf für zwei parallele Lichtstrahlen durch eine Bikonvexlinse. Strahl 1 tritt im Punkt A von einem optisch dünneren in ein dichteres Medium ein (Luft → Glas). Er wird also zum Einfallslot hingebrochen. In Punkt B tritt er vom optisch dichteren Medium in ein dünneres. Dort wird er vom Einfallslot weggebrochen. Insgesamt wird der Strahl von seiner Ursprungsrichtung aus zweimal in dieselbe Richtung abgelenkt. Strahl 2 tritt an den Punkten C und D jeweils senkrecht durch die Linsenoberfläche. Dabei wird er nicht gebrochen (Einfallswinkel = Ausfallswinkel = Null). Hinter der Linse treffen sich beide Strahlen im Punkt F, den man *Brennpunkt* nennt. Bei einer ideal geformten Bi-

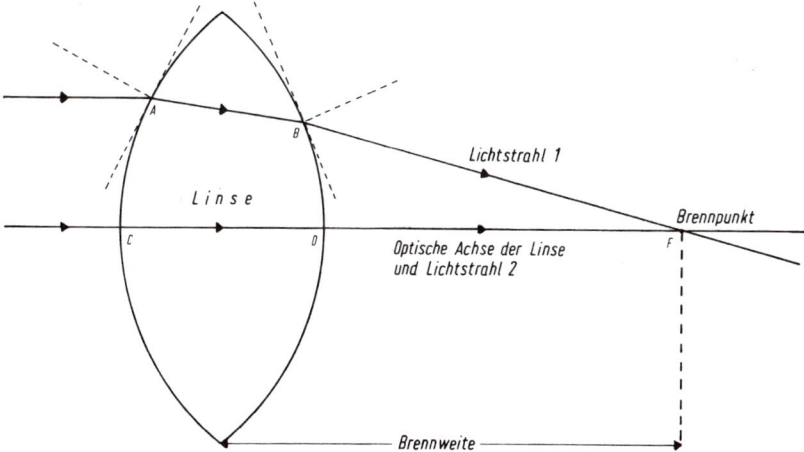

Abb. 6.5: Verlauf zweier Lichtstrahlen, die parallel zur optischen Achse in eine Linse einfallen.

konvexlinse sammeln sich alle parallel zu Strahl 1 und 2 einfallenden Strahlen im Brennpunkt. Man spricht deshalb auch von einer *Sammellinse* (☞ Abb. 6.6a). Der Abstand des Brennpunkts von der Linsenmitte heißt *Brennweite f.*

Abbildung 6.6b zeigt das Verhalten eines parallelen Strahlenbündels an einer Bikonkavlinse. Da die Strahlen hinter der Linse auseinander streben, spricht man hier von einer *Streulinse.* Die rückwärtige Verlänge-

rung der gestreuten Strahlen ergibt den scheinbaren Brennpunkt F.

Je stärker die Krümmung der Linsenoberfläche ist, desto kürzer ist die Brennweite.

6.3.2 Abbildung durch eine Sammellinse

Was muss geschehen, damit ein Gegenstand abgebildet wird? Die Oberfläche eines Gegenstandes lässt sich in eine nahezu unendliche Zahl von Punkten aufteilen. Den Ge-

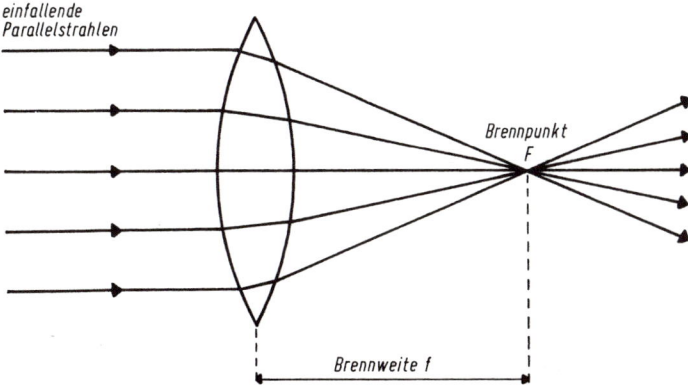

Abb. 6.6a: Sammellinse.

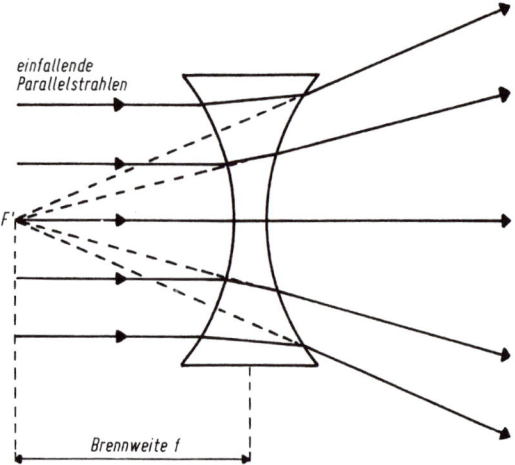

Abb. 6.6b: Streulinse.

genstand abbilden heißt dann, jeden Punkt des Gegenstandes abbilden.

Betrachten wir zunächst einen einzelnen solchen Punkt, z. B. die Spitze eines Pfeiles, bei Tageslicht. Von vielen Seiten fällt Licht auf diesen Punkt, das entsprechend dem Reflexionsgesetz (Einfallswinkel = Ausfallswinkel) nach vielen Seiten gestreut wird.

Ein Teil des gestreuten Lichts läuft in Richtung des zu erstellenden Bildes. Wenn es uns gelingt, diese Strahlen in einem Punkt zu vereinen, haben wir ein Bild der Pfeilspitze erstellt.

Genau dieses aber können wir mit einer Sammellinse erreichen. Abbildung 6.7 veranschaulicht den Vorgang. Da die Überlegung nicht nur für die Pfeilspitze, sondern für jeden Punkt des Pfeiles gilt, erhalten wir eine Abbildung des gesamten Pfeiles. Das reale Bild des Pfeiles steht auf dem Kopf und ist je nach dem Abstand des Gegenstandes von der Linse verkleinert, gleich groß oder vergrößert.

6.3.3 Abbildung durch optische Geräte

Optische Geräte nutzen die Möglichkeit, mit Sammellinsen vergrößerte Abbilder von Gegenständen zu entwerfen.

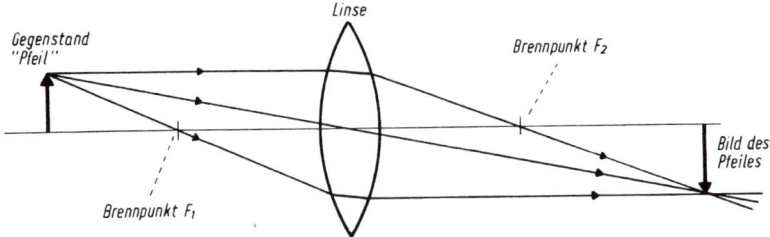

Abb. 6.7: Optische Abbildung durch eine Sammellinse.

Eine *Lupe* besteht aus einer einzigen Sammellinse. Man kann mit ihr bis zu 30-fache Vergrößerungen erreichen. Das *Lichtmikroskop* benutzt mindestens zwei Sammellinsen und vergrößert bis zu 1000-fach. Damit kann man bereits Strukturen organischer Zellen, z. B. den Zellkern oder die Zellmembran, erkennen. Weit stärkere Vergrößerungen werden mit *Elektronenmikroskopen* erzielt.

Bei einem Vergrößerungsfaktor von einigen 100000 können damit sogar größere Moleküle, z. B. Aminosäuren, für das Auge sichtbar gemacht werden.

6.4 Das Sehen mit dem menschlichen Auge

6.4.1 Anatomie des Auges

Das menschliche Auge ist nahezu kugelförmig (☞ Abb. 6.8). Es ist von einer undurchsichtigen *Lederhaut* (S, Sklera) umschlossen, die vorne in die durchsichtige *Hornhaut* (H, Cornea) übergeht. Der Lederhaut liegt von innen die *Aderhaut* (A, Chorioidea) an, die für die Blutversorgung des Auges zuständig ist. Sie bildet im vorderen Augenteil die *Regenbogenhaut* (I, Iris), durch die die Augenfarbe gegeben wird. Die Iris besitzt eine kreisförmige Öffnung, die in ihrer Größe veränderlich ist, die *Pupille* (P). Durch sie kann die in das Auge einfallende Lichtmenge beeinflusst werden. Hinter der Iris liegt die durchsichtige *Augenlinse* (L). Es ist eine elastische Bikonvexlinse (Sammellinse), deren Krümmung durch einen Ringmuskel (Ziliarmuskel) verändert werden kann. Zwischen Linse bzw. Iris und Hornhaut ist eine mit wässriger Flüssigkeit gefüllte Kammer, die *vordere Augenkammer* (K). Der Raum zwischen Linse und Netzhaut ist von einer gallertartigen Masse, dem *Glaskörper* (G, Corpus vitreum) ausgefüllt.

Die *Netzhaut* (N, Retina) stellt den eigentlich lichtempfindlichen Teil des Auges dar. Sie liegt von innen auf der Aderhaut und ist mit zwei verschiedenen Arten lichtempfindlicher Zellen besetzt, mit *Zäpfchen und Stäbchen.*

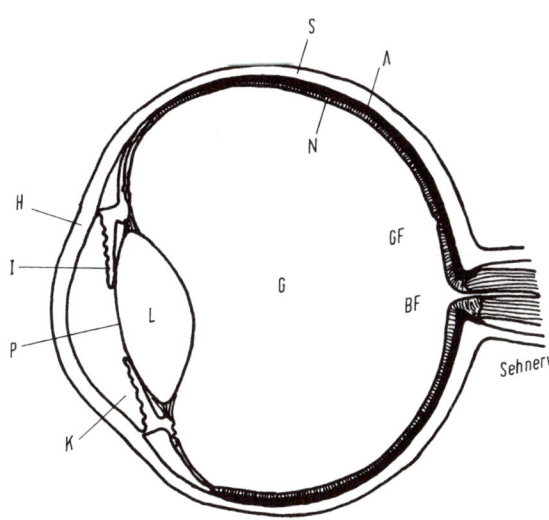

Abb. 6.8: Schema des menschlichen Auges (Abkürzungen s. Text 6.4.1).

Abb. 6.9: Zum Nachweis des blinden Flecks im Auge: Man schließe das linke Auge und fixiere das Kreuz im Bild senkrecht zur Papierebene mit dem rechten Auge. Bei einem Abstand von ca. 30 cm zwischen Auge und Kreuz verschwindet der schwarze Punkt aus dem Gesichtsfeld.

> **Merke**
> Zäpfchen (mit f) sind für das Farbsehen verantwortlich. Stäbchen können nur hell und dunkel unterscheiden.

Stäbchen sind ca. 10000-mal lichtempfindlicher als Zäpfchen. Deshalb kann man in der Dämmerung keine Farben unterscheiden. Die Zahl der Stäbchen beträgt 120 – 140 Millionen, die Zahl der Zäpfchen nur 6 – 7 Millionen pro Auge. Auch die Verteilung der beiden Zellarten auf der Netzhaut ist sehr unterschiedlich. Die Zäpfchen konzentrieren sich an einer Stelle in der Mitte des Augenhintergrundes, dem gelben Fleck (Macula lutea). Der gelbe Fleck bildet eine kleine *Netzhautgrube* (Fovea centralis) und ist zugleich der Ort des schärfsten Sehvermögens. Die Stäbchen verteilen sich über den gesamten Netzhautbereich der hinteren Augenhälfte.

Nasal vom gelben Fleck liegt die Eintrittsstelle des Sehnervs. Da hier keine lichtempfindlichen Zellen liegen, spricht man

vom *blinden Fleck* (Macula coeca). Der blinde Fleck lässt sich mit einem einfachen Versuch nachweisen (☞ Abb. 6.9).

6.4.2 Der Sehvorgang

Das Licht durchdringt auf dem Wege zur Netzhaut folgende Schichten:
► Hornhaut
► Vordere Augenkammer
► Linse
► Glaskörper.

Da jede Schicht eine andere optische Dichte hat, werden die Lichtstrahlen jeweils an der Grenze zwischen zwei Schichten gebrochen (☞ Abb. 6.4).

Bei grundsätzlichen Überlegungen zur Abbildung im Auge umgeht man diese komplizierten Vorgänge, indem man ein *reduziertes Auge* betrachtet (☞ Abb. 6.10). Hierbei wird angenommen, dass sich der gesamte Abbildungsvorgang nur über eine Linse abspielt.

Ein Bild wird nur dann scharf gesehen, wenn es auf der Netzhaut entsteht. Um

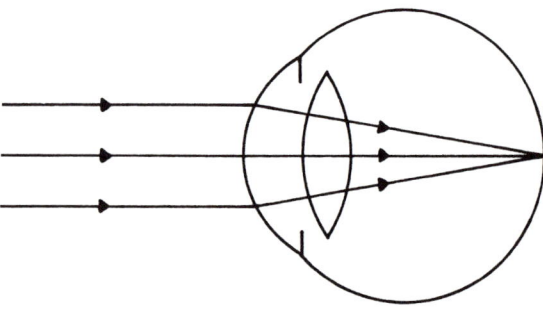

Abb. 6.10: Darstellung des Strahlenverlaufs bei einem Normalsichtigen (reduziertes Auge).

dies bei großen, kleinen, nahen und fernen Gegenständen in gleicher Weise zu erreichen, ist die Krümmung der Linse und damit ihre Brennweite veränderlich. Sie kann der jeweiligen Situation angepasst werden (Akkommodation).

6.4.3   Sehfehler und ihre Korrektur

Nicht jedes Auge ist in der Lage, durch Akkommodation stets ein scharfes Bild auf die Netzhaut zu werfen.

Bei der *Kurzsichtigkeit* (Myopie) entsteht das scharfe Bild bereits *vor der Netzhaut*. Der Grund hierfür liegt häufig in einer länglichen Form des Auges (☞ Abb. 6.11a). Die bilderzeugenden Strahlen müssten vor ihrem Eintritt in das Auge ein wenig „ge-

streut" werden. Dann träfen sie im Auge erst später zusammen, im Idealfall auf der Netzhaut (☞ Abb. 6.11b).

Zur Korrektur der Kurzsichtigkeit verwendet man daher Brillen mit Streulinsen.

Bei der *Weitsichtigkeit* (Hyperopie) entsteht das Bild erst „hinter" der Netzhaut (☞ Abb. 6.12a). Durch Vorsetzen einer geeigneten Sammellinse lässt sich dieser Fehler korrigieren (☞ Abb. 6.12b).

Weitsichtigkeit kann im Alter durch Nachlassen der Linsenelastizität entstehen.

Die Stärke oder *Brechkraft* einer Brille wird in Dioptrien angegeben. Zwischen der Brennweite und der Brechkraft besteht der einfache Zusammenhang:

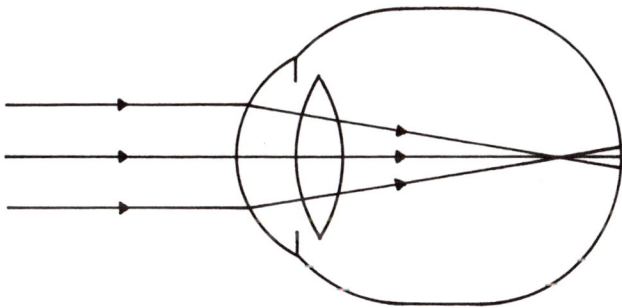

Abb. 6.11a: Kurzsichtigkeit (unkorrigiert).

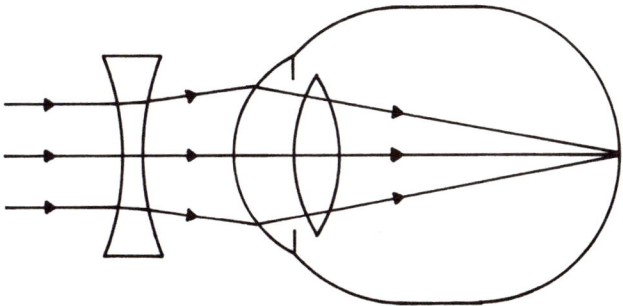

Abb. 6.11b: Kurzsichtigkeit (durch eine Streulinse korrigiert).

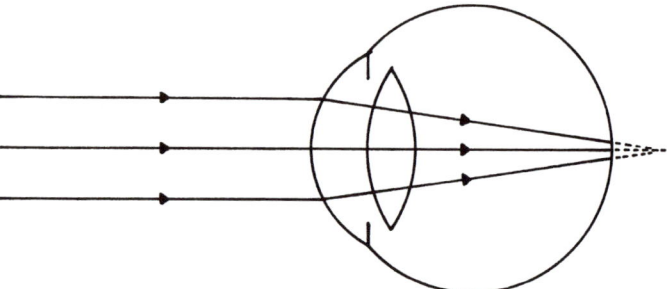

Abb. 6.12a: Weitsichtigkeit (unkorrigiert).

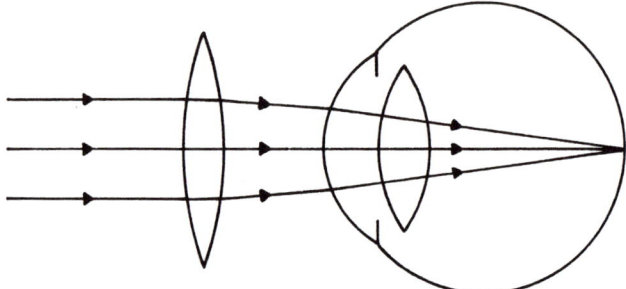

Abb. 6.12b: Weitsichtigkeit (durch eine Sammellinse korrigiert).

$$\text{Brechkraft} = \frac{1}{\text{Brennweite}}$$

Merke
Die Dioptrienzahl gibt den Kehrwert der Brennweite (gemessen in m) an.

Bei einer Streulinse wird vor die Dioptrienzahl ein Minuszeichen gesetzt.

Eine Brille mit der Brechkraft -2 hat also Streulinsen mit einer Brennweite von $^1/_2$ m.

Neben der Kurz- und Weitsichtigkeit kennt man noch andere Sehfehler, wie Astigmatismus oder sphärische Aberration. Sie werden durch Unregelmäßigkeiten der Linsenkrümmung hervorgerufen.

6.4.4   Optische Täuschungen

Auch über ein völlig gesundes Auge können Fehleindrücke von der Umwelt entstehen. Der Sehvorgang ist nicht auf die beschriebenen physikalischen Vorgänge des Lichtweges beschränkt. Zu einem beträchtlichen Anteil sind nervale und zerebrale Vorgänge beteiligt. Solche Fehlwahrnehmungen, die teils physiologisch, teils psychologisch bedingt sind, bezeichnet man als optische Täuschungen. Es können dabei verschiedene Arten unterschieden werden:

▶ Lageveränderungen
▶ Größenveränderungen
▶ Formveränderungen

Abbildung 6.13 zeigt beispielhaft optische Täuschungen mit Lageveränderungen.

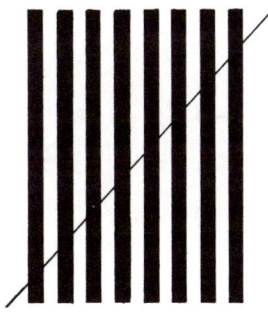

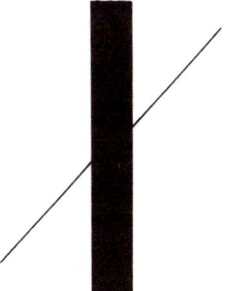

Abb. 6.13: Optische Täuschungen, Beispiele für Lageveränderungen: Die dünnen Linien zwischen den Balken links liegen auf einer Geraden, die beiden Striche neben dem rechten Balken liegen nicht auf einer Geraden.

6.4.5 Farben und Farbsehen

Entstehung des Lichts

Wir haben nun schon vieles über das Licht erfahren, aber die Erscheinung der Farben kaum erwähnt.

Was sind Farben? Wie kommt es zu Farbeindrücken?

Bevor wir diese Frage beantworten, müssen wir uns etwas genauer mit der *Entstehung des Lichts* befassen.

Wir wissen, dass die Elektronen der Atomhülle sich nur auf bestimmten Bahnen

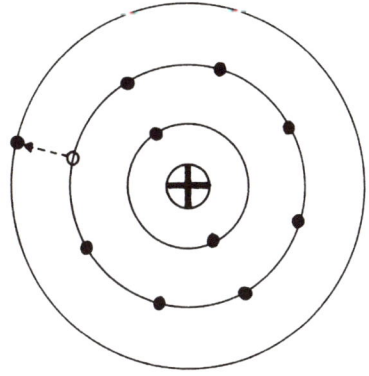

Abb. 6.14a: Lichtentstehung. Entstehung eines Elektronenloches durch Entfernen eines Elektrons aus seiner Bahn.

aufhalten können. Wenn nun aus einer inneren Schale ein Elektron entfernt wird, so entsteht dort ein „Elektronenloch" (☞ Abb. 6.14a). Da das Atom in diesem Zustand nicht existieren kann, wird das Loch sofort von höheren Schalen aus aufgefüllt. Das „Runterfallen" eines Elektrons aus einer höheren Schale ist der entscheidende Vorgang. Hierbei gibt das Elektron Energie in Form eines elektromagnetischen *Wellenpaketes* ab (☞ Abb. 6.14b). Die *Wellenlänge* der so entstandenen Strahlung hängt vom „Abstand" der beiden Schalen ab, zwischen denen das Elektron fällt. Verschiedene Atome haben verschiedene „Abstände" zwischen ihren Schalen. Die Zahl der Möglichkeiten, verschiedene Wellenlängen zu erzeugen, ist dementsprechend sehr groß.

Wenn der beschriebene Elektronensprung bei mittleren und großen Atomen in den äußeren Schalen stattfindet, so entstehen Photonen mit Wellenlängen im Bereich von 400 – 760 Nanometern.

Farbsehen

Wir wissen bereits, dass das Auge diese Wellenlängen als Licht wahrnehmen kann. Jeder Wellenlänge in diesem Bereich kann

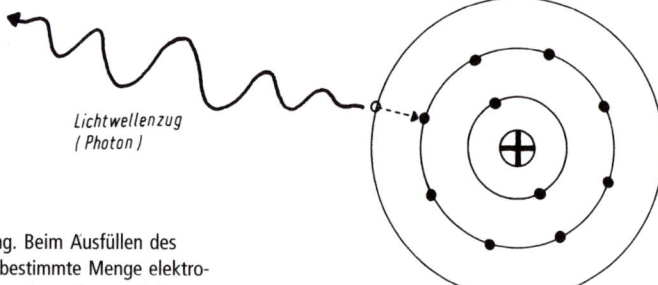

Lichtwellenzug
(Photon)

Abb. 6.14b: Lichtentstehung. Beim Ausfüllen des Elektronenloches wird eine bestimmte Menge elektromagnetischer Energie in Form eines Photons frei.

eine Farbe zugeordnet werden (☞ Abb. 6.15). Wenn viele Photonen verschiedener Wellenlängen gleichzeitig einen Ort der Netzhaut treffen, so können die Zäpfchen dort die einzelnen Farben nicht unterscheiden. Sie sehen weiß.

Das Licht der Sonne und der meisten künstlichen Lichtquellen besteht aus solchen als „weiß" (weiß-gelb, weiß-blau o.Ä.) empfundenen Farbmischungen.

Warum kann aber ein Gegenstand in diesem Licht farbig wirken?

Das auf den Gegenstand fallende Licht wird nicht so reflektiert, wie es eintraf. Die Photonen einiger Wellenlängen werden absorbiert, so dass das reflektierte Licht eine andere Farbzusammensetzung hat. Nun überwiegt die Farbe, in der der Gegenstand erscheint. Der Gegenstand ist also ein Farbfilter (☞ Abb. 6.16). Ist in dem auffallenden Licht eine Farbe nicht enthalten, so kann sie auch nicht reflektiert werden.

> **Merke**
> Die Farbe eines Gegenstandes hängt von der Zusammensetzung des auffallenden Lichts und von der Absorption spezieller Farbanteile durch den Gegenstand ab.

Ein „roter Gegenstand" sieht in reinem blauem Licht schwarz aus.

Beim Kauf farbiger Kleidung ist dieser Zusammenhang zu beachten. Ein Pullover sieht in der Neonbeleuchtung des Ladens oft schöner aus als bei Tageslicht oder umgekehrt.

Farbenblindheit

Bei genauen Untersuchungen des Farbsehens hat man drei verschiedene Zäpfchenarten entdeckt. Jede der drei Zäpfchenarten ist in einem anderen Farbbereich maximal empfindlich (☞ Abb. 6.17). Um ein ausgewogenes Farbsehen mit allen Farbnuancen zu erreichen, müssen alle drei Zäpfchenarten voll funktionsfähig sein. Bei Farbenblinden trifft dies nicht zu.

Farbenblindheit ist häufig eine Erbkrankheit. Da sie rezessiv-X-chromosomal vererbt wird, tritt sie bei Männern häufiger auf als bei Frauen.

6.5 Besondere Lichtarten und ihre Anwendung in der Medizin

Licht besteht aus elektromagnetischen Wellenpaketen (Photonen). Elektromagnetische Wellen sind transversale Wellen, d.h. es gibt Schwingungsvorgänge senkrecht zur Aus-

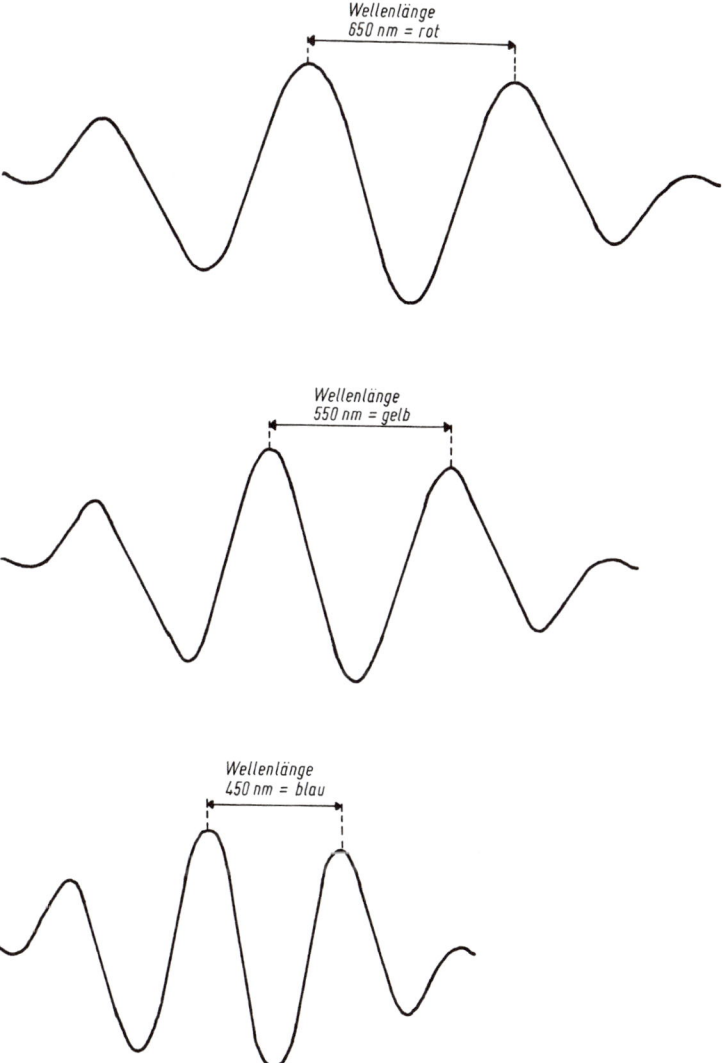

Abb. 6.15: Jeder Wellenlänge zwischen 400 - 760 Nanometern (nm) entspricht ein anderer Farbeindruck.

breitungsrichtung der Wellen. Wir haben gelernt, dass ein Photon bei einem Elektronensprung in einer Atomhülle entsteht. Da die Atome in einer normalen Lichtquelle nicht gemeinsam ausgerichtet sind, schwingen die ausgesandten Photonen in allen möglichen Richtungen.

6.5.1   Polarisiertes Licht

Es gibt Materialien, die nur elektromagnetische Wellen einer bestimmten Schwingungsrichtung (Schwingungsebene) durchlassen. Photonen, die in anderen Richtungen schwingen, werden absorbiert oder reflektiert. Hält man eine solche Substanz in einen natürlichen Lichtstrahl, so nennt man das durchtretende Licht *polarisiert*.

Verschiedene Substanzen haben die Eigenschaft, die Schwingungsebene von polarisiertem Licht zu drehen. Man nennt diese Substanzen *optisch aktiv*. Der Winkel, um den die Ebene gedreht wird, hängt von der Durchtrittslänge, der Konzentration und der Art der Substanz ab.

Bei konstant gehaltener Durchtrittslänge und bekannter spezifischer Drehung kann man anhand des Drehwinkels Konzentrationen bestimmen.

Dieses Verfahren wird verschiedentlich in der klinischen Chemie benutzt.

6.5.2 Laser und seine medizinischen Anwendungen

Der Name Laser ist eine Abkürzung für „light amplification by stimulated emission of radiation", was etwa heißt: Lichtverstärkung durch erzwungene Aussendung von Strahlung.

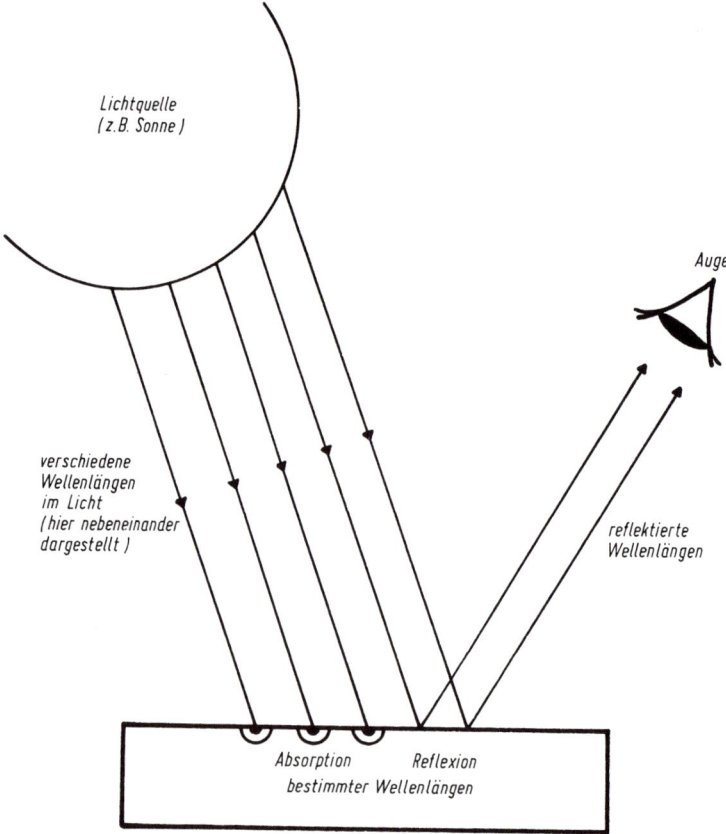

Abb. 6.16: Aus dem auf den Gegenstand fallenden Licht werden die Photonen bestimmter Wellenlängen absorbiert und andere reflektiert. Der Gegenstand erscheint in der Farbe, die sich aus dem reflektierten Licht ergibt.

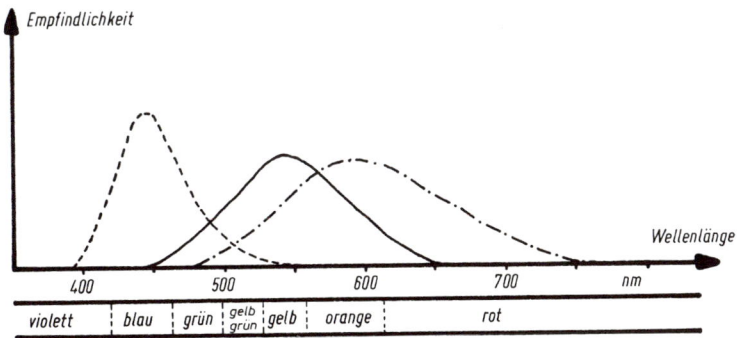

Abb. 6.17: Farbempfindlichkeit der drei Zäpfchenarten des menschlichen Auges.

Laser ist also eine besondere Lichtart. Beim Normallicht kommen die Photonen völlig unkoordiniert aus der Lichtquelle. Beim Laser wird jeweils schubweise eine große Anzahl von Photonen genau gleichzeitig ausgesandt. Dadurch lassen sich große Lichtintensitäten erreichen. Diese hohen Lichtkonzentrationen werden für viele Zwecke genutzt.

In der Chirurgie können mit dem stark gebündelten Laserstrahl feinste Schnitte ausgeführt werden. Da Laser „Licht" ist, durchdringt es relativ schadlos durchsichtige Substanzen. Von undurchsichtigen Substanzen wird Laserlicht wie jedes andere Licht absorbiert bzw. z. T. reflektiert. Bei der Absorption wird die Laserenergie in Wärmeenergie verwandelt. Wegen des relativ kleinen Strahldurchmessers konzentriert sich die entstehende Wärme auf einen kleinen Punkt. Man nutzt diese Tatsache bei partiellen Netzhautablösungen zur Therapie.

Durch das abbildende System des Auges hindurch wird der Laserstrahl zur punktweisen Anschweißung der Netzhaut eingesetzt.

6.5.3 Lichttherapie beim Neugeborenenikterus

Durch eine funktionelle Leberunreife, Blutgruppenunverträglichkeit u. a. kann es insbesondere beim Frühgeborenen zu einem pathologischen Anstieg des Bilirubinspiegels im Serum kommen.

Eine Bestrahlung des Kindes mit Licht der Wellenlängen um 450 nm (Blaulicht, ☞ Abb. 6.17) vermag den Bilirubinspiegel zu senken. Dabei wird das wasserunlösliche Bilirubinmolekül durch Resonanzvorgänge mit den Photonen dieses Lichts in wasserlösliche Bestandteile gespalten, die nun über die Nieren ausgeschieden werden können.

7 UV- und Röntgenstrahlen

Betrachten wir noch einmal das elektromagnetische Spektrum (☞ Abb. 5.9). Direkt neben dem sichtbaren Licht folgen dort zu den kürzeren Wellenlängen hin die Bereiche UV- und Röntgenstrahlen. Diese Strahlen sind energiereicher als Licht. Beim Zusammentreffen mit Materie können sie deshalb „stärkere" Wirkungen erzeugen. So werden z. B. UV-Strahlen zur Desinfektion der Luft im Kreißsaal, Kinderzimmer und OP eingesetzt.

7.1 Ionisierende Strahlen

Ionen entstehen durch Veränderungen in der Atomhülle (☞ Abb. 1.5). Entfernt man z. B. Elektronen aus der Hülle eines neutralen Atoms, so erhält man ein positives Ion.

Die Elektronen der Hülle sind unterschiedlich fest an ihre Schale gebunden. Um ein Elektron zu entfernen, muss eine bestimmte Arbeit, also Energie aufgewandt werden. Man nennt die zur Entfernung eines Elektrons nötige Energie auch *Ionisierungsenergie.*

Die Energie eines Photons im Bereich des sichtbaren Lichts (400 – 760 mm) reicht nicht aus, um ein Atom zu ionisieren. Ein Photon der Röntgen- oder Gammastrahlung besitzt jedoch hinreichend viel Energie, um ein Elektron aus einem Atomverband herauszuschlagen. Man nennt diese Strahlen deshalb *ionisierende Strahlen.* UV-Strahlen bilden das Übergangsgebiet zu den ionisierenden Strahlen.

Zu den ionisierenden Strahlen gehören nicht nur diese Strahlenarten des elektromagnetischen Spektrums. Es gibt auch Teilchenstrahlen (Korpuskularstrahlen), deren Energie zur Ionisierung ausreicht. Dazu zählen u. a. die Alpha- und Betastrahlen (☞ 8.2.1).

Die besondere Bedeutung ionisierender Strahlen liegt also in ihrer zerstörenden Wirkung. Entfernt man Elektronen aus einem Atom- oder Molekülverband, so werden in der Regel chemische Bindungen zerstört. Zerstörung chemischer Bindungen heißt aber Zerstörung des betroffenen Materials.

Merke

Die gefährliche Wirkung ionisierender Strahlen liegt in ihrer Fähigkeit, chemische Bindungen zu zerstören.

Andererseits gilt: Ein Photon oder Teilchen einer ionisierenden Strahlung *muss nicht zwangsläufig* chemische Bindungen zerstören, wenn es mit Materie zusammentrifft. Es kann diese auch ohne nachteilige Wirkung durchdringen.

Gerade dieser Umstand ermöglicht die große Anwendungsbreite ionisierender Strahlen in der medizinischen Diagnostik und Therapie.

7.2 Erzeugung und Wirkung von Röntgenstrahlen

7.2.1 Entstehung von Röntgenstrahlen

Man unterscheidet zwei *Mechanismen* bei der Entstehung von Röntgenstrahlen.

Der eine *Mechanismus* entspricht prinzipiell den Vorgängen bei der Lichtentstehung (☞ 6.4.5). Durch Entfernen eines Elektrons aus einer inneren Atomschale entsteht dort ein Elektronenloch. Dieses Loch wird aufgefüllt, indem von einer höheren, d. h. von einer weiter außen gelegenen Schale ein Elektron in dieses Loch „fällt". Beim „Hinunterfallen" des Elektrons wird elektromagnetische Strahlung in Form eines Photons frei. Dieses breitet sich (im Vakuum) mit Lichtgeschwindigkeit aus.

Findet der Elektronensprung in den äußeren Schalen statt, so entsteht Licht; weiter innen entstehen UV-Strahlen und in den innersten Schalen Röntgenstrahlen (☞ Abb. 7.1). Da die Schalen bei jeder Atomart unterschiedlich weit voneinander entfernt liegen, ist die entstehende Strahlung für jedes Element charakteristisch. Man nennt sie deshalb *charakteristische Röntgenstrahlung*.

Der weit größere Anteil der Röntgenstrahlen entsteht jedoch nach dem *zweiten Mechanismus*. Wenn ein „fremdes" Elektron durch ein Atom fliegt und dabei in die Nähe des Atomkerns gerät, wird es (negatives Elektron! – Positiver Atomkern!) angezogen. Dabei wird das Elektron abgebremst und gibt einen Teil seiner Bewegungsenergie in Form von *Strahlenenergie* ab. Es entsteht jeweils ein elektromagnetisches Wellenpaket, dessen Wellenlänge von der „Stärke der Abbremsung" des Elektrons abhängt. Man nennt die so entstandenen Röntgenstrahlen auch Bremsstrahlung (☞ Abb. 7.2). Ein Elektron kann maximal seine gesamte Bewegungsenergie in Bremsstrahlenenergie umwandeln.

7.2.2 Erzeugung von Röntgenstrahlen mit einer Röntgenröhre

Um Röntgenstrahlen zu erzeugen, müssen wir also mit fremden Elektronen durch Atome „hindurch schießen" (☞ 7.2.1). Diese Elektronen müssen entweder Elektronenlöcher in den innersten Schalen verursachen oder vom Atomkern abgebremst werden. Im ersten Fall entsteht *charakteristische Röntgenstrahlung* und im zweiten Fall *Bremsstrahlung*.

Eine Röntgenröhre funktioniert genau nach diesem Prinzip. In Abbildung 7.3 ist schematisch der Aufbau einer solchen Röhre dargestellt.

In die Wand eines stark evakuierten Glaszylinders sind zwei Elektroden eingeschmolzen, die Anode und Kathode genannt werden. In den Atomen des Anodenmaterials werden die Röntgenstrahlen erzeugt. Die Kathode liefert die Elektronen, mit denen die Anode „beschossen" wird. Zwischen Anode (als Pluspol) und Kathode (als Minuspol) wird eine Hochspannung von mindestens einigen tausend Volt angelegt. Dadurch können Elektronen aus der

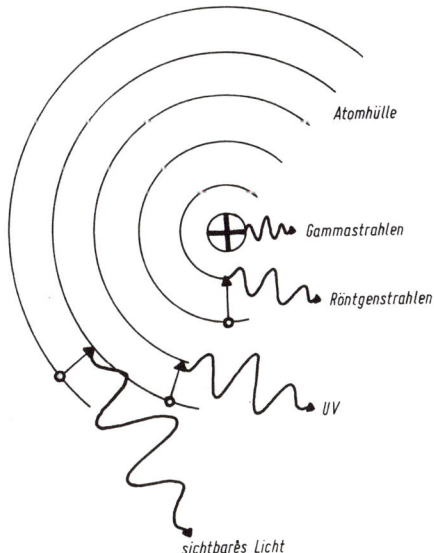

Abb. 7.1: Entstehungsorte verschiedener elektromagnetischer Strahlen innerhalb des Atoms (vgl. mit Abb. 5.9).

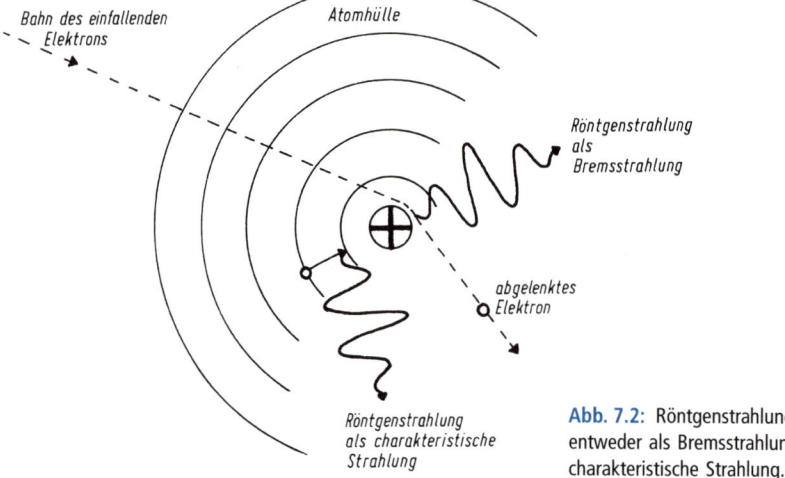

Bahn des einfallenden Elektrons

Atomhülle

Röntgenstrahlung als Bremsstrahlung

abgelenktes Elektron

Röntgenstrahlung als charakteristische Strahlung

Abb. 7.2: Röntgenstrahlung entsteht entweder als Bremsstrahlung oder als charakteristische Strahlung.

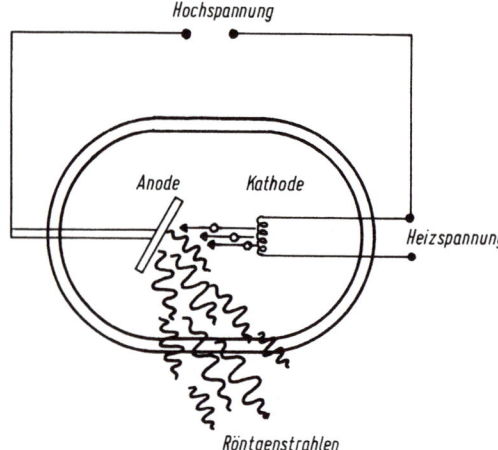

Hochspannung

Anode   Kathode

Heizspannung

Röntgenstrahlen

Abb. 7.3: Bau und Funktionsprinzip einer Röntgenröhre.

Kathode durch den nahezu leeren Raum der Röhre zur positiven Anode hin beschleunigt werden. Dort treffen sie mit hoher Geschwindigkeit (Bewegungsenergie) auf und dringen in die Atome des Materials ein. Doch nur etwa 1–2 % der auftreffenden Elektronen fliegen hinreichend nah an einem Atomkern vorbei, um Röntgenstrahlen zu erzeugen. Die Bewegungsenergie der restlichen Elektronen (98–99 %) wird in Wärmeenergie umgewandelt, d. h. diese Elektronen regen die Atome des Anodenmaterials zu stärkeren Schwingungen an ·(☞ 3.1).

Die „Geschosselektronen" stammen aus dem Elektronensee des Kathoden-Metalls. Um sie leichter aus diesem Verband lösen zu können, wird ein Strom durch die Kathode geschickt, der diese zum Glühen bringt (Heizstrom). Je stärker der Strom in der

Kathode ist, desto mehr Elektronen lösen sich dort. Je mehr Elektronen sich lösen, desto mehr können zur Anode fliegen. Auch diese zur Anode fliegenden Elektronen bilden einen elektrischen Strom, den *Anodenstrom* (☞ 5.1).

Merke
Je stärker der Heizstrom, desto stärker der Anodenstrom, desto mehr Röntgen-Photonen, d. h. mit dem *Heizstrom* wächst die „Menge" der Röntgenstrahlung.

Der Anodenstrom einer Röntgenröhre wird in Milliampere (mA) gemessen.

Wir wissen bereits, dass ein Elektron maximal seine gesamte Bewegungsenergie in Röntgenenergie verwandeln kann. Die Größe seiner Bewegungsenergie beim Auftreffen und das Anodenmaterial werden durch die angelegte Hochspannung bestimmt. Je größer die Spannung, desto größer die Geschwindigkeit der Elektronen, desto größer die mögliche Energie eines entstehenden Röntgen-Photons.

Merke
Durch die Hochspannung wird die Energie der Röntgenstrahlen bestimmt.

Die Hochspannung wird in Kilovolt (kV) gemessen. Es werden Hochspannungen zwischen 10 – 400 kV benutzt.

Außer dem *Heizstrom* und der *Hochspannung* kann an *jeder* Röntgenröhre die Länge der *Strahlungszeit* eingestellt werden. Dies sind die drei Grundgrößen bei der Benutzung einer Röntgenröhre.

Die vielen anderen Knöpfe und Schalter in einem Röntgengerät sind für unterschiedliche technische Zusatzeinrichtungen vor-

gesehen, z. B. Bewegung des Gerätes. Einschieben von Filtern und Blenden, Unterscheidung von Aufnahme und Durchleuchtung.

7.2.3 Die Wirkung von Röntgenstrahlen auf Materie

Die Röntgenstrahlen sind fähig, Atome zu ionisieren. Bei diesem Vorgang kann entweder die gesamte Energie eines Wellenpaketes benötigt werden oder nur ein Teil. Im ersten Fall spricht man von *Absorption* und im zweiten Fall von *Compton-Streuung*.

Ein Röntgenwellenpaket kann aber auch aus seiner Richtung abgelenkt werden, ohne Energie abzugeben. Man spricht dann von *elastischer Streuung*. Alle drei Vorgänge haben ein gemeinsames Merkmal: Das betroffene Wellenpaket setzt seine ursprüngliche Ausbreitungsrichtung nicht fort. Man bezeichnet diese Tatsache auch als *Schwächung der Röntgenstrahlung* (☞ Abb. 7.4). Das Ausmaß der Schwächung hängt von der Energie der Röntgenstrahlung und von der Dichte des durchstrahlten Materials ab.

Für die in der medizinischen Diagnostik verwendeten Röntgenstrahlen lassen sich folgende Feststellungen treffen:
▶ Je *größer* die Energie eines Photons ist, *desto größer* ist seine Chance, Materie ohne Ablenkung zu durchdringen.
▶ Je *dichter* die durchstrahlte Materie ist, *desto kleiner* ist die Chance eines Photons, diese Materie ohne Ablenkung zu durchdringen.

Dieser Zusammenhang bildet die Grundlage für die Verwendung von Röntgenstrahlen in der medizinischen Diagnostik.

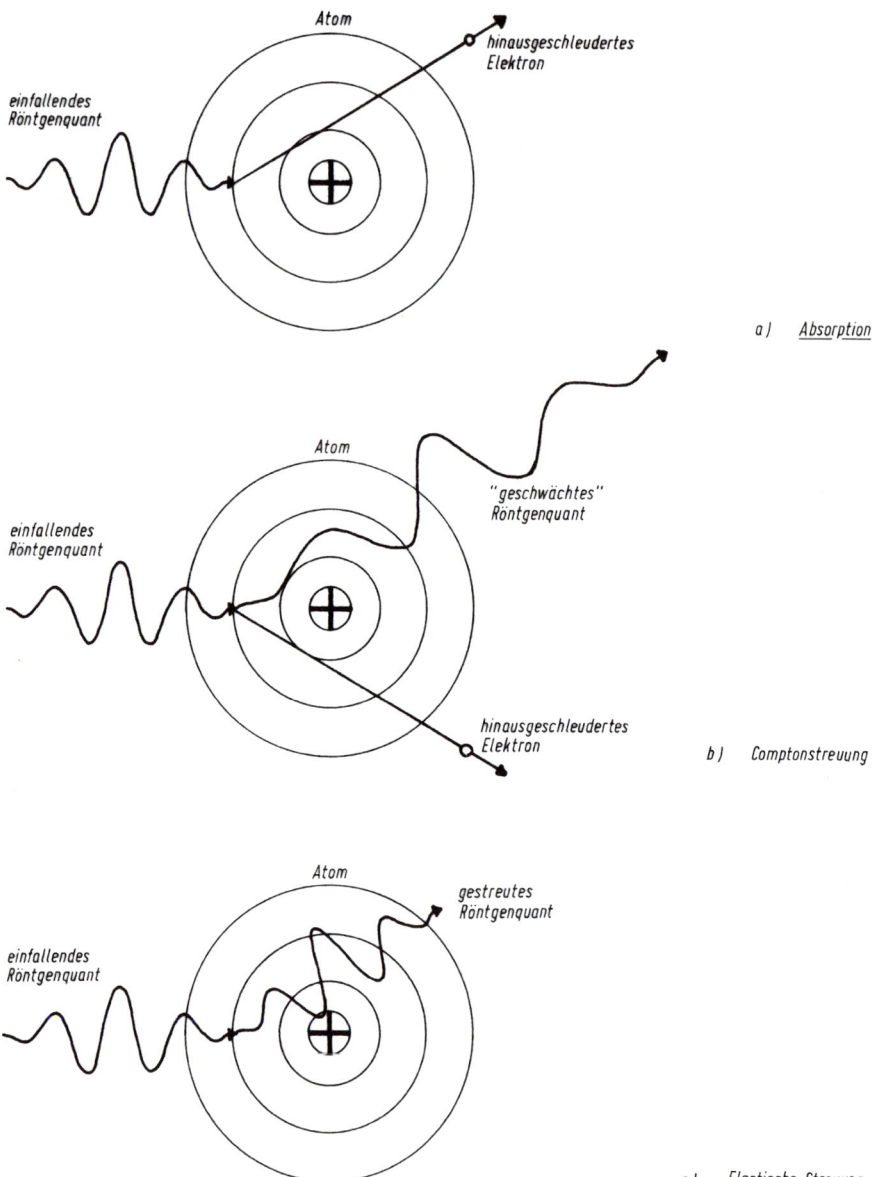

Abb. 7.4: Schwächung der Röntgenstrahlung durch Absorption, Comptonstreuung oder elastische Streuung. Das einfallende Röntgenquant (Wellenpaket) kann einen der drei Vorgänge auslösen.

7.3 Röntgenstrahlen in der Diagnostik

7.3.1 Das Prinzip der Röntgendiagnostik

Ein Röntgen-Photon dringt *entweder* ungehindert durch Materie, also auch Gewebe, *oder* wird darin abgelenkt bzw. absorbiert. Die Wahrscheinlichkeit für seine Ablenkung bzw. Absorption hängt von der Dichte des durchstrahlten Gewebes und von der Energie der Strahlung ab. In Abb. 7.5 ist die relative Schwächung der Röntgenstrahlen für die drei Gewebsarten Knochen-, Muskel- und Fettgewebe dargestellt.

Der Graphik lässt sich entnehmen, dass in einem bestimmten Energiebereich maximale Unterschiede zwischen den drei Gewebsarten bestehen. Dies ist de *Energiebereich der Röntgendiagnostik*. Hier werden Röntgenstrahlen am stärksten durch Knochen-, weniger durch Muskel- und noch weniger durch Fettgewebe geschwächt. Eine weit geringere Schwächung erfahren Röntgenstrahlen durch Lungengewebe. Wird ein Körper mit Röntgenstrahlen durchstrahlt, so hängt es von der Verteilung der verschiedenen Gewebsarten im Durchstrahlungsgebiet ab, wie die Strahlungsverteilung im Austrittsgebiet ausfällt (☞ Abb. 7.6). Hinter Knochengewebe ist die Intensität der austretenden Röntgenstrahlung geringer als hinter Muskelgewebe.

> **Merke**
>
> Die Röntgendiagnostik beruht auf der unterschiedlichen Schwächung von Röntgenstrahlen durch verschieden dichte Gewebe.

Trifft die austretende Röntgenstrahlung auf einen geeigneten Film, so schwärzt sie diesen entsprechend ihrer Intensitätsverteilung. Auf dem Film wird also ein Schattenbild der Gewebsdichteverteilung des durchstrahlten Gebiets abgebildet. Es entsteht eine *Röntgenaufnahme*. Durch Rasterblenden wird verhindert, dass die gesamte gestreute Röntgenstrahlung mit auf dem Film auftrifft.

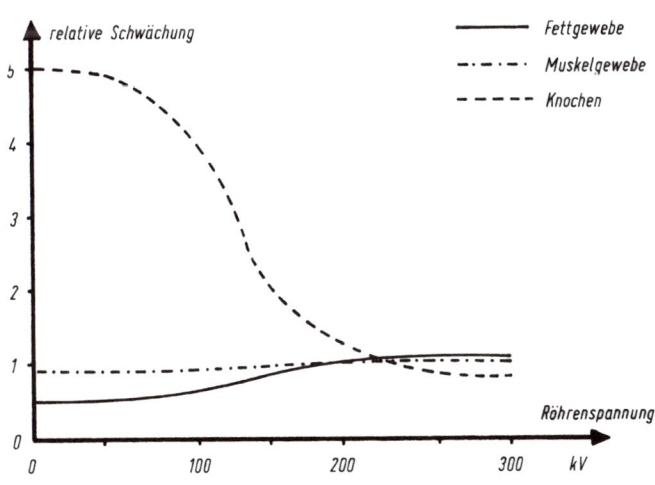

Abb. 7.5: Relative Schwächung von Röntgenstrahlung durch Fett-, Muskel- und Knochengewebe bei verschiedenen Röhrenspannungen.

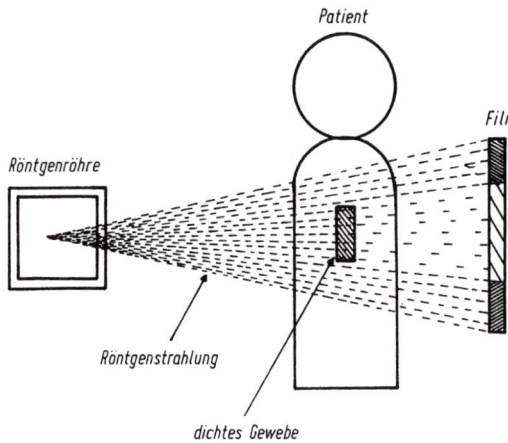

Patient

Film

Röntgenröhre

Röntgenstrahlung

dichtes Gewebe

Abb. 7.6: Prinzip der Röntgendiagnostik (Aufnahmetechnik).

Wird die austretende Röntgenstrahlung auf eine fluoreszierende Platte gelenkt, so löst sie dort Lichtblitze aus. Die Intensitätsverteilung der Lichtblitze entspricht der Intensitätsverteilung der auftreffenden Röntgenstrahlen. Diese Verteilung kann auf einem Bildschirm dargestellt werden. Das dafür benötigte Gerät heißt *Röntgenbildverstärker*. Diese Technik, bei der das Röntgenbild nicht auf einem Film, sondern auf einem Bildschirm dargestellt wird, nennt man *Durchleuchtung* (☞ Abb. 7.7).

Bei der Röntgendurchleuchtung ist die Strahlenbelastung für den Patienten in der Regel größer als bei der Röntgenaufnahme. Zur Verminderung der Strahlenbelastung, die ja nur durch die im Körper verbleibende Energie bedingt ist, wird die aus der Röhre austretende Strahlung gefiltert. Durch eine dünne Metallscheibe, einige Millimeter Aluminium oder Kupfer, werden die weichen, langwelligen Anteile der Röntgenstrahlen absorbiert. Sie würden sonst im Körper absorbiert und erheblich zur Strahlenbelastung beitragen. Nur der harte, kurz-

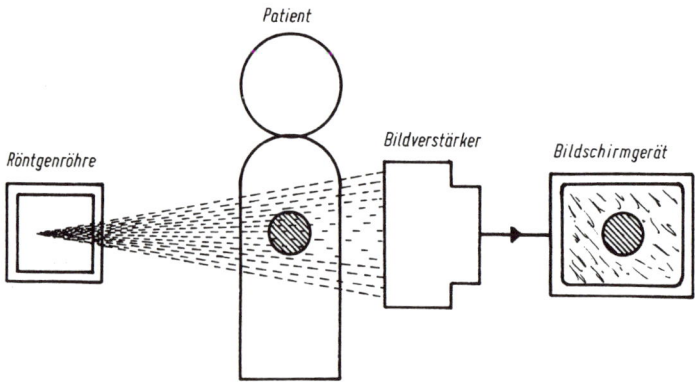

Patient

Röntgenröhre

Bildverstärker

Bildschirmgerät

Abb. 7.7: Prinzip der Röntgendiagnostik (Durchleuchtungstechnik).

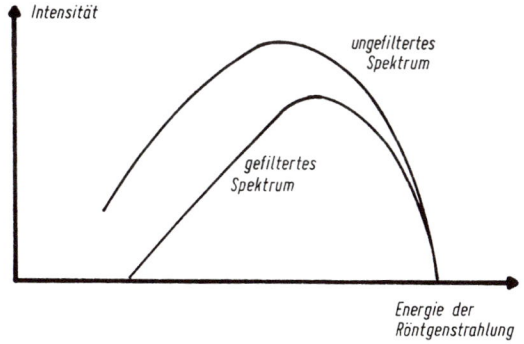

Intensität

ungefiltertes Spektrum

gefiltertes Spektrum

Energie der Röntgenstrahlung

Abb. 7.8: Filterwirkung auf ein Röntgen-spektrum: Die niederenergetischen Anteile werden absorbiert; dadurch wird die Strahlenbelastung des Patienten reduziert.

wellige Anteil der Strahlung hat eine Chance, den Körper ohne Schädigung zu durchdringen und zur Bilderzeugung beizutragen. In Abbildung 7.8 ist ein Röntgenspektrum vor und nach der Filterung dargestellt.

7.3.2 Besondere Verfahren der Röntgendiagnostik

Der Einsatz von Kontrastmitteln

Manche Gewebe bzw. Organe lassen sich nicht ohne Weiteres mit dem Verfahren der Röntgendiagnostik darstellen. Der Dichteunterschied zur Umgebung ist dann zu gering, um einen Rontgenkontrast zu erzeugen. Wenn es sich um Hohlorgane handelt, kann der benötigte Dichteunterschied durch Auffüllen mit *Kontrastmitteln* künstlich erzeugt werden. Als positive Kontrastmittel für die Gallenblasen-, Nierenbecken- und Gefäßdarstellung werden *Jodverbindungen* und zur Magen- und Darmdurchleuchtung *Bariumsulfat* eingesetzt. Bei der Doppelkontrastuntersuchung von Magen und Darm wird zusätzlich ein Gas als negatives Kontrastmittel verwendet.

Digitale Subtraktionsangiographie (DSA) und Digitale Radiographie

Bei der konventionellen Angiographie (Arteriographie) werden relativ große Kontrastmittelmengen unter Druck in ein arterielles Gefäß injiziert, um eine ausreichend kontrastreiche Gefäßdarstellung zu erhalten. Durch ein computerunterstütztes Verfahren, die digitale Subtraktionsangiographie (DSA), können vergleichbare Bildqualitäten mit deutlich geringeren Mengen an Kontrastmittel (KM) erreicht werden. Das Prinzip der DSA besteht darin, eine *vor* der KM-Gabe erzeugte Leeraufnahme von den *nach* KM-Gabe aufgenommenen Bildern zu subtrahieren.

Dieses Verfahren setzt eine digitale Darstellung bzw. Speicherung des Bildes voraus. Hierbei wird die Bildinformation in ein feines Raster von kleinen Informations-„kästchen" (PIXEL) als Bildmatrix verwandelt. Die Bearbeitung des Bildes mit geeigneten Computerprogrammen erlaubt eine zusätzliche Verbesserung des Bildkontrastes. Im Idealfall beinhaltet das so erzeugte Differenzbild nur die kontrastmittelgefüllten Gefäße.

Die heutige Computertechnologie ermöglicht es grundsätzlich, Röntgenbilder in sehr feine Raster (Matrizen) von z. B. 2056 × 2056 Bildpunkten (PIXEL) zu „digitalisieren" und mit ausreichender Geschwindigkeit zu bearbeiten.

Die Vorteile dieser *digitalen Radiographie* liegen im Einsparen von Röntgenfilmen, in raumsparender Speicherung sowie schneller Verfügbarkeit und Übertragbarkeit der Bildinhalte.

Schichtaufnahmen

Bei der normalen Röntgenaufnahme kann nicht unterschieden werden, in welcher Körpertiefe ein abgebildeter Körperteil oder Defekt tatsächlich liegt. Die sich abbildenden Bestandteile jeder Körpertiefe werden auf eine Ebene (die Filmebene) projiziert.

Durch *Röntgenschichtaufnahmen* ist man in der Lage, eine beliebige Ebene des Körpers allein abzubilden. In Abbildung 7.9

wird das Prinzip des Verfahrens dargestellt. Röntgenröhre und Film sind so miteinander gekoppelt, dass sie während der Aufnahme eine aufeinander abgestimmte Bewegung vollführen. Dabei wird eine einzige Ebene scharf abgebildet, während die darüber und darunter liegenden Körperpartien verwischt dargestellt werden und somit keine Konturen liefern. Mit geeigneten Geräten können gleichzeitig mehrere Aufnahmen aus verschiedenen Ebenen im Abstand von ca. $^1/_2$ cm angefertigt werden. Dadurch wird gegenüber mehreren Einzelaufnahmen eine Reduzierung der Strahlenbelastung des Patienten erreicht.

Röntgentomographie mit Computerauswertung (Computertomographie)

Ein technisch aufwendiges spezielles Röntgenverfahren, die Computertomographie

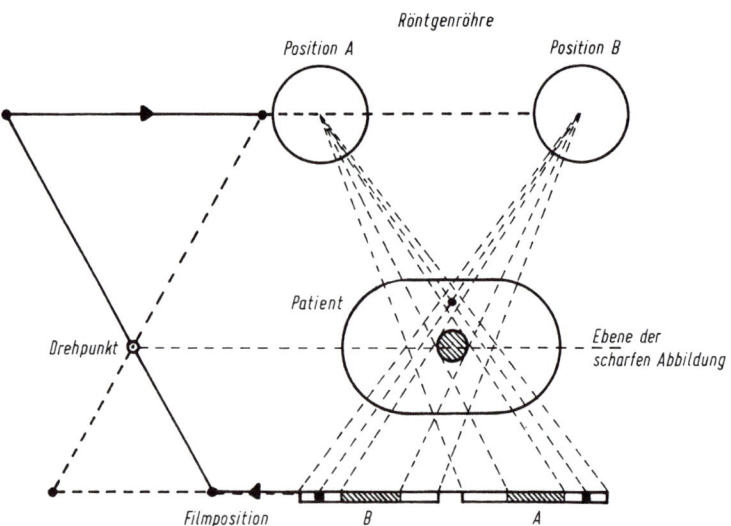

Abb. 7.9: Prinzip der Röntgen-Schichtaufnahme: Röntgenröhre und Röntgenfilm bewegen sich während der Aufnahme von Position A nach Position B. Dabei wird nur eine Ebene scharf abgebildet. Beweis: Der schwarze Punkt oberhalb dieser Ebene befindet sich in Position A auf der rechten, in Position B auf der linken Filmseite. Er ist also während der Aufnahme „gewandert" und somit nicht als Punkt dargestellt worden.

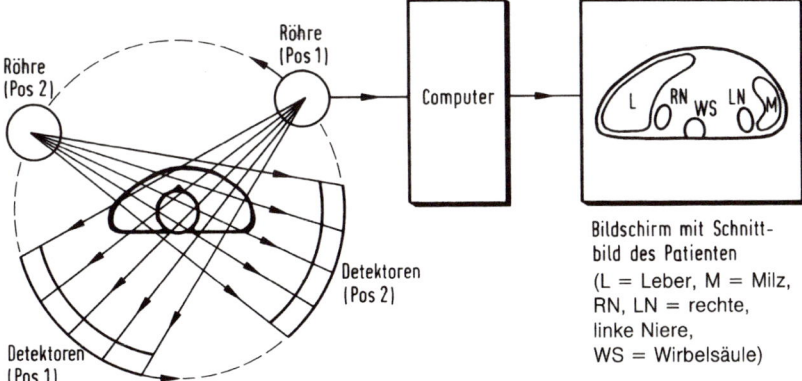

Abb. 7.10: Prinzip der Computertomographie. Die Röntgenröhre umkreist den Patienten in der Schnittebene. Dabei wird ständig ein feiner Röntgenstrahl durch den Patienten „geschickt". Die Strahlschwächung wird in allen Richtungen gemessen, aus den Daten rekonstruiert der Computer die Gewebeverteilung in der Schnittebene. Das Schnittbild wird auf einem Bildschirm dargestellt.

(CT), gestattet es, an beliebiger Stelle den Querschnitt durch einen Körper im Bild darzustellen. Mit einer rotierenden Röntgenröhre, die einen ganz feinen Röntgenstrahl aussendet, wird der Körper ringsum durchstrahlt. In jeder Röhrenposition wird die Strahlungsschwächung im untersuchten Körperquerschnitt gemessen. Dabei ergeben sich einige 100000 Messwerte, die mit einem Computer ausgewertet und zu einem Bild zusammengesetzt werden (☞ Abb. 7.10).

Bei der Untersuchung eines Organs bzw. einer Körperregion werden immer mehrere nebeneinander liegende Schnitte gemacht, nämlich bis zu 30 und mehr, im Abstand von 0,5–1 cm. Moderne Geräte erlauben eine spiralförmige „Abtastung" des Untersuchungsbereichs (Spiral-CT).

Die Schnittbilder werden anschließend im Zusammenhang interpretiert.

Auch bei der Computertomographie werden wie beim „normalen" Röntgen Kontrastmittel eingesetzt. Die Computerauswertung gestattet zudem eine Dichtebestimmung der abgebildeten Gewebe, was die Diagnosefindung entscheidend unterstützt.

Wegen ihrer relativ hohen Aussagezuverlässigkeit wird die Computertomographie mittlerweile von fast allen medizinischen Fachgebieten zur Klärung eventueller pathologischer Veränderungen, wie Tumoren, Zysten oder Organentzündungen, herangezogen.

7.4 Röntgenstrahlen in der Therapie

Grundlagen und Prinzipien der Strahlentherapie ☞ 9

Röntgenstrahlen sind aufgrund ihrer Energie in der Lage, Atome zu ionisieren und chemische Bindungen zu zerstören. Dies führt zu einer Funktionsbeeinträchtigung oder Zerstörung des getroffenen Gewebes. Die zerstörende Wirkung der Röntgenstrahlen ist in der Röntgendiagnostik ein unerwünschter Nebeneffekt. In der Röntgentherapie wird gerade dieser Effekt gezielt genutzt, um Gewebe zu zerstören. Das gilt für jede Art der Strahlentherapie mit ionisierenden Strahlen.

Ein kurzer Überlblick über die in der Röntgentherapie übliche Einteilung:

▶ *Oberflächentherapie* zur Bestrahlung der Haut, mit niedrigen Röhrenspannungen von 10–50kV

▶ *Halbtiefentherapie* bis zu einigen Zentimetern Gewebstiefe, Röhrenspannungen um 120 kV

▶ *Tiefentherapie* bis zu einem Dezimeter Gewebstiefe, Röhrenspannungen von 200–400 kV. Um unnötige Strahlenbelastungen der Haut zu vermeiden, wird die hier eingesetzte Röntgenstrahlung mit Filtern gehärtet, d. h. die weichen Anteile werden wie in der Röntgendiagnostik vor dem Strahleneinsatz entfernt (☞ Abb. 7.8).

8 Radioaktivität und Kernstrahlen

8.1 Der radioaktive Zerfall

8.1.1 Radioisotope

Von jedem Element, z. B. Wasserstoff, Sauerstoff, Jod, Gold, existieren verschiedene Kernvarianten , die *Isotope* genannt werden (☞ 1.1.4). Die Isotope eines Elements unterscheiden sich im Aufbau nur durch die Neutronenzahl. Die *chemischen Eigenschaften* aller Isotope eines Elements sind gleich (☞ Abb. 8.1).

Man unterscheidet zwischen *stabilen* und *unstabilen Isotopen*. Unstabile Isotope werden *radioaktiv* genannt, weil sie nach einer gewissen Zeit Strahlung aus ihrem Kern (Kernstrahlung) aussenden. Dieser Vorgang wird auch als *radioaktiver Zerfall* bezeichnet. Nach dem Zerfall eines radioaktiven Atoms kann entweder wiederum ein unstabiles oder ein stabiles Atom vorliegen. Bei den meisten in der Medizin verwendeten Radioisotopen liegt nach dem Zerfall ein stabiles Atom vor.

Es gibt *natürliche* und *künstliche* Radioisotope.

Den ca. 50 natürlichen Radioisotopen stehen über 800 künstliche gegenüber. In der Medizin werden vorwiegend künstliche Radioisotope eingesetzt. Sie werden in kernphysikalischen Zentren aus stabilen Isotopen hergestellt.

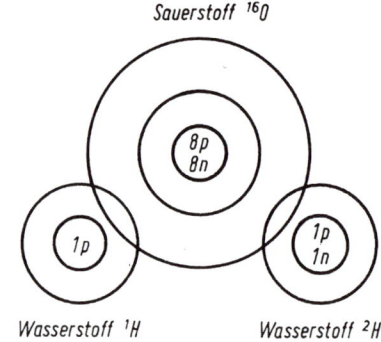

Abb. 8.1: Wassermolekül (H_2O) mit zwei verschiedenen Wasserstoffisotopen (^1H und ^2H).

8.1.2 Der Zerfall

Es lässt sich nicht genau voraussagen, wann ein bestimmtes radioaktives Atom seine Strahlung aussendet. Betrachtet man aber eine sehr große Anzahl solcher Atome von gleicher Art, so lässt sich recht exakt sagen, nach welcher Zeit die Hälfte der Atome zerfallen sein wird (☞ Abb. 8.2). Diese Aussage kann auf Grund einer *statistischen Gesetzmäßigkeit* getroffen werden.

Man nennt die Zeit, nach der die Hälfte der radioaktiven Substanz zerfallen ist, *Halbwertszeit.* Nach der Halbwertszeit ist also die andere Hälfte der Atome noch radioaktiv. Nach einer weiteren Halbwertszeit ist wiederum die Hälfte von diesen zerfallen. Nun ist noch ein Viertel der Ausgangsmenge radioaktiv, nach einer weiteren Halbwertszeit noch ein Achtel usw.

Merke

Halbwertszeit ist die Zeit, nach der die Hälfte einer beliebigen radioaktiven Stoffmenge zerfallen ist. Sie ist konstant und charakteristisch für jedes Radioisotop.

Jede Radioisotopenart besitzt eine bestimmte Halbwertszeit. Bei den bekannten radioaktiven Isotopen kommen Halbwertszeiten zwischen ca. 10^{-7} s und 10^{18} Jahren vor. Die Halbwertszeiten der in der Medizin eingesetzten Radioisotope liegen mindestens im Stundenbereich, einige im Bereich von Tagen bis Wochen, in der Therapie gar bis zu einigen Jahren. Eine Ausnahme bildete das früher oft in der gynäkologischen Strahlentherapie eingesetzte Radium-226 mit einer Halbwertszeit von ca. 1600 Jahren.

Der Begriff Halbwertszeit wird in der Medizin auch in anderen Zusammenhängen verwendet: Beispielsweise wird die Zeit, nach der die Hälfte einer vom Körper aufgenommenen Substanz ausgeschieden oder verstoffwechselt ist, ebenfalls Halbwertszeit genannt.

8.1.3 Radioaktivität

Die Menge einer radioaktiven Substanz wird mittels der Strahlung bestimmt, die von ihr pro Zeiteinheit ausgesandt wird. Die **Einheit** dieser Strahlungsaktivität ist das **Becquerel,** abgekürzt Bq. Ein Becquerel entspricht einem Zerfall pro Sekunde.

Die gebräuchlichen Aktivitätsmengen liegen im Bereich von Kilobecquerel (KBq), Megabecquerel (MBq) oder Gigabecquerel (GBq). Es gilt:

1 Bq	= 1 Zerfall/Sekunde
1 KBq	= 10^3 Zerfälle/Sekunde
1 MBq	= 10^6 Zerfälle/Sekunde
1 GBq	= 10^9 Zerfälle/Sekunde

Anmerkung: Bis zum 31.12.1985 war offiziell auch die Angabe der älteren Einheit Curie für die Radioaktivität erlaubt. 1 Curie (Ci) entspricht 37 000 000 000 Bq bzw. 37 GBq.

Allein aus der Radioaktivität einer Substanz kann man keine Schlüsse auf die Menge der Substanz in Gramm ziehen. Zum einen müssen dabei das Atomgewicht und die Halbwertszeit berücksichtigt werden. Zum anderen befinden sich außer den radioaktiven Atomen stets auch inaktive Atome in der Substanzmenge.

Eine andere wichtige Eigenschaft der Radioaktivität besteht darin, dass der Zerfallvorgang durch nichts beeinflusst werden kann. Weder Hitze oder Kälte noch Druck oder andere Wirkgrößen können den radio-

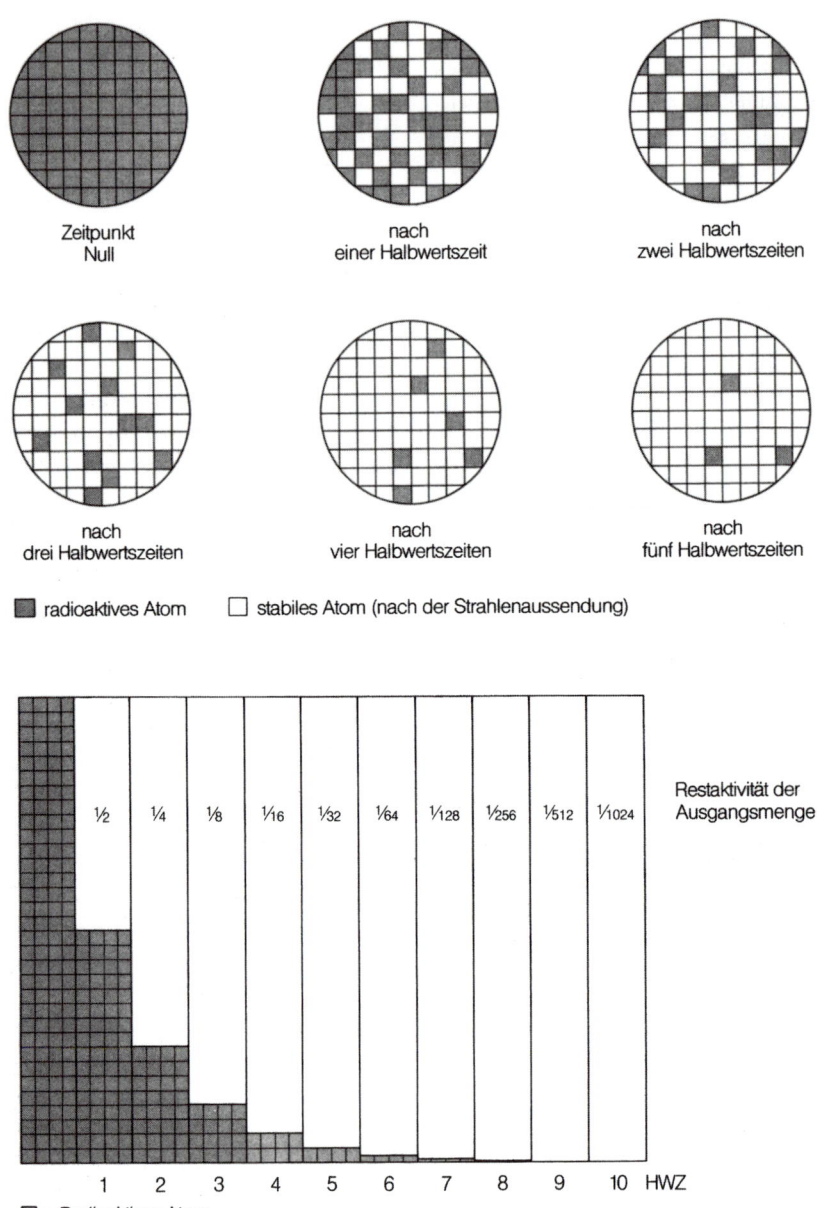

Abb. 8.2: Schematische Darstellung zum Begriff Halbwertszeit. Im Verlauf einer Halbwertszeit zerfällt jeweils die Hälfte der vorhandenen radioaktiven Atome. Nach 10 Halbwertszeiten sind ca. 99,9 % der ursprünglich vorhandenen Atome zerfallen.

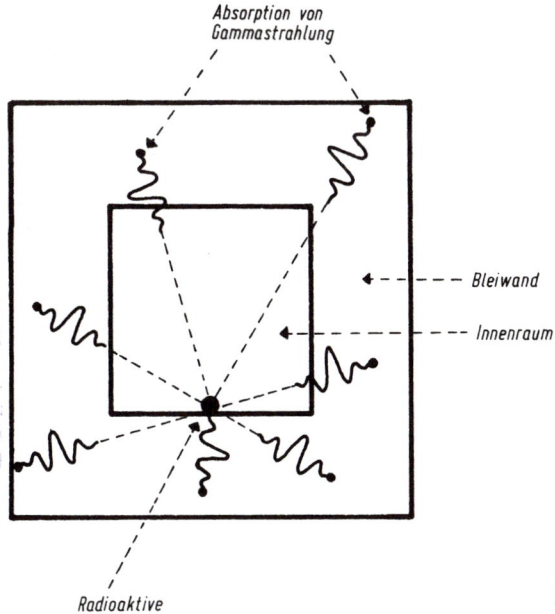

Absorption von
Gammastrahlung

Bleiwand

Innenraum

Radioaktive
Substanz

Abb. 8.3: Bleitresor zur Aufbewahrung von radioaktiven Substanzen. Die Strahlung wird in den Bleiwänden absorbiert.

aktiven Zerfall verhindern oder beschleunigen.

> **Merke**
> Eine radioaktive Substanz sendet so lange Strahlen aus, bis alle ihre unstabilen Atome „zerfallen" sind. Der Zerfallsvorgang lässt sich nicht beeinflussen.

Da radioaktive Substanzen ständig strahlen, werden sie in Bleitresoren aufbewahrt. Die ausgesandten Strahlen werden in den Bleiwänden absorbiert und dort z. T. in Wärme umgewandelt. Auf diese Weise sind sie für die Umwelt unschädlich geworden (☞ Abb. 8.3 und Kapitel 10 „Strahlenschutz").

8.2 Wesen und Eigenschaften der Kernstrahlen

8.2.1 Das Wesen der Kernstrahlen

Bei den von radioaktiven Isotopen ausgesandten Kernstrahlen kann man drei verschiedene Strahlenarten unterscheiden:

▶ Alpha-Strahlen
▶ Beta-Strahlen
▶ Gamma-Strahlen.

Die Namensgebung erfolgte willkürlich nach den ersten Buchstaben des griechischen Alphabets: Alpha (α), Beta (β), Gamma (γ).

α- und β-Strahlen bestehen aus Elementarteilchen. Sie werden deshalb auch *Korpuskularstrahlen* genannt (Korpuskel: Teilchen).

α-Strahlen bestehen aus relativ großen Teilchen. Ein α-Teilchen setzt sich aus

2 Neutronen und 2 Protonen zusammen, ist also positiv geladen (☞ Abb. 8.4).

β-Strahlen bestehen aus Elektronen. Nun sind im Atomkern aber keine Elektronen enthalten. Neutronen jedoch, die im Atomkern vorhanden sind, sind unstabile Elementarteilchen. Zerfallen sie, entstehen ein (positives) Proton und ein (negatives) Elektron. Das Elektron kann als β-Teilchen aus dem Kern herausgeschleudert werden.

Da ein Elektron ca. 1/2000 der Masse eines Neutrons oder Protons besitzt, ist ein α-Teilchen (2 p + 2 n) fast 8000-mal so schwer wie ein β-Teilchen.

γ-Strahlen sind elektromagnetische Strahlen, d. h. sie sind ihrem Wesen nach mit Licht, UV- und Röntgenstrahlen verwandt (☞ Abb. 5.9). Wie diese bestehen sie aus einzelnen Wellenpaketen, die man auch *Gamma-Quanten* nennt (☞ Abb. 8.4).

Auch die Wellenpakete im Licht-, UV- und Röntgenbereich werden als Quanten bezeichnet. Dies geschieht besonders dann, wenn man ihre Energie meint (Energiequanten).

Radio-nuklid	Strah-lenart	Halb-wertszeit	Anwen-dung
Techneti-um-99^m	nur γ	6 Stunden	Diagnostik
Jod-123	nur γ	13,1 Stunden	Diagnostik
Jod-131	β und γ	8,1 Tage	Diagnostik + Therapie

Tab. 8.5: In der Medizin häufig verwendete Radioisotope.

Radioaktive Atome können entweder nur eine oder aber verschiedene Strahlenarten aussenden. Dabei gilt:

Merke
Jede Radioisotopenart sendet ihre charakteristische Kernstrahlung aus.

In Tabelle 8.5 ist die Strahlung einiger in der Medizin häufig eingesetzter Radioisotope zusammengestellt.

Zur Erinnerung: Jod-131 ist ein Jod-Isotop mit insgesamt 131 Kernteilchen (Protonen plus Neutronen).

8.2.2   Eigenschaften der Kernstrahlen

Kernstrahlen können unterschiedliche Energie besitzen. Die Energie der Korpuskularstrahlen hängt von der Geschwindigkeit der Teilchen ab, die der γ-Strahlung von ihrer Wellenlänge. Dabei gilt: Je kürzer die Wellenlänge, desto größer die Energie.

Die Energie der Kernstrahlung wird in Elektronenvolt (eV) angegeben. 1 eV ist die Bewegungsenergie, die ein Elektron besitzt, nachdem es durch 1 Volt Spannung beschleunigt wurde. Die in der Medizin üblichen γ-Energien liegen zwischen ca. 30 keV (Kiloelektronenvolt) und 3 MeV (Megaelektronenvolt).

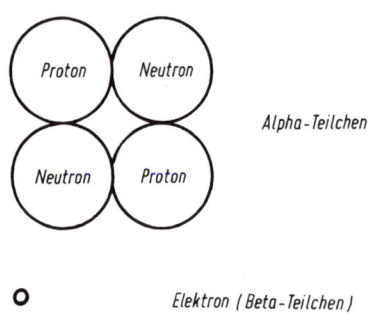

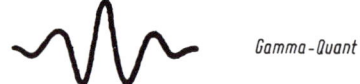

Abb. 8.4: Bestandteile der Alpha-, Beta- und Gammastrahlung.

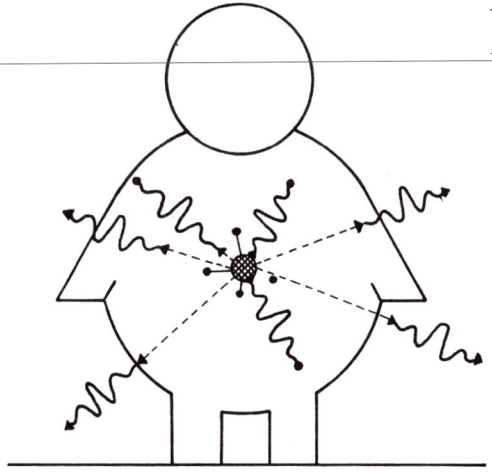

—————→● Absorption von Betastrahlung

- - -→●〜〆〆〜➤ Absorption von Gammastrahlung

Abb. 8.6: Inkorporation einer radioaktiven Substanz. Die Elektronen der Betastrahlung werden bereits in der Nähe der Substanz absorbiert, während die Gamma-Quanten den Körper z. T. ungehindert verlassen.

$1 \text{ keV} = 10^3 \text{ eV}$
$1 \text{ MeV} = 10^6 \text{ eV}$

Die Energie der Kernstrahlen reicht immer zur Ionisierung von Atomen aus.

Merke

α-, β- und γ-Strahlen sind ionisierende Strahlen.

Treffen Kernstrahlen auf Materie, so gelten prinzipiell die in Kapitel 7 für Röntgenstrahlen beschriebenen Vorgänge.

Die Reichweite der Kernstrahlen hängt u. a. von ihrer Energie ab. Für medizinische Zwecke ist besonders die Reichweite im Gewebe von Interesse. In Tabelle 8.7 sind die Größenordnungen der Reichweite im Gewebe für die drei Strahlenarten aufge-

führt. Hierbei sind die in der Medizin gebräuchlichen Energien zugrunde gelegt worden. α-Strahler werden wegen der relativ kurzen Reichweite und der starken Ionisationswirkung der Strahlen in der Medizin selten eingesetzt.

In Abbildung 8.6 ist die Strahlensituation nach Inkorporation eines β-γ-Gemischtstrahlers dargestellt.

Bei einigen Kernreaktionen können auch Neutronenstrahlen auftreten. Für spezielle Anwendungen werden sie vereinzelt auch in der Medizin eingesetzt. Eine Besprechung der Wirkungsweise von Neutronenstrahlen würde den Rahmen dieses Buches überschreiten.

Für Gamma-Strahlen lässt sich keine exakte Reichweite angeben. Ihre Durchdrin-

Strahlenart	Bestandteile	Strahlenart	Reichweite im Gewebe
α (Alpha)	2p + 2n	korpuskular	weniger als 1 mm
β (Beta)	e⁻	korpuskular	bis zu einigen cm
γ (Gamma)	γ-Quant	elektromagnetisch	bis zu einigen dm

Tab. 8.7: Reichweite verschiedener Strahlenarten im Gewebe.

gungsfähigkeit klingt nach einer mathematischen Funktion, der Exponentialfunktion, ab.

8.3 Kernstrahlen in der Diagnostik

Das medizinische Fachgebiet, in dem Kernstrahlen zu diagnostischen und therapeutischen Zwecken eingesetzt werden, heißt *Nuklearmedizin* (lateinisch nucleus: Kern).

Wir wollen uns zunächst mit den Prinzipien der nuklearmedizinischen Diagnostik befassen. Sie lassen sich an einem aufwendigen Untersuchungsverfahren, dem *Radio-Jod-Test*, anschaulich darstellen, wenngleich dieser Test nur noch bei wenigen speziellen Fragestellungen durchgeführt wird.

8.3.1 Nuklearmedizinische Diagnostik am Beispiel des Radiojodtests

Physiologisch-chemische Grundlagen

Die Schilddrüse ist das weitaus am häufigsten nuklearmedizinisch untersuchte Organ.

Mit dem Radiojodtest, auch Radiojod-2-Phasen-Test genannt, wird die Funktion der Schilddrüse untersucht. Der Test wird heute fast ausschließlich vor einer geplanten Radiojod-Therapie der Schilddrüse durchgeführt, um die für die Behandlung nötigen Basisinformationen zur aktuellen Schilddrüsenfunktion zu erhalten.

Von der Schilddrüse werden die beiden Hormone T_3 (Triiodthyronin) und T_4 (Tetraiodthyronin: Thyroxin) produziert. Zu ihrer Synthese wird Jod gebraucht. Von dem Element Jod existieren verschiedene Isotope, u. a. das radioaktive Isotop *Jod-131*. Da die chemischen Eigenschaften aller Isotope

eines Elements gleich sind, kann die Schilddrüse die verschiedenen Jodisotope nicht unterscheiden. Sie behandelt ein radioaktives Jodisotop genauso wie ein inaktives, verwendet es also auch als Baustein für die Hormone T_3 und T_4. Diese sind dann radioaktiv markiert.

Die Funktionsverlaufskurve

Der Radiojodtest erstreckt sich in der Regel über drei Tage. Am ersten Tag wird dem Patienten radioaktives Jod (J-131), zumeist in Form einer Kapsel, verabreicht. Ein großer Teil dieses Jods wird von der Schilddrüse aufgenommen. Bereits zwei Stunden nach der Applikation wird die erste Messung vorgenommen. Abbildung 8.8a veranschaulicht die Messsituation. Mit einer Messsonde werden die aus der Schilddrüse ausgestrahlten Gamma-Quanten gezählt.

Diese Messung wird nach 24 und 48 Stunden wiederholt. Die Messergebnisse werden als Prozentsatz der applizierten Menge J-131 in ein Zeitdiagramm eingetragen. Bei normaler Schilddrüsenfunktion (Euthyreose) liegt die Kurve innerhalb des eingezeichneten Normbereichs. Bei Überfunktion (Hyperthyreose) oder Unterfunktion (Hypothyreose) ergeben sich die in Abbildung 8.8b gezeichneten typischen Verlaufskurven.

Das Szintigramm

Am zweiten Untersuchungstag ist das verabreichte Radiojod in der Regel in der Schilddrüse maximal angereichert. Diesen Zeitpunkt nutzt man für ein weiteres Messverfahren.

Mit einer geeigneten „Sonde" wird das Gebiet über der Schilddrüse vermessen

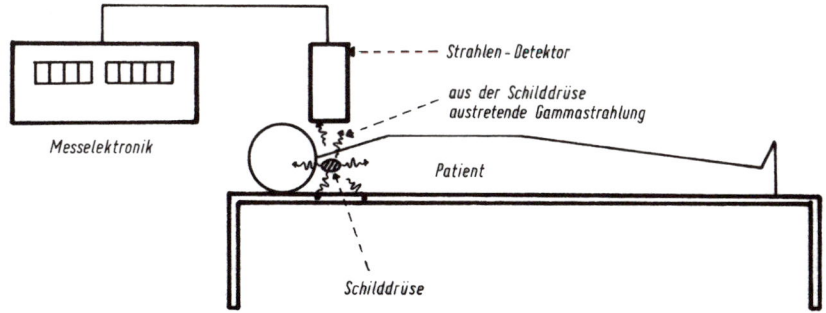

Abb. 8.8a: Messung der aus der Schilddrüse austretenden Gammastrahlung im Rahmen des Radiojodtests.

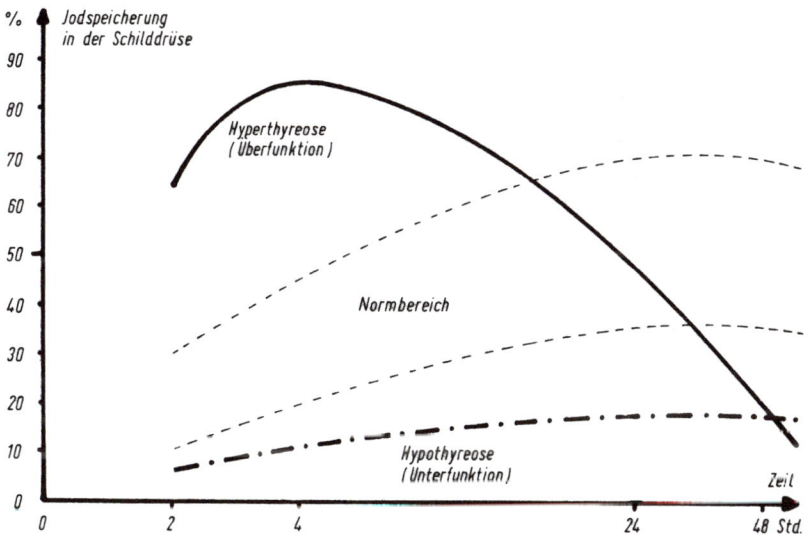

Abb. 8.8b: Speicherkurvenverlauf des Radiojods bei Über- bzw. Unterfunktion der Schilddrüse.

und die aus ihr austretende (Gamma-)Strahlung ortsgetreu erfasst. Die gemessenen Daten können gespeichert, farbcodiert dargestellt und ausgedruckt werden. Das so entstandene Bild der Schilddrüse heißt *Szintigramm*. Es zeigt die örtliche Verteilung des in der Schilddrüse gespeicherten Radiojods. Aus dem Szintigramm kann man Rückschlüsse auf Form und Größe des Organs sowie auf lokale Funktionsstörungen ziehen. Letztere stellen sich im Szintigramm als Organstellen dar, an denen im Vergleich zum gesunden Organ zuviel oder zuwenig *Radioisotope* gespeichert sind. Diese „Speicherdefekte" geben Hinweise auf lokale krankhafte Prozesse im abgebildeten Organ.

Als Standardgerät für die Szintigraphie hat sich die Gammakamera durchgesetzt. Nur noch selten werden heute für wenige

Spezialanwendungen Szintiscanner als abbildende Systeme eingesetzt. Hierbei wird eine Sonde automatisch Schritt für Schritt punktförmig über dem abzubildenden Organ versetzt, bis das gesamte Gebiet über dem Organ ausgemessen ist. Angeschlossen ist ein Farbdrucker, der für jeden Messwert einen Farbpunkt auf ein Blatt Papier druckt. Durch Aneinanderreihen der Farbpunkte entsteht ein Abbild des Organs, genau genommen der Radionuklidverteilung im Organ. Das entstehende Bild nennt man ebenfalls Szintigramm.

Die Serumwerte

Am dritten Untersuchungstag können im Blut des Patienten bereits viele Moleküle der Hormone T_3 und T_4 gefunden werden, die radioaktiv markiert sind. Die Menge dieser Hormone gibt einen weiteren Hinweis auf die Funktion der Schilddrüse. Um sie zu bestimmen, werden dem Patienten einige cm^3 Blut entnommen. Die in einem *Bohrlochmessplatz* gemessene Radioaktivität der Blutprobe gibt einen Hinweis auf die von der Schilddrüse ausgeschüttete Hormonmenge (☞ Abb. 8.9).

Mit einem speziellen Verfahren (RIA = **R**adio – **I**mmuno – **A**ssay) können die Konzentrationen der Hormone T_3 und T_4 auch getrennt bestimmt werden.

8.3.2 Weitere Beispiele nuklearmedizinischer Untersuchungsverfahren

Bei den meisten nuklearmedizinischen Untersuchungen wird das verwendete Radioisotop *vor der Applikation* chemisch an ein geeignetes Trägermolekül gebunden. Als Trägermoleküle für ein Radioisotop wählt man solche Substanzen aus, die sich physiologischerweise in dem zu untersuchenden Organ ansammeln.

Funktionsuntersuchungen

Eine der häufigsten Funktionsuntersuchungen der Nuklearmedizin ist die *Nierenfunktionsuntersuchung,* auch Radioisotopennephrogramm (RIN) oder einfach Isotopennephrogramm (ING) genannt. Mit einer nierenpflichtigen, radioaktiv markierten Substanz kann die Funktionstüchtigkeit der Nieren innerhalb von ca. 30 Minuten festge-

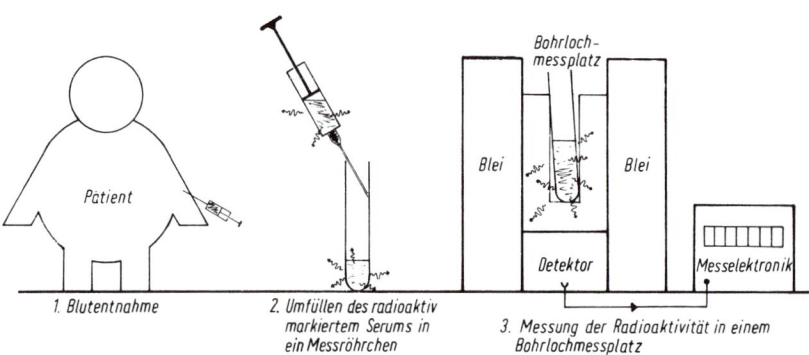

Abb. 8.9: Verlauf einer nuklearmedizinischen In-vitro-Untersuchung: Die Mengenbestimmung einer radioaktiv markierten Substanz, z. B. eines Hormons, erfolgt im Reagenzglas (in vitro).

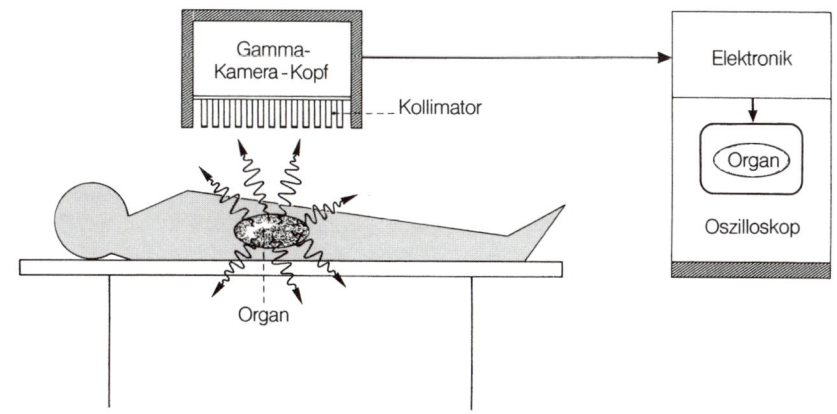

Abb. 8.10: Die Gammakamera erfasst als ortsfester Detektor die aus verschiedenen Organgebieten in Richtung der Kollimatoröffnungen austretende Strahlung gleichzeitig. Die registrierten Messimpulse werden ortsgetreu auf einem Oszilloskop wiedergegeben.

stellt werden. Dabei wird durch kontinuierliche Messung der aus jeder Niere austretenden γ-Quanten je eine *Funktionsverlaufskurve* aufgestellt. Abweichungen vom Normalverlauf der Kurven geben Hinweise auf Störungen der Nierenfunktion bzw. des Harnabflusses, z. B. bei einem Harnstau aufgrund eines Harnleitersteins. Durch zusätzliche Auswertung von Blutproben, die dem Patienten während der Untersuchungszeit entnommen werden, wird eine quantifizierte Aussage zur Nierenfunktion möglich.

Szintigraphie

Die bildliche Darstellung von Organen oder anderen Körperteilen mit Hilfe radioaktiver Substanzen heißt *Szintigraphie.* Zu den häufigsten untersuchten Organen bzw. Körperteilen zählen außer der Schilddrüse Knochen, Hirn, Lungen, Nieren, Leber, Milz und Herz.

Als abbildendes System für die Szintigraphie wird heute meistens die *Gamma-*

kamera eingesetzt. Der beschriebene Szintiscanner wird immer seltener und nur für spezielle Zwecke benutzt. Mit der Gammakamera wird das zu untersuchende Organ im Gegensatz zum Szintiscanner nicht punktweise nacheinander, sondern als Ganzes gleichzeitig erfasst (☞ Abb. 8.10).

Mit einer Gammakamera können von einem Organ auch mehrere Bilder in kurzen zeitlichen Abständen aufgenommen werden. Diese *Sequenzszintigraphie* ermöglicht die Kombination von bildlicher Darstellung und Funktionsuntersuchung bei einem einzigen Untersuchungsvorgang.

Viele Organe lassen sich auch in der Röntgendiagnostik darstellen. Die durch ein Röntgenbild gegebenen Informationen sind jedoch grundsätzlich anders als die Aussagen eines Szintigramms. Beim Röntgen werden unterschiedliche Gewebsdichten abgebildet, beim Szintigramm die Speicherfähigkeit der Organe für bestimmte Substanzen (☞ Abb. 8.11).

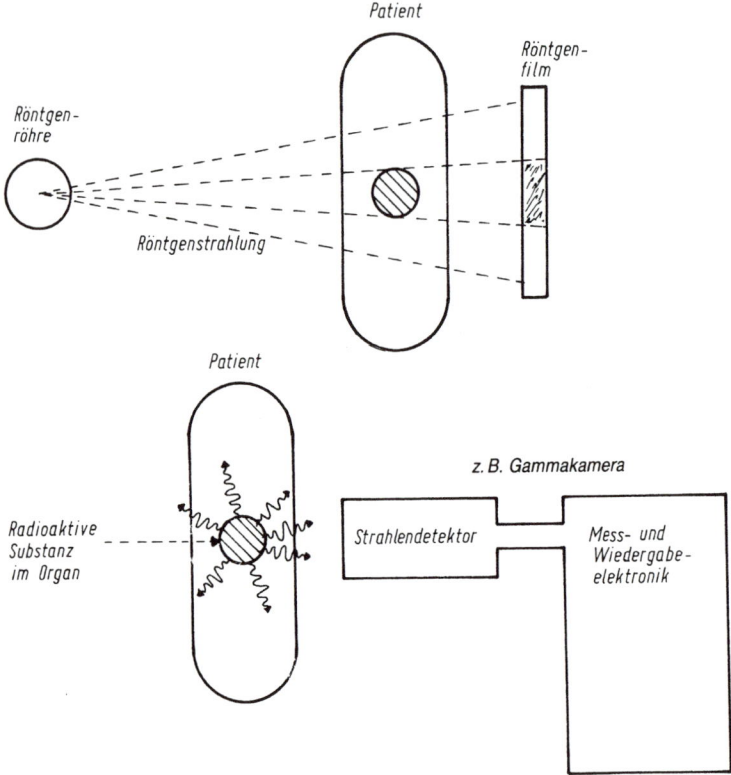

Abb. 8.11: Vergleich der Organabbildung durch Röntgendiagnostik (a) und Szintigraphie (b). Bei der Röntgendiagnostik befindet sich die Strahlenquelle außerhalb, bei der Szintigraphie innerhalb des Patientenkörpers.

Single-Photon-Emissions-Computer-Tomographie (SPECT)

Bei einer speziellen szintigraphischen Aufnahmetechnik rotiert die Gammakamera während der Aufnahme schrittweise um den Patienten und erfasst so, je nach Größe des eingestellten Schrittwinkels, bis zu 120 szintigraphische Bilder aus jeweils verschiedener Sichtrichtung.

Mit Hilfe eines angeschlossenen Computers lässt sich die räumliche Verteilung der applizierten Radioaktivität im Körper des Patienten rekonstruieren und in Form von Schnittbildern in allen Ebenen oder auch als räumliche Struktur darstellen.

Dieses tomographische Verfahren der Nuklearmedizin wird Single-Photon-Emissions-Computer-Tomographie oder kurz **SPECT** genannt, gelegentlich auch kürzer als ECT bezeichnet. Es kann grundsätzlich zur Darstellung aller Organe eingesetzt werden, die sich konventionell szintigraphisch abbilden lassen.

Abbildung 8.12 zeigt das Prinzip der SPECT im Vergleich zur Computertomographie im Röntgenbereich (CT). Moderne SPECT-Systeme sind mit zwei oder gar drei Gammakameraköpfen ausgestattet, die gleichzeitig um den Patienten rotieren.

Positronen-Emissions-Computer-Tomographie (PET)

Positronenstrahler sind spezielle Radionuklide, bei deren Einsatz im Gewebe gleichzeitig zwei Gammaquanten erzeugt werden, die im Winkel von 180° zueinander ihren Entstehungsort verlassen. Mit geeigneten Messgeräten werden die zueinander gehörenden Gammaquanten gemessen. Wie bei der SPECT lässt sich mit Computerprogrammen die Verteilung der applizierten Radioaktivität im Körper des Patienten rekonstruieren.

Die am häufigsten für PET-Untersuchungen verwendete Substanz ist eine mit radioaktivem Fluor (18-F) markierte Glucose, kurz 18-FDG genannt.

Kamerakopf

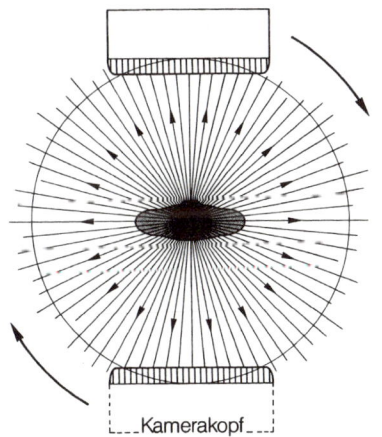

Kamerakopf

Abb. 8.12: Vergleich des Prinzips der Single-Photon-Emissions-Computer-Tomographie **(SPECT)** mit der Computer-Tomographie **(CT** ☞ Abb. 7.10). Bei der **SPECT** werden von der schrittweise um den Patienten rotierenden Gammakamera aus vielen Winkelpositionen szintigraphische Aufnahmen eines Organs erfasst. Die kombinierte Verarbeitung der Daten ermöglicht eine Rückrechnung auf die räumliche Aktivitätsverteilung im Organ. Dieses kann dann in Form von beliebig gelegten Schnittflächen oder dreidimensional dargestellt werden.

Ihre Anwendung erlaubt u. a. Stoffwechselstudien des Gehirns und des Herzens. Des Weiteren reichert sich die (markierte) Glucose in einer Vielfalt von bösartigen Tumoren und Metastasen an, die so mittels der PET-Technik entdeckt bzw. lokalisiert werden können.

> **Merke**
> *Röntgendiagnostik* und *Szintigraphie* sind einander *ergänzende* Verfahren zur bildlichen Darstellung von Körperteilen (Organen).

Bohrlochmessung

Im Bohrlochmessplatz werden radioaktive Proben bis zu einigen ml Volumen gemessen. Moderne Geräte sind mit einem automatischen Probenwechsler gekoppelt und lassen so die Messung einer Vielzahl von Proben hintereinander in einem Arbeitsvorgang zu.

Bei den klassischen Untersuchungsmethoden musste der Patient zunächst eine gewisse Menge einer radioaktiven Substanz einnehmen. Zur Messung gelangte eine später abgenommene Blut- oder Urinprobe.

Bei den meisten heute üblichen Verfahren (z. B. RIA, **R**adio-**I**mmuno-**A**ssay) wird zunächst eine Blutprobe entnommen, die erst anschließend, also außerhalb des Körpers, radioaktiv markiert wird. So lassen sich die Serumkonzentrationen vieler Hormone und auch anderer Substanzen bestimmen, ohne den Patienten mit Strahlen zu belasten.

8.4 Kernstrahlen in der Therapie

Ziel jeder Strahlentherapie ist die Zerstörung von krankem Gewebe bei weitgehender Schonung der gesunden Gewebsbereiche.

Dieses Ziel lässt sich mit Kernstrahlen oft gut erreichen, da die Strahlenquellen in vielen Fällen direkt in das kranke Gewebe eingebracht werden können. Je nach Zugänglichkeit des kranken Gewebsbereichs für die radioaktiven Substanzen unterscheidet man zwei Gruppen nuklearmedizinischer Therapie: die mit kurzlebigen und die mit langlebigen Radioisotopen.

8.4.1   Therapie mit kurzlebigen Radioisotopen

Ist der zu zerstörende Gewebsbereich von außen schwer zugänglich, so verwendet man in der Regel relativ kurzlebige Radionuklide. Sie werden zum Verbleib eingenommen und strahlen ihre gesamte Aktivität innerhalb des Patientenkörpers ab. Für die Dauer der Strahlung müssen die Patienten evtl. in „strahlengeschützten" Betten untergebracht werden, insbesondere wenn das applizierte Radionuklid, wie bei der Radiojodtherapie, ausgeschieden werden kann. Bei der Pflege dieser Patienten ist besondere Umsicht erforderlich. Die Liegedauer bei einer solchen Therapie beträgt einige Tage bis Wochen. Im Folgenden werden drei typische Beispiele beschrieben.

Die Radiojodtherapie

Bei einer Überfunktion der Schilddrüse kann es angebracht sein, die Funktionsfähigkeit der Drüse durch Bestrahlung zu vermindern. Die Schilddrüse nimmt den größten Teil des in den Körper gelangenden Jods in sich auf. In diesem Fall bietet sich eine organspezifische Therapie an.

Unter Berücksichtigung der Organgröße, des Schweregrads der Krankheit und der Funktionslage der Drüse wird dem Patienten eine bestimmte Menge J-131 verabreicht. Das radioaktive Jod sammelt sich in der Schilddrüse an und zerstört vorrangig mittels der Betastrahlung einen Teil des Gewebes. Die für die Radiojodtherapie eingesetzten Mengen J-131 betragen etwa das 100- bis 200-fache der beim Radiojodtest applizierten Aktivitäten.

Die Halbwertszeit von Jod-131 beträgt 8,1 Tage.

Seed-Spickung

Bei verschiedenen Tumorarten wurde erfolgreich die Spickung mit z. B. Gold-198-Körnchen angewandt. Vor der Applikation werden die Goldkörnchen in einer speziellen Kanüle aufgereiht, die pistolenartig mit einem Griff versehen ist. Bei jedem Betätigen des Pistolenabzugs wird ein Goldkörnchen nach vorne aus der Kanüle herausgedrückt. Durch Einstechen der Kanüle in den Tumorbereich lassen sich die Goldkörnchen im Tumor verteilen. Sie bleiben dort auch nach ihrem radioaktiven Zerfall.

Die Halbwertszeit von Gold-198 beträgt 2,7 Tage.

Die Seed-Spickung wird in letzter Zeit seltener angewandt, da externe Bestrahlungsmethoden mit Bestrahlungsanlagen eine zunehmend genauere Dosisverteilung im Tumorbereich unter Schonung des gesunden Umfelds ermöglichen (☞ Kapitel 9).

Radiosynoviorthese

Für die Behandlung von chronisch entzündlichen und auch degenerativen Gelenkerkrankungen mit Begleitentzündung hat sich unter bestimmten Voraussetzungen die lokale Behandlung mit radioaktiven Betastrahlern bewährt. Sie führt in vielen Fällen zu einer günstigen Beeinflussung des entzündlichen Gelenkprozesses mit deutlicher Linderung der Beschwerden.

Zur Behandlung wird ein geeigneter Betastrahler unter sterilen Bedingungen intraartikulär in das betroffene Gelenk appliziert. Zur Anwendung kommen

▶ Yttrium-90, HWZ 2,7 Tage für das Kniegelenk

▶ Rhenium-186, HWZ 3,7 Tage für mittelgroße Gelenke wie Schulter- und Hüftgelenk

▶ Erbium-169, HWZ 9,5 Tage für kleine Gelenke, z. B. Fingergelenke.

Die Radiosynoviorthese (RSO) ist bereits seit über 30 Jahren als Therapieverfahren bekannt und wird wieder zunehmend in der Nuklearmedizin eingesetzt. Die Behandlung wird oft ambulant durchgeführt.

8.4.2 Therapie mit langlebigen Radioisotopen

Liegt das zu bestrahlende Gewebe oberflächlich oder ist es durch natürliche Körperhöhlen erreichbar, so werden langlebige Radionuklide für eine zuvor berechnete Zeitdauer appliziert. Diese Therapieform wird besonders häufig im gynäkologischen Bereich angewandt.

Zunehmend hat sich das *Afterloading* (Nachladeverfahren) als Applikationsverfahren durchgesetzt. Hierbei erfolgt die Positionierung der strahlenden Elemente über einen zumeist schlauchartigen Applikator, die zunächst leer, d. h. ohne Strahler, im Zielbereich der Behandlung positioniert wird. Die Strahlenquelle wird anschließend zeitlich programmgesteuert „nachgeladen" (☞ Abb. 8.11). Die dabei auftretende Strahlenbelastung des Personals ist relativ gering.

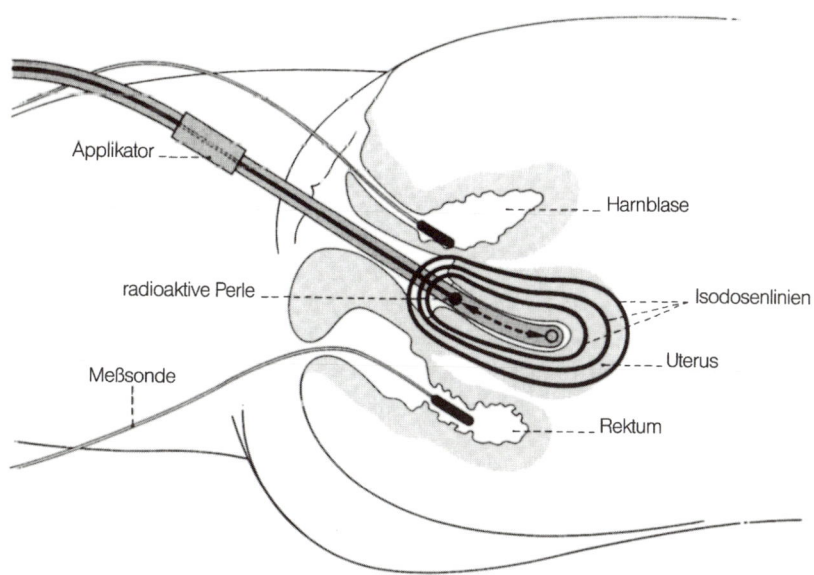

Abb. 8.13: Prinzip des Afterloading-Verfahrens: Der zunächst am Applikationsort, hier der Uterus, angebrachte Applikator wird erst danach (after) mit den radioaktiven Strahlen geladen.

Durch Verwendung hochaktiver Strahler ist zudem die Liegezeit der Patienten kurz.

Die früher standardmäßig praktizierte *Moulagentechnik* wird nur noch in speziellen Fällen angewandt. Die strahlenden Elemente bestehen aus kleinen Stiften, Kugeln oder Zylindern von $1/2 – 1\,1/2$ cm Durchmesser bzw. Länge. Sie werden in Bleitresoren aufbewahrt und vor der Applikation in jeweils besonderen Anordnungen zu Moulagen zusammengestellt. Die Applikationszeit liegt im Bereich von Stunden. Diese Art der Strahlentherapie wird häufig ambulant durchgeführt. Nach der Bestrahlung werden die „Strahler" wieder in einem Bleitresor aufbewahrt. Als Radionuklide werden z. B. Cobalt-60, Iridium-192 und Caesium-137 eingesetzt.

Das früher häufiger in der Gynäkologie eingesetzte Radium-226 wird wegen der aufwendigen Strahlenschutzmaßnahmen immer seltener eingesetzt.

Die Halbwertszeit von Radium-226 beträgt ca. 1600 Jahre.

9   Strahlentherapie mit Bestrahlungsanlagen

9.1   Bau und Funktionsprinzip von Bestrahlungsanlagen

Die in der Medizin eingesetzten großen Bestrahlungsanlagen lassen sich in zwei grundsätzlich unterschiedliche Gruppen einteilen:
▶ Beschleuniger
▶ Telecuriegeräte.

9.1.1   Beschleuniger

Das Funktionsprinzip der Beschleunigungsanlagen besteht darin, elektrisch geladene Teilchen, d. h. Elektronen oder Protonen, auf eine hohe Geschwindigkeit zu bringen, um sie dann als Teilchenstrahlung einzusetzen. Bei den zur Strahlentherapie benutzten Beschleunigern haben nur zwei Typen eine nennenswerte Bedeutung erlangt: der *Linearbeschleuniger* und das *Betatron*. In beiden Anlagen werden Elektronen beschleunigt.

Das Betatron ist ein Kreisbeschleuniger, bei dem Elektronen in einem evakuierten Kreisrohr nahezu Lichtgeschwindigkeit erreichen. Beim Linearbeschleuniger, der entgegen dem Betatron zunehmend häufiger verwendet wird, bewegen sich die Elektronen geradlinig und werden erst kurz vor dem Austritt in die Strahlenrichtung umgelenkt (☞ Abb. 9.1).

Die beschleunigten Elektronen können in zweierlei Weise zur Therapie benutzt werden. Sie werden entweder direkt als *Elektronenstrahl* (β-Strahlung) eingesetzt oder zur Erzeugung von γ-Strahlung, z. B. Röntgenstrahlen, benutzt (☞ Abb. 7.3). Diese werden wegen ihrer hohen Energie als *ultraharte Röntgenstrahlen* bezeichnet .

Elektronenstrahlen und ultraharte Röntgenstrahlen zeigen sehr unterschiedliche Verhaltensweisen im Gewebe, insbesondere hinsichtlich ihrer Eindringtiefe. Sie werden entsprechend der jeweiligen Bestrahlungs-

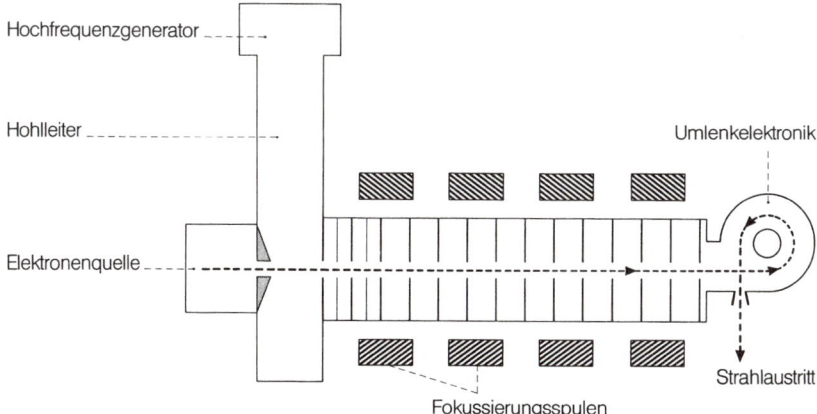

Hochfrequenzgenerator

Hohlleiter

Umlenkelektronik

Elektronenquelle

Strahlaustritt

Fokussierungsspulen

Abb. 9.1: Funktionsprinzip eines Linearbeschleunigers.

situation verwendet. Die mit einem großen Betatron erzielbare Strahlenenergie beträgt 45 MeV (1 MeV = 10^6 eV). Sie ist damit mehr als 100-mal größer als die mit einer Röntgenröhre erreichbare Energie.

Die Energie der aus einem Beschleuniger austretenden Strahlung ist variabel und wird den jeweiligen Bestrahlungsabsichten entsprechend eingestellt.

9.1.2   Telecuriegeräte

Telecuriegeräte verwenden radioaktive Isotope als Strahlenquelle. „Tele" bedeutet „fern" und „Curie" ist die „alte" Einheit für Radioaktivität. In der nuklearmedizinischen Therapie werden radioaktive Substanzen im Nah- oder Kontaktbereich benutzt. In der *Telegammatherapie* (Telecurietherapie) wird die γ-Strahlung therapiegeeigneter Radioisotope aus Entfernungen von einigen Dezimetern eingesetzt.

Ein Telecuriegerät besteht im Prinzip aus einem bleiabgeschirmten Behälter, der einige tausend Curie einer radioaktiven Substanz enthält. Der Behälter ist schwenkbar befestigt und kann an einer Stelle geöffnet

werden. Durch diese Öffnung tritt die zur Therapie benutzte Gammastrahlung aus. Als radioaktive Substanz wird entweder Cobalt-60 oder Caesium-137 verwendet.

Telecuriegeräte werden zunehmend seltener eingesetzt. Sie werden zumeist durch Linearbeschleuniger ersetzt.

9.1.3   Der Einsatz von Bestrahlungsgeräten

Der Einsatz von Bestrahlungsgeräten erfordert umfangreiche Strahlenschutzmaßnahmen. Das Gerät selbst ist stets in einem gut abgeschirmten Raum aufgestellt. Die Bedienung durch das Personal erfolgt von einem benachbarten Schaltraum aus. Während der Bestrahlung befindet sich nur der Patient im Therapieraum (☞ Abb. 9.2). Um ein Bestrahlungsgerät zur Therapie einzusetzen, benötigt man genaue Kenntnisse über die Art und die räumliche Verteilung der austretenden Strahlung und ihre Verteilung im Gewebe. Die Messung dieser Strahlenverteilung unter allen möglichen Einschaltbedingungen wird *Dosimetrie* genannt.

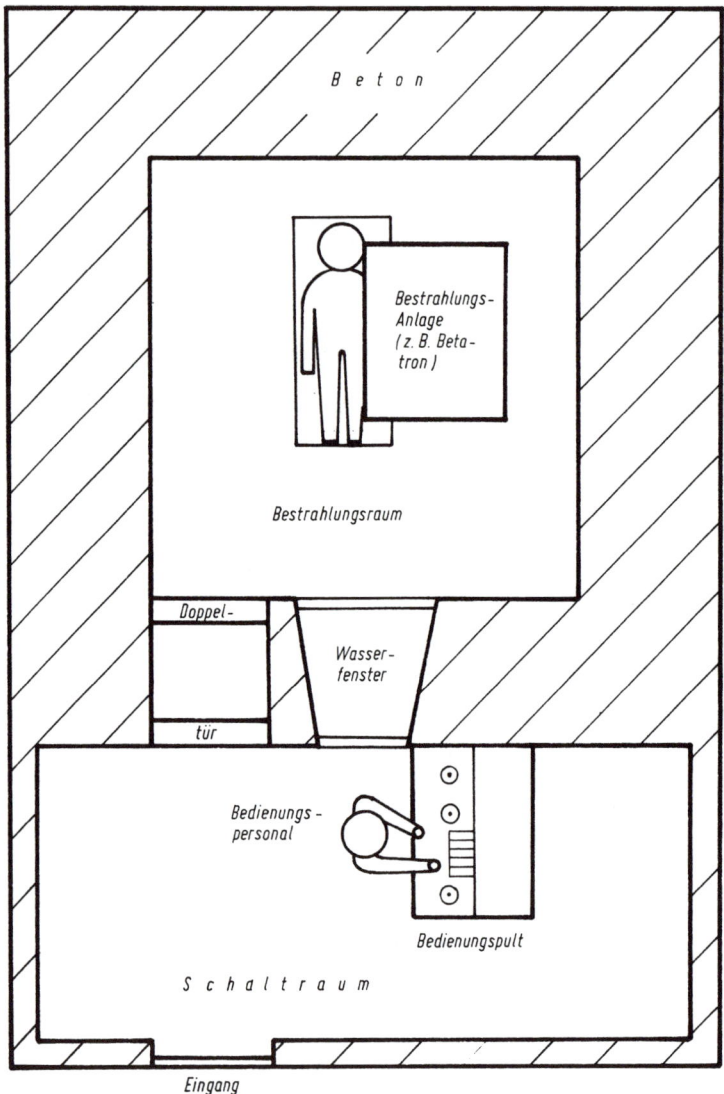

Abb. 9.2: Raumaufteilung bei der Strahlentherapie mit Bestrahlungsanlagen (Draufsicht).

9.2 Biologische Grundlagen der Strahlentherapie

9.2.1 Der Zelltod

Ziel der Strahlentherapie ist die Zerstörung krankhaften Gewebes. Zerstörung von Gewebe heißt Zerstörung der Funktionsfähigkeit von Zellen. Insbesondere führt die Zerstörung der Teilungsfähigkeit der Zelle zum Zelltod.

Tote Zellen sind für den Körper Fremdstoffe. Sie werden durch das Abwehrsystem des Organismus beseitigt.

9.2.2 Zellteilung und Strahlenempfindlichkeit

Es ist bekannt, dass der Zellkern weit strahlenempfindlicher reagiert als das Zytoplasma. Durch einen Strahlendefekt am Zellkern lässt sich die Teilungsfähigkeit der Zelle leichter beeinträchtigen als durch Schäden im Zytoplasma. Dies ist verständlich, da im Zellkern die Chromosomen als Träger der Erbinformation untergebracht sind.

Die Chromosomen spielen bei der Zellteilung eine entscheidende Rolle. Bevor die Zelle sich teilt, verdoppeln sie sich. So kann jede der beiden neu entstehenden Zellen wieder einen vollständigen Chromosomensatz, d. h. die volle Erbinformation erhalten. Kurz vor der Teilung befindet sich also ein doppelter Chromosomensatz in der Zelle. Durch diese erhöhte Chromosomendichte vergrößert sich die Chance, die Erbträger durch einfallende Strahlung zu schädigen.

Je häufiger sich ein Zelltyp teilt, desto häufiger tritt die beschriebene strahlenempfindliche Phase des Zellteilungszyklus auf. Daraus kann der Schluss gezogen werden, dass Gewebe mit einer hohen Zellteilungsrate, also schnell wachsendes Gewebe, besonders strahlenempfindlich ist (☞ Abb. 9.3). Diese Schlussfolgerung steht im Einklang mit praktisch gesicherten Erfahrungen.

> **Merke**
> Gewebe mit hohen Zellteilungsraten ist besonders strahlenempfindlich.

Tumoren sind im Allgemeinen schnell wachsende Gewebe.

Die Strahlenempfindlichkeit eines Gewebes hängt nicht nur von der Teilungsrate der Zellen, sondern zusätzlich von vielen anderen Faktoren ab. Eine ganz wesentliche Rolle spielt dabei u. a. die Sauerstoffversorgung des Gewebes. Ein hoher Sauerstoffgehalt erhöht die Strahlenempfindlichkeit.

9.2.3 Strahlenschäden

Die Vorgänge bei der Schädigung von Zellbestandteilen durch ionisierende Strahlen sind sehr komplex; vieles ist noch nicht bekannt. Es gibt dazu einige gesicherte Tatsachen, viele Theorien und eine große Zahl ungesicherter Hypothesen. Sicher ist, dass nur ein bestimmter Teil der Zellschäden *direkt* durch auftreffende Strahlung entsteht. Die meisten Schäden kommen auf dem Umweg über chemisch radikale Ionen zustande. Diese wurden zuvor durch Strahleneinwirkung erzeugt. Dabei spielt das überall im Körper anzutreffende Wasser eine entscheidende Rolle.

Ebenfalls gesichert ist die Existenz von Enzymkomplexen, die bestimmte Arten von Chromosomenschäden reparieren können. Die wirksame Reparatur muss in der Zeit zwischen dem Schadensereignis und der nächsten Zellteilung stattfinden (☞ Abb. 9.4).

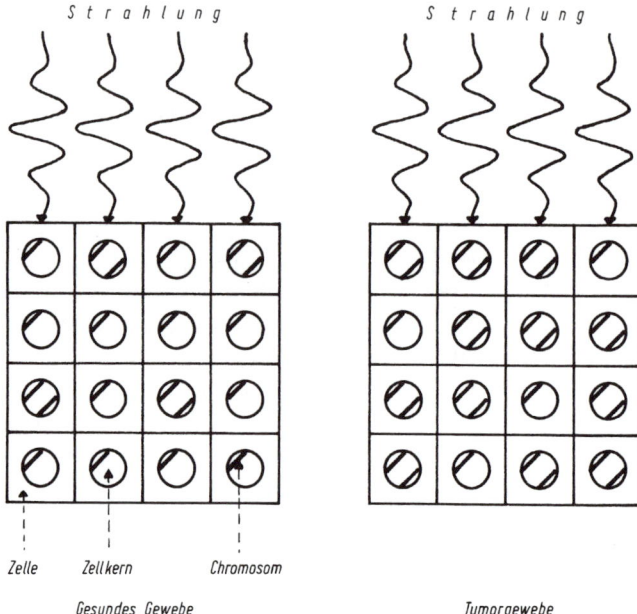

Abb. 9.3: Je mehr Chromosomen vorhanden sind, desto größer ist die Trefferwahrscheinlichkeit für Strahlen.

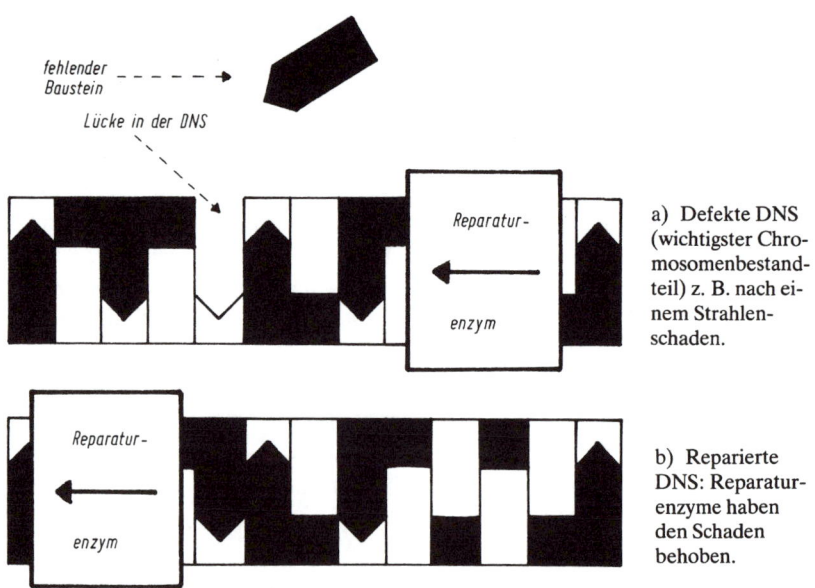

a) Defekte DNS (wichtigster Chromosomenbestandteil) z. B. nach einem Strahlenschaden.

b) Reparierte DNS: Reparaturenzyme haben den Schaden behoben.

Abb. 9.4: Reparaturmechanismus bei Chromosomenschäden; die wirksame Reparatur muss vor der nächsten Zellteilung erfolgen (DNS/DNA: Desoxyribonukleinsäure).

Strahlenschäden können also nicht als isolierte chemisch-physikalische Vorgänge betrachtet werden. Sie sind vielmehr stets im Wechselspiel mit biologischen Reaktionen des betroffenen Organismus zu sehen. Dies ist der Grund, weshalb eine einmalige hohe Strahlenbelastung andere Wirkungen hervorruft, als wenn die gleiche Strahlenbelastung in mehreren kleinen „Portionen" über eine längere Zeit verteilt wird.

9.3 Prinzipien der Strahlentherapie

Für die Strahlentherapie gilt allgemein eine Einteilung in Oberflächen-, Halbtiefen- und Tiefentherapie. Letztere ist besonders problematisch, weil dabei gesundes Gewebe durchstrahlt werden muss (☞ Abb. 9.5).

Widerspricht ein solcher Strahleneinsatz etwa dem Grundgesetz der Strahlentherapie, den Tumor zu vernichten und dabei das gesunde Gewebe weitgehend zu schonen?

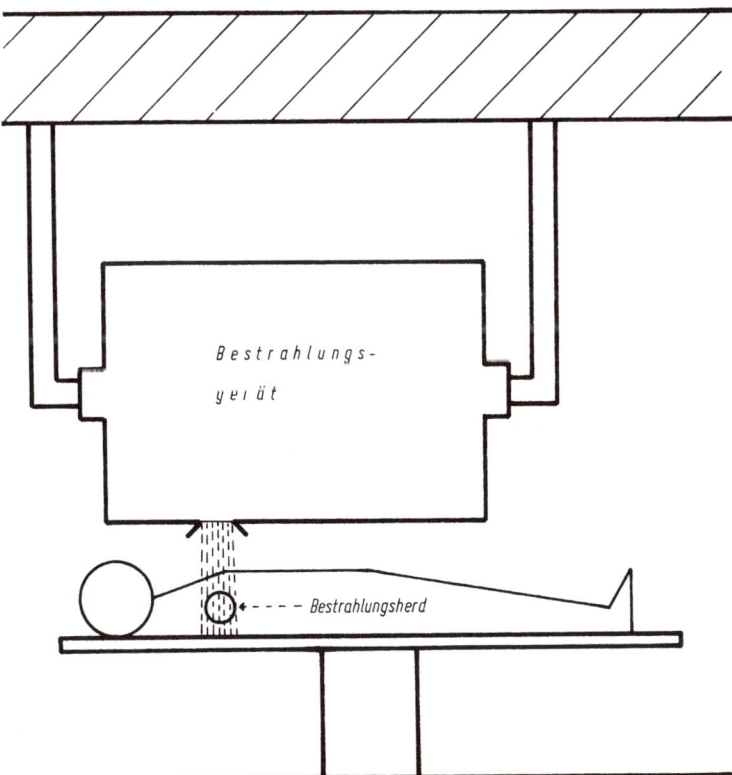

Abb. 9.5: Bei der Strahlentherapie muss häufig gesundes Gewebe durchstrahlt werden, um den Bestrahlungsherd (Tumor) zu erreichen.

9.3.1 Rechtfertigung der Tiefentherapie

Es lassen sich drei Gruppen von Kriterien nennen, die eine Tiefentherapie mit geeigneten ionisierenden Strahlen rechtfertigen:

▶ Biologische Kriterien
▶ Physikalische Kriterien
▶ Technische Kriterien.

Biologische Kriterien

Tumoren sind im Allgemeinen schnell wachsende Gewebe. Die Zellteilungsrate ist zumeist höher als die des durchstrahlten gesunden Gewebes. Dadurch ist Tumorgewebe in der Regel strahlenempfindlicher als gesundes Gewebe (☞ 9.2.2).

Physikalische Kriterien

Beim Durchstrahlen von Materie mit hochenergetischer Strahlung kommt es zu einem rein physikalisch bedingten Aufbaueffekt der Strahlendosis. Dieser bewirkt, dass das Maximum der Strahlenwirkung nicht an der Gewebeoberfläche, sondern weiter in der Tiefe liegt. Im Idealfall liegt es direkt im Tumorgewebe (☞ Abb. 9.6).

Technische Kriterien

Die zur Zerstörung eines Tumors nötige Strahlendosis muss nicht unbedingt aus einer einzigen Richtung oder über ein Feld eingestrahlt werden. Wenn dabei mehrere verschiedene Einstrahlrichtungen, so genannte Felder, benutzt werden, verteilt sich die Strahlenwirkung im gesunden Gewebe über einen größeren Bereich und ist somit verträglicher. Man spricht von *Mehrfeld-* oder *Kreuzfeuerbestrahlung* (☞ Abb. 9.7).

Mit vielen Geräten können auch *Pendelbestrahlungen* vorgenommen werden. Dabei wird ein ähnlicher Schoneffekt für das gesunde Gewebe erzielt (☞ Abb. 9.8).

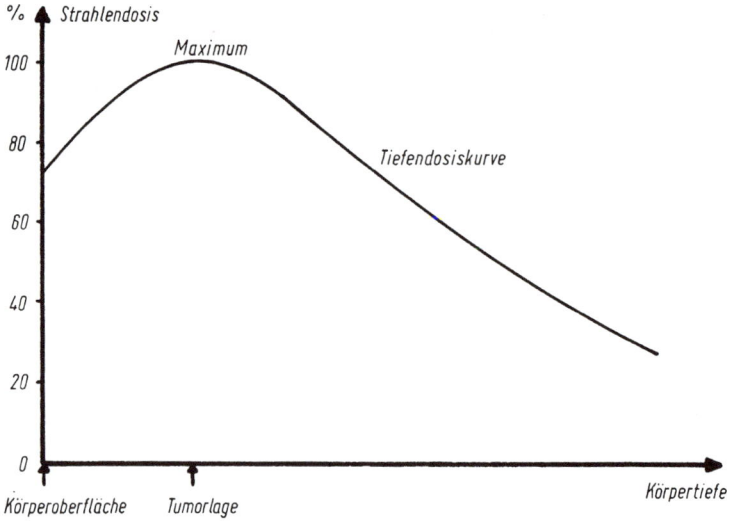

Abb. 9.6: Die Tiefendosiskurve von hochenergetischer Strahlung zeigt einen Aufbaueffekt, d. h. das Maximum der Strahlenwirkung liegt nicht an der Körperoberfläche, sondern in einer bestimmten Tiefe.

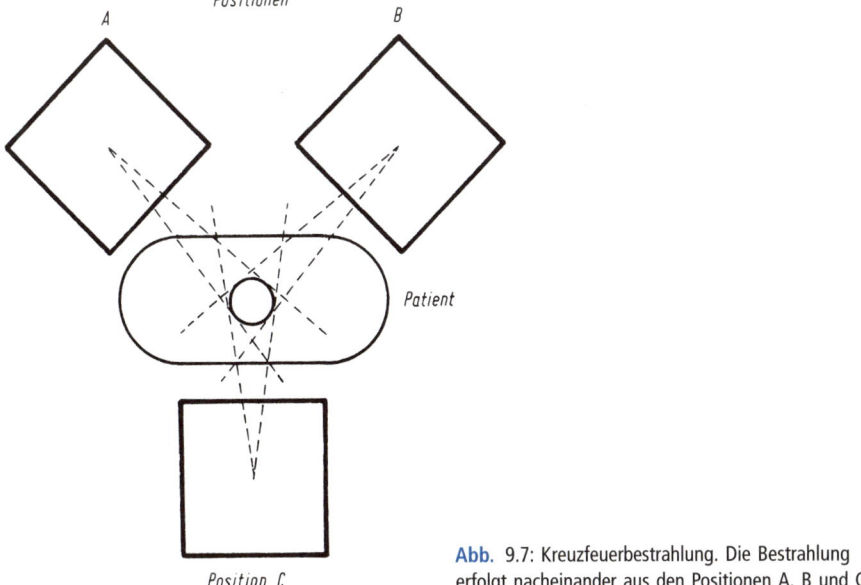

Positionen

A   B

Patient

Position C

Abb. 9.7: Kreuzfeuerbestrahlung. Die Bestrahlung erfolgt nacheinander aus den Positionen A, B und C.

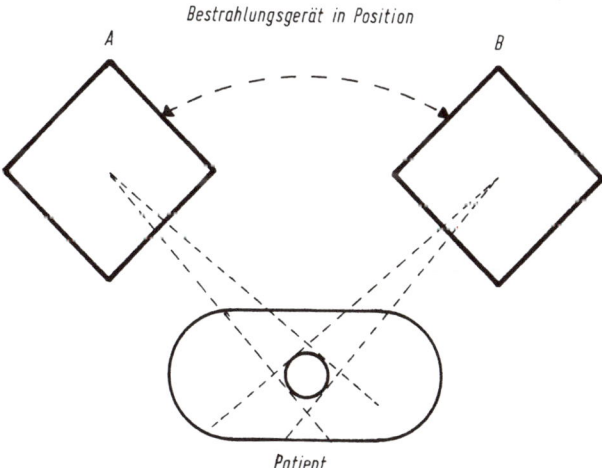

Bestrahlungsgerät in Position

A   B

Patient

Abb. 9.8: Pendelbestrahlung: Das Bestrahlungsgerät „pendelt" während der Bestrahlung zwischen den Positionen A und B. Dadurch verteilt sich die Strahlenwirkung im gesunden Gewebe über einen großen Bereich, bleibt aber im Tumor konzentriert.

9.3.2 Prinzipieller Verlauf einer Strahlenbehandlung

Die Strahlenbehandlung eines Patienten gliedert sich funktionell und zeitlich in mehrere Abschnitte.

Lokalisation

Zunächst muss die Lage des Bestrahlungsherdes, meist des Tumors, exakt festgestellt werden. Bei tief liegenden Tumoren werden hierbei Röntgengeräte, nämlich spezielle Lokalisationsgeräte oder Therapiesimulatoren, oder auch geeignete Ultraschallgeräte und in zunehmendem Maße Computertomographie-Geräte benutzt.

Bestrahlungsplan

Für jeden Patienten wird ein spezieller Plan über Art und Verlauf der Strahlenbehandlung aufgestellt. In diesem werden die folgenden Angaben festgelegt.

► Strahlenart: Elektronen, Röntgen usw.
► Strahlendosis: abhängig von Größe und Art des Tumors

► Einstrahlart: Pendel-, Kreuzfeuerbestrahlung usw.
► Bestrahlungsrhythmus: Die zur Vernichtung des Tumors nötige Strahlendosis wird in der Regel nicht auf einmal, sondern durch mehrere Bestrahlungen verabreicht.

Die Verteilung der Strahlendosis im Bestrahlungsgebiet, d. h. Tumorbereich, kann mit Hilfe von Bestrahlungsplanungs-Computern vorausberechnet werden. Die Strahlenbehandlung des Patienten erfolgt entsprechend den Festlegungen im Bestrahlungsplan. Die Dauer einer einzelnen Bestrahlung liegt im Minutenbereich. Die Dauer der gesamten Bestrahlung kann sich über mehrere Monate hinziehen.

Kontrollen

Sowohl im Verlauf als auch am Schluss der gesamten Behandlung wird der Bestrahlungserfolg, d. h. die Tumorvernichtung, kontrolliert. Dabei werden wieder die bei der Lokalisation eingesetzten Geräte benutzt.

10 Strahlenschutz

Von den in diesem Buch besprochenen Strahlen wurde eine Gruppe stets besonders hervorgehoben: die *ionisierenden Strahlen*. Wichtige Vertreter dieser Gruppe sind in der Tabelle 10.1 noch einmal zusammengestellt.

Sie zeichnen sich dadurch aus, dass sie in der Lage sind, Atome und Moleküle zu io-

Elektromagnetische Strahlen	Korpuskularstrahlen
Röntgenstrahlen	Alphastrahlen
Gammastrahlen	Betastrahlen

Tab. 10.1: Ionisierende Strahlen.

nisieren. Ihre Energie reicht also aus, chemische Bindungen zu zerstören. Zerstörung chemischer Bindungen ist der Zerstörung von Material, z. B. Gewebe, gleichzusetzen. Vor dieser zerstörenden Wirkung müssen wir uns schützen!

> **Merke**
> Strahlenschutz heißt Schutz vor der zerstörenden Wirkung ionisierender Strahlen.

Zur Wahrnehmung von Licht haben wir unsere Augen. Zur Wahrnehmung von ionisierenden Strahlen aber besitzen wir kein Sinnesorgan. Wir müssen also wissen, wo sie vorkommen (☞ Kapitel 7 – 9). Welche Schutzmöglichkeiten gibt es aber gegen ihre Wirkungen?

10.1 Strahlendosis und Strahlenwirkung

10.1.1 Strahlendosis

Ionisierende Strahlen bestehen entweder aus Teilchen, z. B. Elektronen, oder aus elektromagnetischen Wellenpaketen, z. B. Photonen oder Quanten. In jedem Fall sind diese Strahlen-Elemente klein genug, um in Materie einzudringen und durch den „leeren Raum" innerhalb der Atome zu „fliegen" (☞ 1.1.2). Je nach ihrer Energie, Größe und Ladung stoßen sie früher oder später mit den Atombausteinen zusammen. Dabei übertragen sie Energie, und zwar Energie, mit der zerstörende Wirkung ausgeübt wird. Je mehr Energie also auf diese Weise in dem durchstrahlten Material absorbiert wird, desto stärker ist die zerstörende Wirkung.

Die von der bestrahlten Masse Gewebe absorbierte Energie nennt man *Energiedosis*. Ihre Einheit ist das Gray (Gy).

Die Energiedosis wird oft mit „Energie" verwechselt, was zu schweren Missverständnissen führen kann.

Ein Beispiel: Die Angabe, es sei 1 Gy appliziert worden, sagt allein nichts über die Strahlenwirkung aus.

1 Gy kann als Teilkörperbestrahlung (z. B. nur an der Fingerspitze) oder als Ganzkörperbestrahlung appliziert worden sein (☞ Abb. 10.2). Trotz der sehr unterschiedlichen Strahlenwirkung wird in beiden Fällen gesagt, es sei 1 Gy appliziert worden. Um die Strahlenwirkung abschätzen zu können, muss man auch die räumliche Dosisverteilung und die Strahlenempfindlichkeit der betroffenen Gewebe kennen.

Die *Äquivalentdosis* (Einheit Sievert: Sv) berücksichtigt die spezifische Wirkung einer Strahlenart. Bei Alpha- und Neutronenstrahlen unterscheiden sich die Angaben in „Sv" und „Gy" erheblich. Für die in der Medizin benutzten Röntgen-, Gamma- und Elektronenstrahlen gilt jedoch:

$$1 \text{ Sv} \simeq 1 \text{ Gy}$$

Die effektive *Äquivalentdosis* (kurz: effektive Dosis) berücksichtigt die Energiedosis, die räumliche Dosisverteilung und die Strahlenempfindlichkeit aller betroffenen Gewebe und Organe.

Die für die biologische Wirkung wichtigen Größen Energiedosis bzw. Äquivalentdosis sind unter klinischen Bedingungen nicht direkt messbar. Deshalb wird ersatzweise die Strahlenwirkung auf ein anderes Medium, z. B. Luft, gemessen und daraus auf die Energie- bzw. Äquivalentdosis geschlossen. Die auf die Luftmasse bezogene Ladung der erzeugten Ionen heißt *Ionen-*

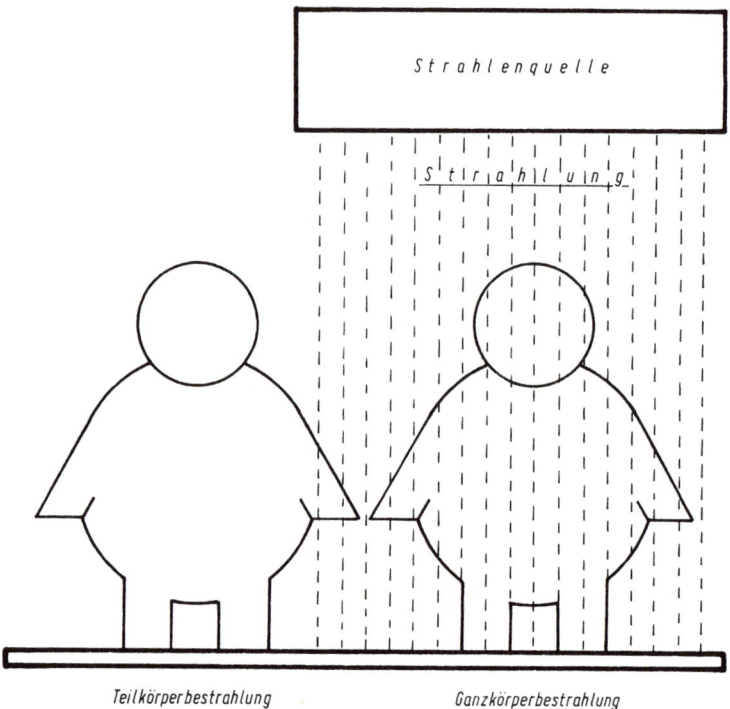

Abb. 10.2: Zum Dosisbegriff: Beide Menschen erhalten die gleiche Strahlendosis, wenn die pro Gramm bestrahlten Gewebes absorbierte Strahlenenergie gleich groß ist. Beispielsweise könnten beide in der dargestellten Situation eine Dosis von 1 Gy erhalten, in einem Fall in einem Teilkörperbereich und im anderen im gesamten Körper. Trotz gleicher Dosisangabe sind die Auswirkungen auf die Person unterschiedlich.

dosis. Die Einheit der Ionendosis ist das Coulomb pro Kilogramm (C/kg).

10.1.2 Strahlenwirkung

„Mikroskopische" Strahlenwirkungen können Zerstörung von chemischen Bindungen, Zell- oder Chromosomenschäden (☞ 9.2) zur Folge haben. Einzelschäden dieser Art können wir nicht wahrnehmen. Erst wenn hinreichend viele solcher „mikroskopischen" Schäden eingetreten sind, zeigt der Körper eine bemerkbare „makroskopische" Reaktion. Art und Umfang dieser Reaktion hängen stark von der Strahlendosis, von den betroffenen *Körperteilen* (Teilkörper-, Ganzkörperbestrahlung) und von der *zeitlichen Dauer* und Verteilung der Strahlenbelastung ab (☞ Abb. 10.3). Allgemein gilt jedoch, dass die makroskopische Strahlenwirkung nicht sofort nach der Strahlenbelastung eintritt. Es vergehen oft Tage, Wochen oder gar Monate, bis sie bemerkbar wird. Strahlenschäden an den Keimzellen, so genannte *genetische Strahlenschäden*, können sich ggf. erst in der folgenden Generation bemerkbar machen.

Die am eigenen Körper auftretenden Strahlenschäden werden als *somatische Strahlenschäden* bezeichnet.

Auswirkungen großer Strahlendosen ☞ *Tab. 10.4*

Strahlenbelastungen treten im Allgemeinen nur in extremen Situationen auf, z. B. nach einem Unfall im Atomreaktor oder einer Atombombenexplosion. Aber auch in alltäglichen Situationen sind wir häufig der Einwirkung von ionisierenden Strahlen ausgesetzt. Die dort auftretende Strahlenbelastung ist jedoch erheblich geringer (☞ Tab. 10.5).

Die natürlichen Strahlenbelastungen entstehen durch kosmische Strahlung aus dem Weltall und durch Spuren von natürlichen radioaktiven Substanzen auf der Erde. Der Durchschnittswert dieser Belastung beträgt in Deutschland ca. 1 mSv pro Jahr. Die zivilisationsbedingten Strahlenbelastungen durch Medizin, Diagnostik und Therapie, Fallout von Kernwaffenversuchen und Kernkraftwerke betragen hier durchschnittlich ca. 0,6 mSv pro Jahr.

Vor dem Einsatz von ionisierenden Strahlen zu medizinischen Zwecken muss der Arzt jeweils die medizinische Notwendigkeit und die Strahlenbelastung gegeneinander abwägen.

In dem Zusammenhang sei noch einmal auf den Unterschied zwischen Ganzkörper- und Teilkörperbestrahlung hingewiesen. Eine Tumorbelastung von einigen zig Sv kann der Organismus ohne nachhaltige Schäden überstehen. Eine einmalige Ganzkörperbestrahlung mit 6 Sv führt zum Tod (100 %-Letaldosis, ☞ Tabelle 10.4).

10.2 Der gesetzliche Strahlenschutz

10.2.1 Zulässige Strahlenbelastungen

Um die Bevölkerung vor nachhaltigen – insbesondere vor genetischen – Strahlenschäden zu schützen, hat der Gesetzgeber spe-

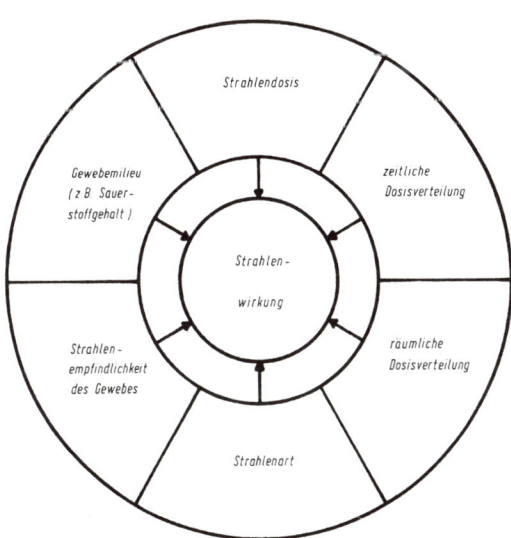

Abb. 10.3: Faktoren, die die Strahlenwirkung beeinflussen.

Zeit nach einmaliger Strahleneinwirkung	Ganzkörperbelastung mit			
	6 Sv (100 %-Letaldosis)	4 Sv (50 %-Letaldosis)	1 Sv (kritische Dosis)	0,25 Sv (Gefährdungsdosis)
1 – 2 Stunden	Übelkeit, Erbrechen	Übelkeit, Erbrechen	Keine Symptome	Keine subjektiven Beschwerden
1. Woche	Durchfall, Erbrechen,	Keine Symptome		Blutbildveränderungen nachweisbar
2. Woche	Entzündungen Fieber, Gewichtsabnahme, Tod (100 %)			
3. Woche		Beginnende Epilation	Appetitlosigkeit, Mattigkeit	
4. Woche		Fieber, Entzündungen, Durchfall	Durchfall, Gewichtsabnahme	
Später		Nasenbluten, Gewichtsabnahme, Tod (50 %)	Erholung wahrscheinlich, einzelne Todesfälle	

Tab. 10.4: Strahlenauswirkungen nach einmaligen kurzzeitigen Ganzkörperbestrahlungen.

Belastungsursache	mSv
Durchschnittl. Natürliche und zivilisationsbedingte Strahlenbelastung	GK 1-2/Jahr
Med. Diganostik	
Radio-Jod-Test	GK 1
Rö.-Lungenaufnahme	TK 1
Rö.-Durchleuchtung	TK bis zu 50
Med. Strahlentherapie von Entzündungen	TK 500-2000
Tumorbestrahlung	TK einige zigtausend

Tab. 10.5: Strahlenbelastung durch Umwelt und Medizin. Gk: Ganzkörper-, TK: Teilkörperbestrahlung; mSv: Millisievert.

zielle Gesetze und Verordnungen erlassen, z. B. das Atomgesetz, Röntgenverordnung, Strahlenschutzverordnung (☞ Literaturhinweise). In ihnen ist u. a. festgelegt, unter welchen Bedingungen ionisierende Strahlen eingesetzt werden dürfen und was dabei zu beachten ist.

In der Röntgen- und Strahlenschutz-Verordnung sind u. a. die maximal zulässigen Strahlenbelastungen für verschiedene Bevölkerungsgruppen angegeben. Dabei unterscheidet der Gesetzgeber u. a. zwischen *beruflich strahlenexponierten Personen*, deren Strahlenbelastung routinemäßig kontrolliert wird, und *anderen Personen*.

Tab. 10.7 gibt einen vereinfacht dargestellten Überblick über gesetzlich zulässige max. Ganzkörperbelastungen (effektive Dosis) innerhalb von Strahlenschutzbereichen.

Außerhalb von Strahlenschutzbereichen darf die effektive Strahlenbelastung pro Einzelperson der Bevölkerung maximal 1 mSv im Jahr betragen. Bei Einhaltung dieser gesetzlich festgelegten Grenzbelastungen sind besondere Rahmenbedingungen zu beachten. Einzelheiten können der Strahlenschutzverordnung entnommen werden.

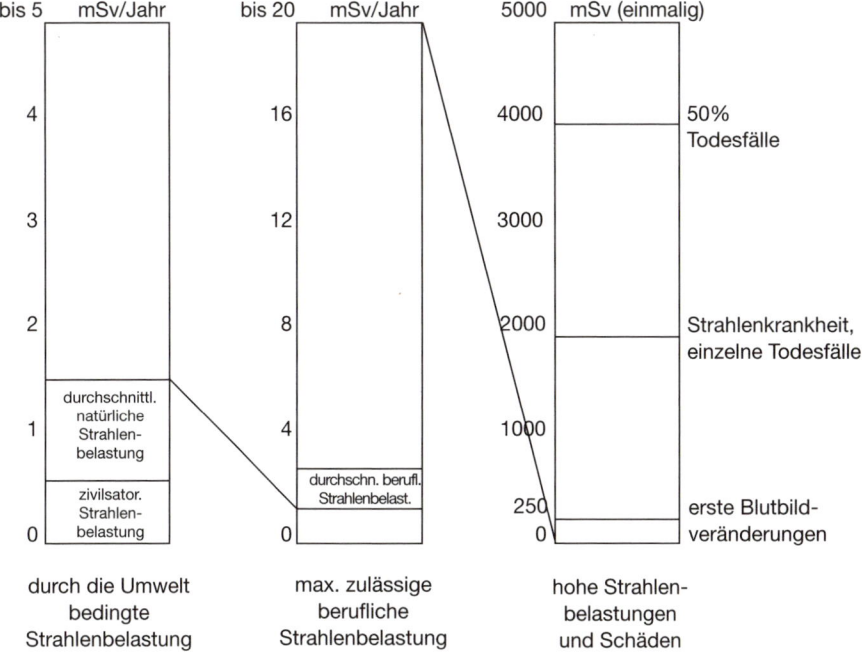

Abb. 10.6: Vergleich von Strahlenbelastungen verschiedener Größenordnung.

Person	Zulässige effektive Dosis/Jahr
Beruflich strahlenexponierte Person	20 mSv
Beruflich strahlenexponierte Person unter 18 Jahren	1 mSv

Tab. 10.7: Gesetzlich zulässige maximale effektive Dosis (Ganzkörperdosis) pro Jahr bei beruflicher Strahlenexposition.

Die in Tabelle 10.7 aufgeführten Werte sind im Hinblick auf einen *Bevölkerungsschutz vor genetischen Schäden* aufgestellt worden. Sie liegen weit unter der Gefährdungsdosis für somatische Schäden (☞ Tab. 10.4). Für *Teilkörperbelastungen* (Or-

ganbelastungen) sind gesondert Grenzwerte festgelegt worden (☞ Tab. 10.8).

Bei Einhaltung aller Grenzwerte für die Strahlenbelastung werden medizinisch bedingte Strahlendosen für Patienten außer Acht gelassen.

Abbildung 10.6 zeigt eine vergleichende graphische Gegenüberstellung gesetzlich festgelegter Grenzwerte der natürlichen und zivilisatorischen Strahlenbelastung und eindeutig gefährdender Strahlendosen.

Der Grenzwert für die Summe der in allen Kalenderjahren ermittelten effektiven Dosen beruflich strahlenexponierter Personen (= **Berufslebensdosis**) beträgt 400 mSv.

Bei gebärfähigen Frauen beträgt der Grenzwert für die in einem Monat kumulierte Dosis an der Gebärmutter 2 mSv.

Körperteil (Organ)	Zulässige Organdosis /Jahr Für Personen ≥ 18 Jahre	Zulässige Organdosis /Jahr Für Personen < 18 Jahre
Augenlinse		15 mSv
Haut, Hände, Unterarme, Füße	jeweils 500 mSv	jeweils 50 mSv
Schilddrüse, Knochenoberfläche	jeweils 300 mSv	
Augenlinse, Dickdarm, Lunge, Magen, Blase, Brust, Leber, Speiseröhre u. andere Organe	jeweils 150 mSv	
Keimdrüsen, Uterus, Knochenmark (rot)	jeweils 50 mSv	

Tab. 10.8: Höchstzulässige Teilkörperdosen (Organdosen) für beruflich strahlenexponierte Personen (StrlSchV).

10.2.2 Überwachung der Strahlenschutzvorschriften

Für jeden Bereich, in dem man ionisierende Strahlen in größerem Umfang einsetzt, sind *Strahlenschutzverantwortliche* bzw. *-beauftragte* zuständig. Sie sind für die Einhaltung der gesetzlich festgelegten Strahlenschutzbestimmungen verantwortlich. Zu ihren Aufgaben zählen u. a. die Überwachung von beruflich strahlenexponierten Personen durch regelmäßige Messungen der Personendosis, Strahlenschutzbelehrungen und die Einrichtung und Kontrolle von *Strahlen-schutzbereichen*. Zur Kennzeichnung wird u. a. ein internationales Zeichen für ionisierende Strahlung verwendet (☞ Abb. 10.9).

Man unterscheidet zwischen Sperrbereichen, Kontrollbereichen und Überwachungsbereichen. Sperrbereiche und Kontrollbereiche müssen deutlich in vorgeschriebener Weise gekennzeichnet werden und sind nur für eine bestimmte Gruppe von Personen zugänglich. Überwachungsbereiche sind nicht besonders gekennzeichnet. Für die Einhaltung der jeweils maximal zulässigen Strahlenbelastungsgrenzen sind die Strahlenschutzverantwortlichen bzw. -beauftragten zuständig. Sie haben dies durch geeignete Maßnahmen sicherzustellen, u. a. durch eine für den jeweiligen Betrieb geltende Strahlenschutzanweisung.

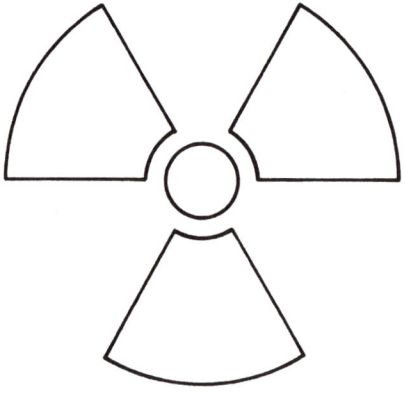

Abb. 10.9: Internationales Zeichen für ionisierende Strahlung.

10.3 Praktischer Strahlenschutz

Ungeachtet der gesetzlich gesicherten Überwachungs- und Schutzmaßnahmen sollte ein jeder darauf bedacht sein, seine Strahlenbelastung so niedrig wie möglich zu halten.

Dazu ist die *Kenntnis von Maßnahmen* nötig, mit denen man diese Absicht verwirklichen kann.

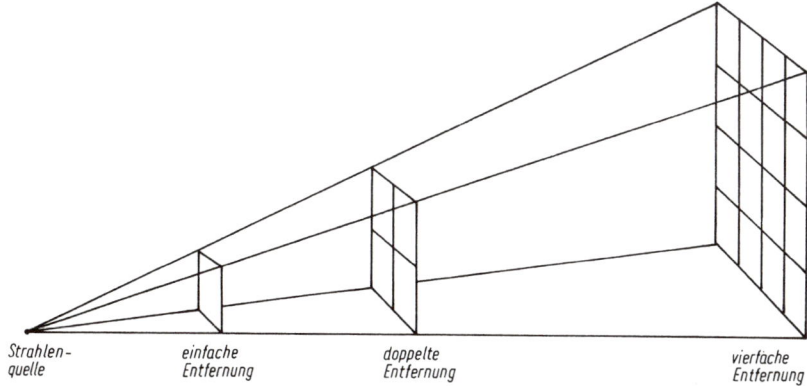

| Strahlen-quelle | einfache Entfernung | doppelte Entfernung | vierfache Entfernung |

Abb. 10.10: Abhängigkeit der Strahlenwirkung von der Entfernung; die Wirkung verteilt sich in doppelter Entfernung auf eine vierfache Fläche und in vierfacher Entfernung auf eine sechzehnfache Fläche.

Drei einfache, aber wirkungsvolle Grundregeln sollten jedem ständig bewusst sein, der mit ionisierenden Strahlen zu tun hat: 1. Durch Einhalten eines möglichst großen Abstands von der Strahlenquelle lässt sich die Strahlenbelastung erheblich reduzieren. Es gilt hier ein rein geometrisch bedingtes **Abstandsgesetz**, das besagt:

Die Strahlenbelastung sinkt mit dem Quadrat der Entfernung von der Quelle.

Durch Verdopplung des Abstandes sinkt die Strahlenbelastung auf ein Viertel und durch Verdreifachung bereits auf ein Neuntel (☞ Abb. 10.10). 2. Durch Verwendung einer geeigneten **Abschirmung** kann die Strahlenbelastung ebenfalls stark verringert werden. Die Fähigkeit einer ionisierenden Strahlung, Materie zu durchdringen, hängt von ihrer Energie und von der Strahlenart ab (☞ Abb. 10.11).

Nicht die dickste Abschirmung ist die günstigste, sondern die dünnste, mit der

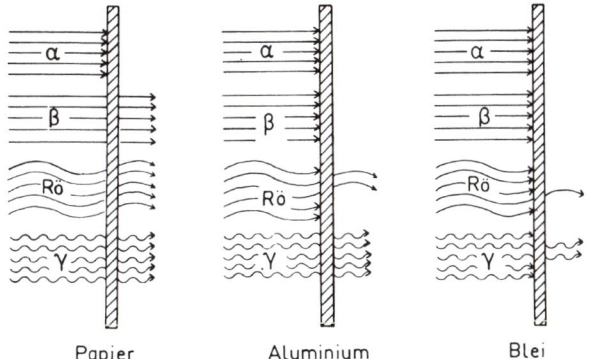

| Papier | Aluminium | Blei |

Abb. 10.11: Unterschiedliche Durchdringungsfähigkeit von Alpha-, Beta- und Gammastrahlung bei verschiedenen Materialien.

die betreffende Strahlung ausreichend abge-schirmt werden kann. Wegen seiner großen Dichte wird meistens Blei als Abschirmma-terial benutzt. In der *Röntgendiagnostik* bie-tet eine *Bleischürze* bereits hinreichenden Schutz. In der Nuklearmedizin muss man sich zuweilen mit dicken Bleiziegeln gegen die *Einwirkung von Gammastrahlung* schüt-zen, wogegen Betastrahlen bereits durch das Glas einer Gefäßwand abgehalten werden können.

3. Die Strahlenbelastung ist von der **Auf-enthaltszeit** im Strahlungsbereich abhän-gig.

> Es gilt: Je kürzer der Aufenthalt, desto geringer die Strahlenbelastung!

Die drei großen A des Strahlenschutzes sind also:

▶ Abstand
▶ Abschirmung
▶ Aufenthalt.

Auch wenn sich nicht immer alle drei Maßnahmen gleichzeitig verwirklichen las-sen, sollte man sich ihrer ständig bewusst sein. Die Wahl der geeigneten Maßnah-me(n) erfolgt unter Abwägung der Erforder-nisse der jeweiligen Situation.

11   Einführung in die Chemie

11.1   Was ist Chemie und wo begegnet sie uns?

Chemie ist überall, denn die gesamte uns bekannte Welt besteht aus chemischen Ele-menten und Verbindungen. Die Sonne ist ein glühender Ball aus Wasserstoff- und He-liumgas. Unsere Erde setzt sich im Wesent-lichen aus Eisen und Siliciumverbindungen zusammen. Kleine Moleküle, wie Sauer-stoff, Stickstoff und Wasser, bilden die Luft-hülle und die Meere. Wir selbst bestehen wie alle Lebewesen aus kompliziert zusam-mengesetzten   Kohlenstoffverbindungen, die sich in jeder Sekunde verändern und fas-zinierende Kreisläufe und Gleichgewichte bilden.

In unserem Haushalt verwenden wir eine ganze Sammlung von Substanzen und Zu-bereitungen, die wir „chemische Stoffe"

nennen: Reinigungsmittel, Kosmetika, Me-dikamente, Farben und Klebstoffe. Aber auch die Materialien, mit denen wir uns kleiden oder einrichten und unsere Nah-rungsmittel bestehen aus chemischen Ver-bindungen. Außerhalb der Wohnung finden wir neben der sprichwörtlichen „Chemie", die in Tanklastern über die Straßen rollt, eine Fülle von Stoffen und Materialien, die allesamt chemischer Natur sind, egal ob natürlicher oder synthetischer Herkunft.

In diesem Teil des Buchs werden vor al-lem Kenntnisse derjenigen Stoffe und Pro-zesse vermittelt, die im Pflegealltag oder zum Verständnis grundlegender physiologi-scher Vorgänge relevant sind. Dabei handelt es sich um unterschiedlichste Substanzen und Erscheinungsformen vom einfachen Wassermolekül bis zur hochkomplexen Nukleinsäure.

11.2   Teilgebiete

Die Chemie hat sich, seit sie zu einer eigenständigen Disziplin innerhalb der Naturwissenschaften wurde, so stark entwickelt und differenziert, dass sie heute als Wissenschaft wie als Arbeitsfeld in ihrer Gesamtheit kaum noch überschaubar ist. Man unterscheidet deshalb verschiedene Teilgebiete und -disziplinen, die jedoch untereinander starke Überschneidungen aufweisen (☞ Abb. 11.1).

Zunächst lassen sich eher stofforientierte und eher aspektorientierte Fachrichtungen voneinander abgrenzen.

11.2.1   Stoffchemie

Die *Stoffchemie* umfasst das Wissen um die Eigenschaften der chemischen Elemente und Verbindungen, die Möglichkeiten ihrer Herstellung, der *chemischen Synthese,* und ihrer gegenseitiger Umwandlungen. Um die verwirrende Vielfalt der chemischen Stoffe überschauen zu können, wurden weitere Klassifizierungen geschaffen, beispielsweise die Unterscheidung zwischen *anorganischer* und *organischer Chemie.* Diese Idee stammt noch aus dem 18. Jahrhundert, als man glaubte, dass es zwischen dem Mineralreich und den Lebewesen keinen stofflichen Zusammenhang gäbe. Heute ist die Bezeichnung „organische Chemie" einfach ein Sammelbegriff für die Verbindungen des Kohlenstoffs (☞ 15), während „anorganische Chemie" die Verbindungen zwischen allen anderen Elementen umfasst (☞ 12). Die Grenzen sind allerdings fließend, denn es gibt auch anorganische Kohlenstoffverbindungen, beispielsweise das Kohlendioxid.

11.2.2   Chemische Disziplinen

Eine andere Unterteilung berücksichtigt verschiedene methodische *Herangehensweisen* der Chemie, die unabhängig von

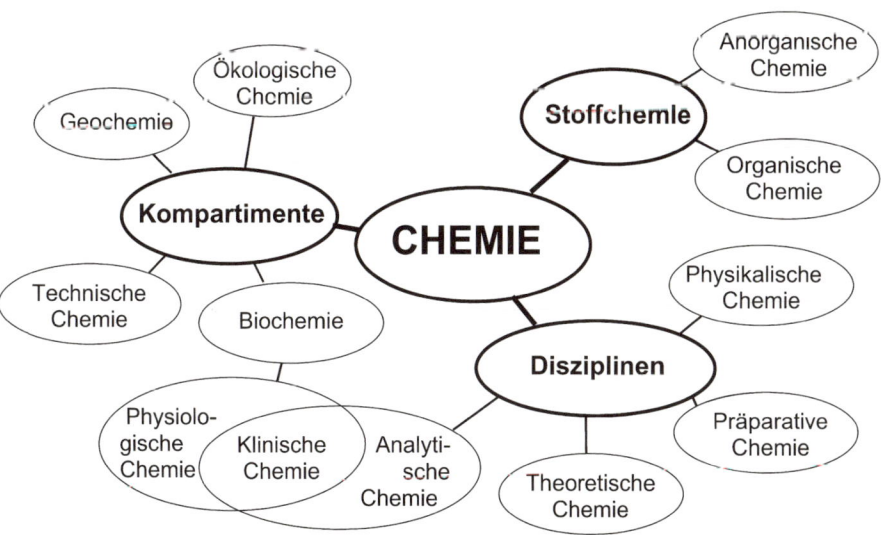

Abb. 11.1: Teilgebiete der Chemie.

der Art der Stoffe sind. Zu diesen Teilgebieten zählen

▶ *Theoretische Chemie* – liefert mathematische Modelle für Atome, Verbindungen und Strukturen

▶ *Physikalische Chemie* – erforscht und beschreibt Stoffzustände und -umwandlungen mit Hilfe physikalischer Methoden

▶ *Präparative Chemie* – enthält konkrete Verfahren und Rezepte zur Herstellung chemischer Substanzen

▶ *Analytische Chemie* – umfasst Untersuchungsmethoden zur Aufklärung der chemischen Zusammensetzung von Stoffen.

11.2.3 Chemie der Kompartimente

Schließlich gibt es noch eine Fülle von Fachrichtungen, die sich mit jeweils einem speziellen *Ausschnitt (Kompartiment)* der chemischen Welt beschäftigen.

▶ *Geochemie* – beschreibt die chemischen Strukturen und Prozesse in der Erdrinde; es gibt auch eine Kosmochemie

▶ *Biochemie* – umfasst die Chemie der Lebewesen; auch physiologische Chemie genannt

▶ *Ökologische Chemie* – beschreibt Wechselwirkungen und Kreisläufe chemischer Stoffe in der Natur

▶ *Technische Chemie* – beschreibt Verfahren und Prozesse der chemischen Industrie.

In der Pflegeausbildung werden uns vor allem die *physiologische* und die *klinische Chemie* beschäftigen. Letztere ist als Schnittmenge der analytischen und der physiologischen Chemie aufzufassen (☞ Abb. 11.1) und umfasst alle Verfahren, die zur Analyse chemischer Substanzen in Körper-

flüssigkeiten geeignet sind. Dazu kommt noch die *Radiochemie*, das Wissen über die Eigenschaften und Anwendungen radioaktiver Elemente und Verbindungen (☞ 8).

11.3 Chemisches Handwerkszeug

Chemie ist gleichermaßen Wissenschaft und Handwerk; manche meinen, außerdem auch Kunst. Zum Grundwissen in der Chemie gehört daher das nötige Handwerkszeug.

11.3.1 Material und Methoden

Chemische Formeln und *mathematische Gleichungen* ermöglichen ein systematisches Vorgehen beim Berechnen von Zusammensetzungen und Reaktionsansätzen. Die chemische Formelsprache werden wir an späterer Stelle in diesem Kapitel kennenlernen; mathematische Hilfsmittel werden nur in ganz beschränktem Umfang benötigt.

Einen festen Platz im Chemielabor haben *elektronische Auswerte- und Dokumentationshilfen,* angefangen vom Taschenrechner über die PC-Tabellenkalkulation bis zum grafischen Molekülzeichenprogramm.

Zum Dosieren, Mischen, Umsetzen und Trennen von Stoffen wird eine Vielfalt an *technischen Laboreinrichtungen, Gefäßen und Apparaten* benötigt (☞ Abb. 11.2), am populärsten dürfte das Reagenzglas sein.

In den Pflegeberufen haben wir es im Wesentlichen mit Spritzen zum Abmessen kleiner und mittlerer Flüssigkeitsmengen sowie mit Röhrchen und Flaschen zum Aufbewahren von Medikamenten oder Blut- und Urinproben für das Labor zu tun.

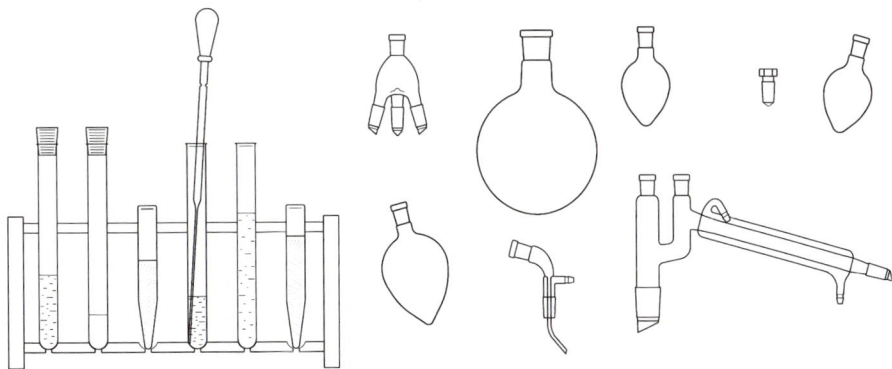

Abb. 11.2: Auswahl chemischer Gefäße und Apparaturen, links: Reagenzgläser und Pipette; rechts: Glaskolben und Kühler zum Destillieren von Flüssigkeiten.

11.3.2 Maße und Gewichte

Während im Haushalt jeder mit Mengen von 1 l oder 500 g umgehen kann, bereitet die Abschätzung, wieviel etwa 1 mg oder 5 ml sind, schon größere Schwierigkeiten. Die folgende Tabelle (☞ Tab. 11.3) führt einige grobe (!) Anhaltswerte für kleine Mengen Feststoffe oder Flüssigkeiten an.

11.3.3 Klinische Analytik

Zum chemischen Handwerkszeug gehören weiterhin Reagenzien und Methoden, die

den Nachweis eines bestimmten Elements oder einer Verbindung in einer Probe ermöglichen. Im Gesundheitsbereich ist die eigentliche *klinische Laboranalytik,* die mit zum Teil sehr aufwendigen Verfahren Stoffwechselprodukte, Medikamente oder Drogen im Blut und Urin nachweisen kann, zu unterscheiden von der *Schnellanalytik,* die mittels Sensoren oder Teststreifen in der Arztpraxis oder am Krankenbett durchgeführt werden kann.

Das bekannteste Beispiel, die Glucosebestimmung aus einer Blutprobe, beruht auf einer biochemischen oder elektrochemischen Reaktion der Glucose auf einem Teststreifen. Das Ergebnis kann z. B. von einem Diabetes-Patient selbst als Zahlenwert an der Auswerteeinheit abgelesen werden.

11.3.4 Umgang mit Gefahrstoffen

Alle Personen, die sich beruflich mit Chemikalien im engeren Sinne beschäftigen, müssen über die Eigenschaften gefährlicher Stoffe und Zubereitungen informiert sein. Der Gesetzgeber hat deshalb für die Beurteilung, Kennzeichnung und den Umgang

Menge	Abschätzung
1 mg Salz	ca. 1 Körnchen
1 g Salz	1 reichliche Messerspitze
1 ml = 1 cm³ Wasser	ca. 20 Tropfen
1 ml Alkohol	ca. 50 Tropfen
5 ml Flüssigkeit	ca. 1 Teelöffel
20 ml Flüssigkeit	1 Schnapsglas, 1 Reagenzglas
150–200 ml Flüssigkeit	1 Trinkglas

Tab. 11.3: Schätzwerte für kleine Flüssigkeits- und Feststoffmengen.

Xn Gesundheitsschädlich
Xi Reizend

T Giftig
T+ Sehr giftig

C Ätzend

F Leichtentzündlich
F+ Hochentzündlich

O Brandfördernd

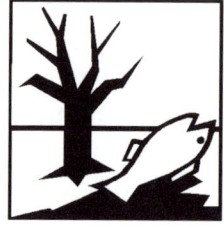

N Umweltgefährlich

Abb. 11.4: Kennzeichnung von gefährlichen Stoffen und Zubereitungen.

mit Gefahrstoffen umfassende Regeln geschaffen, die in der Gefahrstoffverordnung beschrieben sind. An dieser Stelle werden nur die wichtigsten Gefährdungsklassen mit den zugehörigen Kennzeichen vorgestellt (☞ Abb. 11.4).

Im Alltag relativ häufig findet man die Kennzeichnung „*gesundheitsschädlich* (Xn)" beispielsweise auf Klebstoffen oder „*reizend* (Xi)" auf manchen Reinigungsmitteln, die geringe Anteile ätzender Chemikalien enthalten. *Giftige* (T) oder *sehr giftige* (T+) Stoffe, die mit dem Totenkopf gekennzeichnet werden, kommen weniger häufig vor, beispielsweise Methanol oder bestimmte Drogen.

Stoffe mit der Kennzeichnung T und T+ müssen stets unter Verschluss aufbewahrt werden, z. B. im Giftschrank.

Zu den *ätzenden* Stoffen, die auf viele Materialien, auch Haut und Schleimhäute zerstörend wirken, gehören konzentrierte Säuren und Basen (☞ 14). *Leichtentzündlich* (F) sind viele Lösemittel, wie Testbenzin oder Ethanol; Ether ist sogar *hochentzündlich* (F+). *Brandfördernde* Stoffe (O), die im Gemisch mit brennbaren Substanzen zur Gefahr werden, kommen im Pflegealltag kaum vor, ein Beispiel ist Kaliumpermanganat. Die Kennzeichnung „*umweltgefährdend* (N)" tragen Stoffe, die für Wasser-

und Bodenorganismen besonders schädlich sind.

11.4 Chemische Formelsprache und Terminologie

Die Chemie hat wie jede Wissenschaft ihre eigene Sprache, um Stoffe und Prozesse möglichst klar und eindeutig beschreiben zu können. Chemische Formeln machen auf denjenigen, der sich nicht gerade beruflich damit beschäftigt, oft einen fremdartigen und wenig verständlichen Eindruck. Die Grundlagen der chemischen Formelsprache werden hier deshalb kurz erläutert.

11.4.1 Chemische Symbole

Die wichtigsten chemischen Symbole sind die für die chemischen Elemente verwendeten Abkürzungen (☞ Abb. 1.5). Als Beispiel sei **Na** für Natrium oder **Cl** für Chlor genannt. Alle Elemente mit ihren Symbolen sind in der Tabelle „Eigenschaften der chemischen Elemente" im Anhang aufgelistet. Viele Elementsymbole passen allerdings nicht mit den deutschen Bezeichnungen zusammen. Damit sie auf der ganzen Welt verstanden werden, sind sie von den lateinischen Namen abgeleitet, beispielsweise **C** für Kohlenstoff, lat.: *carbo*, oder **Ag** für Silber, lat.: *argentum*.

Zusätzlich zu den Elementsymbolen werden zur Kennzeichnung von Strukturen, numerischen Verhältnissen oder Prozessen Zahlen, griechische Buchstaben, mathematische und grafische Symbole, beispielsweise Pfeile, verwendet.

11.4.2 Chemische Formeln

Die chemischen Formeln dienen zur Bezeichnung der Zusammensetzung einer bestimmten Substanz und bestehen in der Regel aus *Elementsymbolen* und nachgestellten Zählern, den *Indices*.

Ein einfaches Beispiel ist Wasser, H_2O. In dieser Formel steht das Symbol **H** für das Element Wasserstoff (lat.: *hydrogenium*) und **O** für das Element Sauerstoff (lat.: *oxygenium*). Der tiefgestellte Index 2 nach dem Wasserstoffsymbol bedeutet, dass in dieser Einheit 2 Wasserstoffatome enthalten sind.

Eine weitaus komplexer zusammengesetzte Substanz ist $C_{34}H_{32}FeN_4O_4$. Dies ist die Formel für das *Häm*, ein Bestandteil des roten Blutfarbstoffs Hämoglobin (☞ 12.3.3). Es enthält Kohlenstoff, Wasserstoff, Sauerstoff, Stickstoff **N** (lat.: *nitrogenium*) und ein Atom Eisen **Fe** (lat.: *ferrum*) je Molekül.

Diese Formeln treffen eine Aussage über die Zusammensetzung einer Verbindung aus den Elementen. Man nennt sie deshalb *Summenformeln*. Rückschlüsse auf die räumliche Anordnung (Struktur) eines Moleküls oder einer Atomgruppe in einem Kristall erlauben Summenformeln allerdings nicht ohne Weiteres.

Man kann sich damit behelfen, dass man die Elemente in der Reihenfolge aufzählt, in denen sie auch Strukturelemente bilden. Die gebräuchliche Schreibweise für das Ethanol ist deshalb C_2H_5OH, weil bekannt ist, dass fünf Wasserstoffatome an Kohlenstoff, aber ein Wasserstoffatom an das Sauerstoffatom (O) gebunden sind. Die Struktur des Ethanols ist in Abbildung 11.5 dargestellt.

Die Darstellungsweise auf der linken Seite (☞ Abb. 11.5) nennt man *Valenz-*

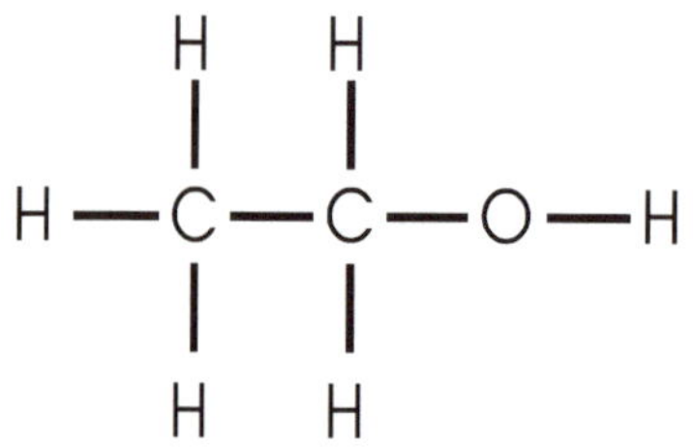

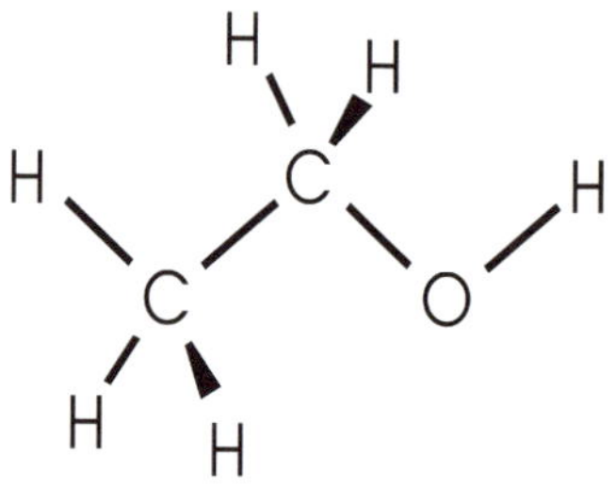

Abb. 11.5: Abbildung des Ethanolmoleküls; links: Valenzstrichformel; rechts: Strukturformel.

strichformel (Valenz = Atombindung). Jeder Strich steht für ein Elektronenpaar und somit für eine Bindung. Die genauere räumliche Struktur des Ethanolmoleküls zeigt die rechte Abbildung. Man erkennt, dass die Bindungen von den Kohlenstoffatomen in Richtung der Ecken eines Tetraeders ausgehen und die C-O-H-Bindung einen Winkel aufweist. Diese Art der Darstellung nennt man *Strukturformel*. Valenzstrichformeln und Strukturformeln bilden räumliche Strukturen in unterschiedlicher Weise in die Zeichenebene ab.

11.4.3 Chemische Nomenklatur

Für die chemischen Namen der Verbindungen gilt dasselbe wie oben gesagt: Die Bezeichnungen sollen eindeutig und weltweit verständlich sein. Darum kümmert sich

eine internationale Institution, die IUPAC (**I**nternational **U**nion of **P**ure and **A**pplied **C**hemistry). Die Regeln der IUPAC-Nomenklatur sind allerdings in der Kürze kaum darstellbar. Es sei nur soviel erwähnt, dass sie es prinzipiell ermöglicht, allen Verbindungen einen systematischen, aus Standardbauteilen aufgebauten Namen zuzuordnen.

In Tabelle 11.6 sind einige Beispiele aus der anorganischen Chemie zum Verständnis aufgeführt. Die systematischen Namen bestehen hier aus griechischen Zählwörtern (*kursiv* dargestellt), deutschen oder lateinischen Elementbezeichnungen oder Wortstämmen (**fett**) sowie bestimmten Endungen (-id, -at etc.). Für die organischen Verbindungen gelten eigene Regeln (☞ 15).

In der Praxis ist es ab einer gewissen Komplexität der Verbindung einfacher, dem Ganzen einen kurzen, eingängigen Namen zu geben (*Trivialnamen*). Die IUPAC erlaubt Trivialnamen in einem weiten Umfang, niemand muss beispielsweise zu *Zitronensäure* jetzt „*2-Hydroxypropan-1,2,3-tricarbonsäure*" sagen, sorgt jedoch dafür, dass überflüssige und kaum noch nachvollziehbare Bezeichnungen wie „gelbes Blutlaugensalz" nicht mehr verwendet werden.

Formel	Systematischer Name	Gebräuchlicher Name
H_2O	*di*-**Wasserstoff**-ox-id	Wasser
NaCl	**Natrium**-**chlor**-id	Kochsalz
Na_2SO_4	*di*-**Natrium**-*tetra*-oxo-**sulf**-at	Natriumsulfat

Tab. 11.6: Beispiele für Stoffbezeichnungen.

11.5 Größen und Einheiten

11.5.1 SI-System

Die in der Chemie verwendeten Größen und Einheiten basieren auf dem physikalischen Maßsystem und den Basisgrößen wie Masse, Temperatur, Weg, Zeit u. a., die durch das SI (*System international,* Internationales System) festgelegt werden. Die Begriffe *Masse* und *Temperatur* wurden bereits im physikalischen Teil erläutert (☞ 2.2.1; 3.2). Die Masse als Stoffeigenschaft spielt in der Chemie eine wichtige Rolle, da alle chemischen Verbindungen aus bestimmten Massenverhältnissen der beteiligten Elemente gebildet werden. Somit sind bei chemischen Synthesen und Analysen die Massen der beteiligten Stoffe zu beachten, und quantitative Berechnungen von chemischen Reaktionen und Gleichgewichten sind ohne den Einsatz von Massen gar nicht denkbar.

11.5.2 Atommassen

Die Massen der Atome oder Moleküle selbst werden in atomaren Masseneinheiten *(amu)* gemessen. 1 amu ist das Gewicht eines Neutrons bzw. Protons, nämlich etwa $1,67 \times 10^{-24}$ g (☞ 1.1.1). Unter Vernachlässigung der Elektronen beträgt also das Gewicht des normalen Wasserstoffatoms (1 Proton) 1 amu und das des Heliumatoms (2 Protonen, 2 Neutronen) 4 amu. Die Atommassen der weiteren Elemente sind in der Tabelle „Eigenschaften der chemischen Elemente" im Anhang aufgeführt. Nicht ganzzahlige Atommassen, wie beim Chlor, kommen durch Anteile verschiedener Isotope (☞ 1.1.4) zustande.

Im Fall von Verbindungen werden alle Masseneinheiten der beteiligten Elemente zusammengezählt. Ein Wassermolekül (H_2O) hat daher die Molekülmasse $2 \times 1 + 16 = 18$ amu. Eine Natriumchlorid-Einheit hat die Masse 23 (für Na) + 35,5 (für Cl) = 58,5 amu.

11.5.3 Stoffmengen

In der Praxis möchte niemand bei der Planung eines chemischen Versuchs mit winzigen atomaren Masseneinheiten und entsprechend vielen Zehnerpotenzen rechnen. Es gibt daher eine weitere SI-Basisgröße, die den Umgang mit Massen sehr vorteilhaft gestaltet: die *Stoffmenge,* auch *das Mol* genannt. Eine Menge ist im mathematischen Sinne eine Anzahl von – zumindest theoretisch – abzählbaren Einheiten. Beim Mol handelt es sich nun um eine *Menge von Atomen oder Molekülen,* genauer gesagt: um ungefähr 6×10^{23} Teilchen.

Wie kommt nun diese Zahl zustande? Es sind genauso viele Teilchen, wie man benötigt, um eine Masse in Gramm zu erhalten, die der Atom- bzw. Molekülmasse in amu entspricht. Dies ist für sämtliche Elemente und Verbindungen gültig.

Beispiel: 1 mol Helium wiegt 4 g, da die Atommasse 4 amu beträgt
1 mol Wasser wiegt 18 g, da die Molekülmasse 18 amu beträgt
Man sagt auch: die *Molmasse* von Wasser ist 18 g.

> Die Molmasse ist die Masse (in g) von einem mol Teilchen eines Elements oder einer Verbindung.

Das Rechnen mit Molen hat immer dann Vorteile, wenn die Eigenschaften eines Systems direkt von der Teilchenzahl abhängen, z. B. die elektrische Leitfähigkeit (☞ 5.1),

Größe	Bezugsgrößen	oft gebrauchte Einheit(en)
Konzentration	Masse/Volumen	g/l; mg/l = ppm (m/v); µg/l = ppb (m/v)
Molarität	Stoffmenge/Volumen	mol/l (M); mmol/l
Normalität	Äquivalent/Volumen	val/l (N); mval/l
Volumenanteil	Volumen/Volumen	% (v/v) = Vol.-% (z. B. Alkoholanteil in Getränken)
Massenanteil	Masse/Masse	% (m/m) = Masse-%; ‰ (m/m); mg/kg = ppm (m/m)

Tab. 11.7: Häufig vorkommende Konzentrationsmaße
(ppm = part per million = 1/1000 000; ppb = part per billion = 1/1000 000 000)

der pH-Wert (☞ 14.5.3) oder der osmotische Druck (☞ 2.3.2). Bei chemischen Reaktionen werden die Ausgangsstoffe immer in einem bestimmten molaren Verhältnis zueinander umgesetzt (☞ 13.3.1).

11.5.4 Konzentrationen

Da die physiologische Chemie sich vor allem in wässrigen Lösungen abspielt, sind in der Praxis seltener absolute Massen oder Stoffmengen, sondern vielmehr relative Größen, nämlich die Konzentrationen von Substanzen im Wasser von Bedeutung.

Je nachdem, ob man nun eine Masse, Stoffmenge oder ein Volumen relativ zu einer anderen Masse oder einem anderen Volumen betrachtet, ergeben sich unterschiedliche Konzentrationsmaße (☞ Tab. 11.7).

Bei physiologischen Lösungen gibt man in der Regel die *Konzentration* des gelösten Stoffes in mg/l an, z. B. beim Eisengehalt im Blut. Gleichbedeutend mit mg/l ist die Einheit ppm, die zur Kennzeichnung einer Masse/Volumen-Konzentration oft durch „m/v" ergänzt wird.

Eine andere Darstellung der Konzentration ist die *Molarität*. Sie wird insbesondere dann eingesetzt, wenn es um die chemische Wirkung einer Substanz geht, beispielsweise um den pH-Wert (☞ 14.5.3). Die Konzentration von Säuren wird in mol/l angegeben. Eine Schwefelsäure mit 1 mol/l nennt man *1-molare* oder *1 M Schwefelsäure*.

Die *Normalität* macht eine Aussage über die Anzahl der Äquivalente, d. h. der Ionenladungen, in einer Lösung. Da eine 1 M Schwefelsäure in Lösung *2 Mol* H^+-Ionen abgibt, ist *sie 2-normal* oder *2 N*.

Eine weitere gebräuchliche Größe ist der *Volumenanteil*, der beispielsweise beim Alkoholgehalt in Getränken mit %, oft der Eindeutigkeit halber gekennzeichnet mit „v/v" oder „Vol.", angegeben wird.

Schließlich gibt es auch Konzentrationsmaße für feste Mischungen. Als Beispiel sei der Wirkstoffgehalt in Medikamenten genannt, der als Massenanteil wiederum in %, hier aber in Masse-%, „m/m", ausgedrückt wird, bei Spurenanteilen auch in ‰ oder mg/kg.

12 Elemente und Verbindungen

12.1 Übersicht

12.1.1 Stoffbegriff

Am Anfang dieses Buchs sind der Aufbau der Atome und die Möglichkeiten beschrieben, wie sich durch chemische Bindungen aus Atomen verschiedene Strukturen bilden (☞ 1.2). Daraus erklärt sich die Vielfalt der chemischen Stoffe. Zwischen den Begriffen *Element, Stoff, Verbindung* und *Gemisch* muss in der Chemie genau unterschieden werden.

▶ **Chemische Elemente** sind Stoffe, die nur aus einer einzelnen Atomsorte, einschließlich unterschiedlicher Isotope, bestehen

▶ Ein **Stoff** im chemischen Sinn besteht nur aus einer einzigen chemisch reinen Substanz. Stoffe können sowohl chemische Elemente als auch Verbindungen sein

▶ **Verbindungen** sind Stoffe bestehend aus mehreren verschiedenen Elementen, die untereinander eine chemische Bindung eingehen

▶ **Gemische** bestehen aus mehreren Stoffen, die untereinander keine chemischen Bindungen aufweisen. Es können jedoch Wechselwirkungen zwischen den beteiligten Substanzen eintreten (☞1.3.2).

12.1.2 Stoffarten

Wie kann man nun Ordnung in den Zoo der chemischen Stoffe bringen? Die chemischen Stoffe lassen sich nach ihren Eigenschaften gruppieren, die wiederum von den jeweiligen Grundbausteinen bzw. vom Aufbauprinzip abhängig sind (☞ Tabelle 12.1). Beispiele für die angegebenen Stoffarten finden sich auch in den nachfolgenden Abschnitten.

12.1.3 Übersicht der chemischen Elemente

Eigenschaften der chemischen Elemente
☞ *Tab. im Anhang*

Aufbau des Periodensystems

Die 113 chemischen Elemente werden nach der Zahl ihrer Protonen im Kern, der Ordnungszahl, und der Anzahl ihrer Elektro-

Stoffart	Eigenschaften	Grundbausteine	Beispiel
Salzartige Stoffe	Hart, spröde, schwer verdampfbar, z. Z. wasserlöslich; Lösungen sind elektrisch leitend	Ionen	Kochsalz
Metallische Stoffe	Glänzend, elektrisch leitend, verformbar	Metallatome	Eisen
Flüchtige Stoffe	Gasförmig, flüssig oder fest und leicht verdampfbar	Kleine/mittelgroße Moleküle	Wasser
Hochmolekulare Stoffe	Fest, nicht unzersetzt verdampfbar	Große Moleküle/ Molekülkristalle	Gelatine

Tab. 12.1: Einteilung der Stoffarten.

nenschalen im Periodensystem angeordnet (☞ 1.1.3). Bei fortlaufender Ordnungszahl der Elemente tritt eine periodische Wiederholung bestimmter chemischer Eigenschaften auf. Deshalb fasst man chemisch ähnliche Elemente in vertikalen *Gruppen* zusammen (☞ Tab. 1.5).

Die chemischen Eigenschaften werden von den Elektronen der äußersten Schale bestimmt. So kann beispielsweise der Wasserstoff nur ein Elektron abgeben, der Kohlenstoff dagegen bis zu vier Elektronen. Die Anzahl der für Bindungen verfügbaren Elektronen nennt man die **Wertigkeit.** Elemente der maximalen Wertigkeit 1 befinden sich in der linken äußeren Spalte, der I. Hauptgruppe. Ab der vierten Schale kommen noch mehr Elektronen ins Spiel, so dass man jeweils zwischen Haupt- und Nebengruppe unterscheiden muss. Die VIII. Hauptgruppe, ganz auf der rechten Seite, enthält die Edelgase, die aber ihre 8 Außenelektronen nur sehr ungern abgeben, so dass hier auch die Bezeichnung „0. Hauptgruppe" verwendet wird.

Metalle und Nichtmetalle

Die Vielfalt der chemischen Elemente lässt sich unterteilen in *Metalle* und *Nichtmetalle*. Der größte Teil aller Elemente ist metallischer Natur. Längs einer Diagonale im Periodensystem etwa vom Bor (B) zum Astat (At) findet man Elemente, die nur zum Teil metallische Eigenschaften aufweisen. Sie werden *Halbmetalle* genannt.

Die Nichtmetalle befinden sich rechts oberhalb der besagten Diagonale. Nichtmetalle können gasförmig, flüssig oder fest sein, sind jedoch, mit Ausnahme der Edelgase, alle durch Atombindungen aufgebaut. Sie zählen entweder zu den flüchtigen Stof-

fen, wenn sie aus kleinen Molekülen bestehen, oder zu den hochmoleklularen Stoffen, beispielsweise der Kohlenstoff in Form von Graphit.

Elemente im Organismus

Der menschliche Körper ist aus einer überschaubaren Anzahl chemischer Elemente aufgebaut (☞ Abb. 12.2). An erster Stelle stehen Sauerstoff, Kohlenstoff, Wasserstoff und Stickstoff, die zusammen den Wasseranteil und die organische Substanz des Körpers ausmachen.

Einige Prozent der Körpersubstanz werden von *Mineralstoffen* gebildet, darunter Calcium und Phosphor in der Knochensubstanz, sowie Natrium, Kalium, Magnesium, Schwefel und Chlor als Bestandteile der Elektrolyte. In sehr geringen Anteilen folgen schließlich die so genannten *Spurenelemente*. Folgende Spurenelemente sind als *essentiell*, d. h. wesentlich für die biologischen Funktionen bekannt: Chrom, Eisen, Iod, Cobalt, Kupfer, Mangan, Molybdän, Selen und Zink. Für andere Lebensformen können noch weitere Elemente von Bedeutung sein.

12.1.4 Verbindungen

Übersicht

Der Großteil der Elemente geht untereinander chemische Bindungen ein. Die so entstehenden Verbindungen weisen völlig andere Eigenschaften auf als die darin enthaltenen Elemente. Aus silbrig glänzenden, festen Metallen entstehen beispielsweise verschiedenfarbige, wasserlösliche Salze. Woher weiß man nun, welche Verbindung entsteht und wie sie aufgebaut ist? Die

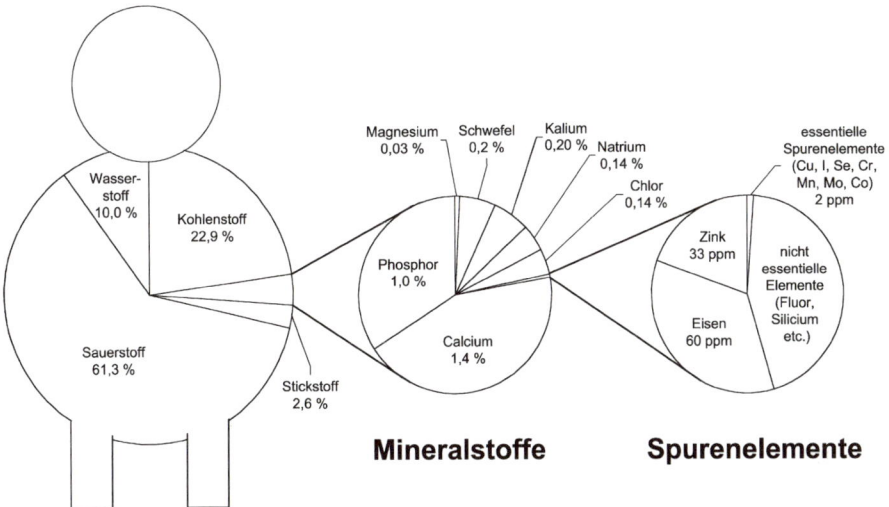

Abb. 12.2: Anteile der Elemente im menschlichen Körper.

Eigenschaften der beteiligten Atome bestimmen, ob Ionenbindungen, Atombindungen oder metallische Bindungen entstehen und in welchem Zahlenverhältnis die Bindungspartner miteinander reagieren.

Bindungsarten

Die verschiedenen Möglichkeiten der Elemente, miteinander Bindungen einzugehen, haben wir bereits kennengelernt (☞ 1.2).

Ionenbindungen (☞ 1.2.1) bilden sich bevorzugt dann, wenn ein Bindungspartner eine starke Anziehungskraft auf die Bindungselektronen ausübt und ein anderer eine schwache Anziehungskraft. Diese Anziehungskraft nennt man *Elektronegativität*. Stark elektronegative Elemente sind beispielsweise Sauerstoff, Fluor oder Chlor. Solche Elemente gehen vorzugsweise unter Aufnahme von Elektronen in negativ geladene Ionen, die *Anionen*, über. Die meisten Metalle sind wenig elektronegativ und bilden unter Abgabe von Elektronen positiv geladene Ionen, die *Kationen*.

Atombindungen (☞ 1.2.2) entstehen, wenn die Unterschiede in der Elektronenanziehung der beteiligten Elemente geringer sind. Die Atome nutzen die vorhandenen Elektronen gemeinsam, so dass jeder Bindungspartner eine voll besetzte Außenschale hat. Die entstehenden Teilchen sind die *Moleküle*.

Unterschiedliche Elektronegativitäten führen allerdings dazu, dass die gemeinsam genutzten Elektronen mehr in der Nähe des elektronegativeren Elements lokalisiert sind. Atombindungen mit einer solchen unsymmetrischen Ladungsverteilung nennt man **polare Atombindungen.**

Sind die Elektronegativitäten der Bindungspartner gleich oder fast gleich, entstehen **unpolare Atombindungen,** beispielsweise zwischen Kohlenstoff und Wasserstoff (☞ 15).

Verbindungen zwischen metallischen Elementen untereinander nennt man *Legierungen*. In Legierungen liegen **metallische Bindungen** (☞ 1.2.3) vor.

> **Merke**
>
> Nichtmetalle bilden mit Nichtmetallen *Moleküle* durch polare oder unpolare Atombindungen.
> Metalle bilden mit Nichtmetallen *ionische Verbindungen*.
> Metalle bilden mit Metallen *Legierungen* durch metallische Bindungen.

Zwischenmolekulare Wechselwirkungen

Molekülverbindungen wären niemals flüssig oder fest, wenn nicht zusätzlich zu den inneren Bindungen zwischen ihren Atomen auch Kräfte zwischen den Molekülen auftreten würden. Diese Kräfte nennt man *zwischenmolekulare Wechselwirkungen*. Sie beruhen auf elektrostatischen Anziehungseffekten in verschiedenen Größenordnungen.

Dipolwechselwirkungen gehen von Molekülen mit polaren Bindungen aus. Die Anwesenheit polarer Bindungen führt zu positiven und negativen Ladungsschwerpunkten im Molekül, es sei denn, die Teilladungen sind symmetrisch angeordnet und heben sich nach außen hin gegenseitig auf. Polare Moleküle ordnen sich so an, dass positive und negative Ladungsschwerpunkte jeweils zueinander ausgerichtet sind. Ein Sonderfall der Dipolwechselwirkungen sind die *Wasserstoffbrücken* (☞ 1.2.4, ☞ 12.4.2).

Polare Substanzen, die sich gut in Wasser lösen, nennt man auch *hydrophile* Substanzen (gr.: = Wasser liebend).

Auch unpolare Moleküle zeigen, wenn auch geringe, zwischenmolekulare Wechselwirkungen, deren Existenz jedoch nicht einfach zu begründen ist. Man nennt sie **van der Waals-Wechselwirkungen.** Unpolare Substanzen lösen sich nicht in Wasser und werden daher *hydrophobe* Substanzen genannt. Beispiele sind Öl oder Benzin. Sie heißen auch *lipophil* (gr.: = Fett liebend), weil sie andererseits gut in fettartigen Stoffen und unpolaren organischen Lösemitteln löslich sind.

> **Merke**
>
> Polare Stoffe sind *hydrophil.*
> Unpolare Stoffe sind *lipophil* oder *hydrophob.*

Einen Grenzfall zwischen innermolekularen Bindungen und zwischenmolekularen Wechselwirkungen stellen die **Komplexbindungen** dar (☞ 1.2.4). Sie treten dann auf, wenn mehrere Ionen oder Moleküle an ein Zentralatom gebunden werden. Je nach Art der beteiligten Partner kann es sich um polare, ionische oder sogar kovalente Bindungen handeln. Metallionen in wässriger Lösung bilden beispielsweise Komplexe mit den polaren Wassermolekülen (☞ 14.2.2). In der Biochemie spielen Komplexe eine bedeutende Rolle.

Verbindungsbildung und chemische Synthese

Wie bilden sich nun Verbindungen aus den Elementen? Manche Stoffe kann man dadurch erzeugen, dass man die Komponenten zusammenmischt und direkt zur Reaktion bringt. Dieser Ansatz ist beispielsweise beim Natriumchlorid möglich, das aus metallischem Natrium durch Überleiten von Chlorgas entsteht. Die Reaktion wird in der Reaktionsgleichung durch einen Pfeil gekennzeichnet:

Gl. 12.1

$$Na + Cl \rightarrow NaCl$$

Andere Substanzen sind nur über Umwege aus anderen Verbindungen oder über mehrere Zwischenstufen herstellbar. Dies ist vor allem bei den komplex aufgebauten organischen Verbindungen der Fall.

Die chemischen Elemente reagieren in der Regel nicht in beliebigen Mengenverhältnissen miteinander. Da die Mengen der für eine Ionenbindung oder Atombindung zur Verfügung gestellten bzw. in Anspruch genommenen Elektronen zueinander passen müssen, erhält man Verbindungen mit ganz bestimmten Zahlenverhältnissen (☞ 13.3.1). Die Zahlenverhältnisse richten sich nach der Wertigkeit der beteiligten Elemente. Im Beispiel NaCl ist das Natrium ein einwertiges Element (I. Hauptgruppe). Das Chlor kann maximal ein Elektron aufnehmen und ist daher hier als Bindungspartner einwertig. Im Ergebnis stellt sich beim Natriumchlorid ein Zahlenverhältnis von 1:1 ein. Die Zahlenverhältnisse bei Verbindungen werden *Stöchiometrie* genannt.

Mit dem Aufbau der chemischen Verbindungen in Labor und Industrie beschäftigt sich die *Synthesechemie*. Einige Grundlagen und Beispiele chemischer Reaktionen sind in den nachfolgenden Kapiteln erläutert (☞ 13.4, ☞ 15).

Chemische Analyse

Es gibt mehrere Möglichkeiten, die Zusammensetzung einer Verbindung herauszufinden. In den Anfangszeiten der modernen Chemie wurde in der Regel versucht, die Verbindung wieder in ihre Elemente zu zerlegen oder wenigstens in Unterprodukte, deren Zusammensetzung schon bekannt ist (gr.: *Analysis* = Auflösung). Diese Methoden wurden bedeutend verfeinert und sind für viele Zwecke immer noch in Gebrauch. Die Zusammensetzung organischer Verbindungen als Summenformel aus Kohlenstoff, Wasserstoff und Sauerstoff wird durch Verbrennung zu Kohlendioxid und Wasser ermittelt, die beispielsweise durch Wägung quantitativ bestimmt werden können (*Elementaranalyse*).

Proben, die aus Gemischen verschiedenster Substanzen in sehr unterschiedlichen Anteilen bestehen, sind in der physiologischen Chemie die Regel. Solche Proben müssen zunächst für die Analyse vorbereitet werden mit dem Ziel, die nachzuweisenden Bestandteile (*Analyten*) anzureichern, während der uninteressante Rest der Probe (*Matrix*) möglichst weitgehend entfernt werden soll. Die Analyten können dann mit Hilfe der *Chromatographie* im gelösten oder gasförmigen Zustand weiter aufgetrennt werden (*Flüssigchromatographie, Gaschromatographie*).

Die *spektrometrischen Methoden* basieren auf physikalischen Messungen direkt an den Verbindungen oder an einer in geeigneter Weise vorbereiteten Probe. Durch Bestrahlung mittels Licht-, UV- oder Röntgenstrahlen und Messung der Energieverteilung und Intensität nach Durchgang durch die Probe lassen sich Aussagen über die beteiligten Elemente und Bindungstypen machen.

Spektrometrische und chromatographische Methoden zählen zum Standard in der klinischen Analytik. Dazu kommen noch biochemische Methoden, beispielsweise *Immunoassays,* die Wirkstoffe in den Körperflüssigkeiten durch spezifische

Kopplungsreaktionen nachweisen und quantifizieren können. Die ganze Bandbreite der analytischen Möglichkeiten und Methoden kann in diesem Rahmen nicht weiter dargestellt werden; es wird auf die Übersichtsliteratur verwiesen.

12.2 Nichtmetalle und ihre Verbindungen

12.2.1 Eigenschaften der Nichtmetalle

Die Nichtmetalle weisen hinsichtlich ihrer Eigenschaften ein wesentlich bunteres Spektrum auf als die Metalle. Es handelt sich um Gase, Flüssigkeiten oder Festkörper mit Schmelzpunkten von -272 °C beim Helium bis +3650 °C beim Kohlenstoff. Gemeinsam ist ihnen die fehlende metallische Leitfähigkeit. In ihren Verbindungen treten die Nichtmetalle in der Regel nicht wie die Metalle als positive Ionen auf. Sie bilden entweder negative Ionen, beispielsweise Chlorid (Cl^-), oder häufiger zusammengesetzte Anionen, wie Sulfat (SO_4^{2-}), die sich von den entsprechenden Oxiden ableiten.

In dieser Form kommen die Nichtmetalle auch in der Natur vor, indem sie gemeinsam mit den Metallionen die Salze und Mineralien aufbauen. Lebewesen bestehen weit überwiegend aus Nichtmetallen.

12.2.2 Wasserstoff

Wasserstoff (H) ist ein leichtes, farbloses, brennbares Gas, das aus zweiatomigen Molekülen (H_2) besteht (☞ Abb. 12.3 a). Er wird aus Wasser durch elektrischen Strom oder andere technische Prozesse gewonnen und gilt als Energieträger der Zukunft, da er keine fossilen Energievorräte verbraucht

und bei der Verbrennung nur Wasser entsteht:

Gl. 12.2
$$2\,H_2 + O_2 \rightarrow 2\,H_2O$$

Wasserstoff ist allerdings im Moment noch wesentlich teurer als Kohle oder Öl und außerdem wegen seiner geringen Dichte schwierig zu speichern; er eignet sich daher nur bedingt als Treibstoff für Kraftfahrzeuge.

Die wichtigste Wasserstoffverbindung ist das **Wasser** (☞ 12.4). Wasserstoff ist außerdem ein fester Bestandteil der **Kohlenwasserstoffe** (☞ 15.2) sowie aller Säuren (☞ 14.3).

Der menschliche Körper enthält etwa 10 % Wasserstoff, wieder vorwiegend in Form von Wasser als physiologisches Medium sowie als Molekülbestandteil der organischen Verbindungen. Wasserstoffionen in verschiedener Konzentration sind verantwortlich für den pH-Wert in den Körperflüssigkeiten (☞ 14.6).

12.2.3 Kohlenstoff

Kohlenstoff (C) ist ein Beispiel für ein Element, das in verschiedenen Formen auftritt, und zwar einmal als metallisch grauer, leicht zerreibbarer Feststoff, dem *Graphit,* und andererseits als sehr harter, farbloser Festkörper, dem *Diamant.* Daneben gibt es noch weitere, seltenere Modifikationen. Der Grund für die Existenz verschiedener Formen liegt in der Verknüpfung der Atome untereinander: Während Graphit (☞ Abb. 12.3 e) flache Schichten aus Sechsringen bildet, ist ein Diamant (☞ Abb. 12.3 f) aus einem einzigen großen Molekül mit tetraedrischen Kohlenstoffeinheiten, die sich ständig wiederholen, aufgebaut.

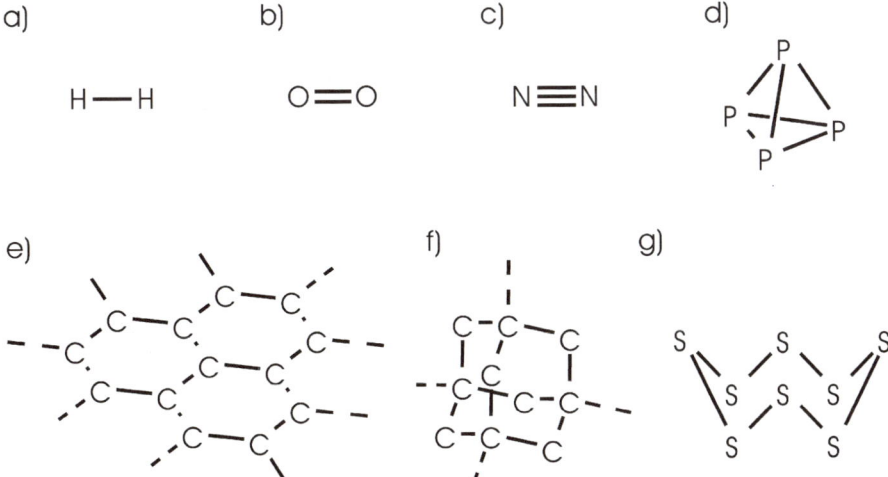

Abb. 12.3: Strukturen einiger Nichtmetalle. a) Wasserstoff; b) Sauerstoff; c) Stickstoff; d) weißer Phosphor; e) Kohlenstoff als Graphit und f) als Diamant; g) Schwefel.

Kohlenstoff ist das Element, das die Grundlage der ganzen belebten Natur bildet (☞ 15.1). Er wird technisch meist in Form von Kohle oder Erdöl gewonnen, die aus Überresten fossiler Organismen in geologischen Zeiträumen gebildet wurden und neben Kohlenstoff noch Wasserstoff und weitere Elemente enthalten. Kohle, Erdöl und die daraus hergestellten Produkte werden direkt als Brenn- und Treibstoff verwendet, sind jedoch auch die Basis zur Herstellung von Kunststoffen, Chemikalien und Pharmazeutika.

Eine wichtige Kohlenstoffverbindung ist das **Kohlenstoffdioxid (Kohlendioxid)** CO_2 (☞ Abb. 12.4 a), das bei der Verbrennung kohlenstoffhaltiger Materialien entsteht und bei dem der Kohlenstoff vierwertig ist:

Gl. 12.3
$$C + O_2 \rightarrow CO_2$$

Kohlendioxid wird als technisches Gas und zum Sprudeln von Trinkwasser verwendet.

Mit Wasser bildet es die **Kohlensäure** H_2CO_3 (☞ Abb. 12.4 b), die dem Mineralwasser seinen säuerlichen Geschmack verleiht, die sich aber, wenn man das Kohlendioxid entweichen lässt, sehr leicht wieder zersetzt:

Gl. 12.4
$$CO_2 + H_2O \rightleftharpoons H_2CO_3$$

Die Metallverbindungen der Kohlensäure heißen **Carbonate** (☞ Abb. 12.4 c) und spielen als Grundchemikalien eine wichtige Rolle (☞ 12.3.2).

Ein weiteres Oxid des Kohlenstoffs ist das **Kohlenstoffmonoxid** CO ("Kohlenmonoxid", Kohlenstoff(II)oxid, ☞ Abb. 12.4 d), in dem der Kohlenstoff zweiwertig auftritt. Es entsteht immer dann, wenn bei der Verbrennung von Kohlenstoff oder seinen Verbindungen nicht genügend Sauerstoff zur Bildung von CO_2 zur Verfügung steht. Dies wird bei der Herstellung von CO für technische Zwecke bewusst so gewählt, ist aber beispielsweise auch bei schlecht ziehenden Öfen oder Pkw-Motoren ohne Katalysator der Fall. Kohlenmonoxid ist ein farbloses, sehr giftiges Gas, das im Blutfarbstoff Hämoglobin stärker als Sauerstoff gebunden wird und so die Atmung blockiert.

Ähnliches gilt für eine Stickstoffverbindung des Kohlenstoffs, den **Cyanwasserstoff** HCN. Er ist unter dem Namen „Blausäure" bekannt als Giftgas zur Schädlingsbekämpfung. Das Kaliumsalz KCN ist als Mordgift „Zyankali" vor allem in Kriminalromanen sehr populär.

Alle weiteren Kohlenstoffverbindungen werden der organischen Chemie zugerechnet und dort beschrieben (☞ 15). Der Körper enthält etwa 23 % Kohlenstoff in organischen Struktur-, Nähr- und Wirkstoffen (☞ 16). Daneben kommen, im Blut gelöst, Kohlensäure und Carbonate vor, die den pH-Wert des Bluts bestimmen (☞ 14.6).

12.2.4 Stickstoff

Stickstoff (N) ist ein farbloses Gas, das aus zweiatomigen Molekülen (N_2) besteht und 78,1 Vol.-% der Atemluft ausmacht (☞ Abb. 12.3 c). Stickstoff ist an sich nicht giftig, bringt aber, wenn er den Sauerstoff verdrängt, alle Atmungs- und Verbrennungsprozesse zum Erliegen, was ihm seinen Namen eingebracht hat. Stickstoff kommt auch in Form von Mineralien, vor allem der Nitrate („Salpeter") $NaNO_3$ und KNO_3 vor und ist ein wesentliches Element der belebten Natur. Der menschliche Körper besteht zu 2,6 % aus Stickstoff, der vor allem in Aminosäuren, Proteinen und Nukleinsäuren (☞ 15.5.6; 16.4, 16.5) enthalten ist. Überschüssiger Stickstoff wird in Form von Harnstoff mit dem Urin ausgeschieden.

Eine wichtige Verbindung des dreiwertigen Stickstoffs ist der **Ammoniak** NH_3

(☞ Abb. 12.4 e), der im großen Maßstab technisch aus Luftstickstoff und Wasserstoff hergestellt wird:

Gl. 12.5
$$N_2 + 3\,H_2 \rightarrow 3\,NH_3$$

Ammoniak ist ein stechend riechendes Gas, das sich sehr gut in Wasser löst und mit Wasser eine alkalische Lösung, das so genannte Ammoniakwasser („Salmiakgeist") bildet (☞ 14.4.2). Ammoniak ist Bestandteil vieler Reinigungsmittel, z. B. von Glasreinigern, die den charakteristischen Geruch nach Ammoniak aufweisen.

Das **Distickstoffoxid** („Lachgas") N_2O ist ein Narkosegas, das im Gemisch mit 20 % Sauerstoff gegeben wird und neben der Narkose auch Heiterkeitszustände hervorruft.

Weitere **Stickstoffoxide** (NO, NO_2) sind giftig und zählen vor allem in Ballungsgebieten zu den problematischen Luftschadstoffen („NO_x", „saurer Regen"). Technisch werden sie in großem Maßstab aus Stickstoff und Sauerstoff zur Herstellung von Salpetersäure produziert.

Salpetersäure HNO_3 (Stickstoff(V)säure, ☞ Abb. 12.4 f) ist eine sehr starke, oxidierende Säure und der Ausgangsstoff für weitere Stickstoffverbindungen. Ihre Salze, die **Nitrate,** sind wichtige chemische Grundstoffe und Bestandteile von Düngemitteln und Sprengstoffen. Zu letzteren zählen auch viele organische Stickstoffverbindungen.

In der Natur bildet der Stickstoff einen Kreislauf, in dem er aus der Luft durch Bakterien im Boden chemisch gebunden wird, dann in Form einfacher Bausteine von Pflanzen und Tieren in den Aufbau der organischen Substanz eingeht und bei deren Kompostierung bzw. Verwesung wieder abgebaut und freigesetzt wird. Die Technik greift in diesen Prozess mit ein, indem sie künstliche Düngemittel herstellt und auf den Feldern ausbringt.

12.2.5 Sauerstoff

Sauerstoff (O) ist ein farbloses Gas, das für alle Atmungs- und Verbrennungsvorgänge benötigt wird und als zweiatomiges Molekül (O_2) in der Luft zu 20,9 Vol.-% vorkommt (☞ Abb. 12.3 b). Der menschliche Körper enthält ca. 61 % Sauerstoff, davon den überwiegenden Teil als Wasser. Sauerstoff ist ein reaktives Element. So verlaufen Verbrennungen in reinem Sauerstoff sehr heftig und er greift über kurz oder lang fast alle anderen Elemente unter Bildung von Oxiden an.

Die wichtigste Verbindung des Sauerstoffs, das **Wasser** (H_2O), ist so einzigartig und von hoher Bedeutung, dass ihr ein eigener Abschnitt gewidmet wird (☞ 12.4). Sauerstoff ist Bestandteil sehr vieler chemischer Verbindungen, darunter wichtiger Grundstoffe in Form von Oxiden, Säuren, Basen und Salzen sowie organischer Substanzen.

Die Reaktivität des Sauerstoffs wird in Haushalt und Technik benutzt, um beispielsweise hartnäckige Flecken in Textilien zu bleichen. Dafür verwendet man Sauerstoff in locker gebundener Form. Eine solche Verbindung ist das **Wasserstoffperoxid** H_2O_2 (☞ Abb. 12.4 h), das leicht elementaren Sauerstoff abgibt:

Gl. 12.6
$$H_2O_2 \rightarrow H_2O + O$$

Wasserstoffperoxid wird in verdünnter Lösung (3 % in Wasser) als Desinfektionsmittel eingesetzt, da der Sauerstoff Mikroorganismen wirkungsvoll abtötet. Moderne Bleichmittel enthalten Wasserstoffperoxid an bestimmte Salze, beispielsweise Carbonate, komplex gebunden, die stabil und einfach handhabbar sind und sich erst bei höheren Waschtemperaturen zersetzen.

Eine weitere sehr reaktive Form des Sauerstoffs ist das **Ozon** O_3 (Trisauerstoff, ☞ Abb. 12.4 g). Ozon wird technisch für chemische Synthesen und für die Wasserreinigung hergestellt und eingesetzt.

Ozon bildet sich in der Atmosphäre unter starker Sonnenbestrahlung und unter Mitwirkung von kohlenwasserstoffartigen Luftverunreinigungen. Hohe Ozonbelastungen, die zu Atemwegsbeschwerden führen, treten daher vor allem im Hochsommer in Ballungsräumen auf.

In der Stratosphäre wehrt das dort vorhandene natürliche Ozon den gefährlichen UV-Anteil der Sonnenstrahlen ab. Diese Ozonschicht wird durch gasförmige Substanzen gefährdet, die so stabil sind, dass sie in die Stratosphäre gelangen und mit dem Ozon reagieren können. Dazu gehören beispielsweise die früher für Spraydosen als Treibmittel eingesetzten Fluorchlorkohlenwasserstoffe (FCKW).

12.2.6 Phosphor

Phosphor (P) tritt wie der Kohlenstoff in mehreren Modifikationen auf. *Roter Phosphor* ist ein ungefährliches, rotbraunes Pulver, das sich beispielsweise in den Reibflächen von Streichholzschachteln findet. Der *weiße Phosphor* P_4 (☞ Abb. 12.3 d) ist dagegen ein sehr giftiger, wachsartiger Feststoff, der leicht brennbar ist und im Dunkeln an der Luft leuchtet. Diese Eigenschaft, die dem Phosphor seinen Namen gab (gr.: = Lichtträger), nennt man *Phosphoreszenz*.

Bei der Verbrennung von Phosphor entsteht **Phosphor(V)oxid**

Gl. 12.7

$$4\,P + 5\,O_2 \rightarrow 2\,P_2O_5$$

das sich mit Wasser zu **Phosphorsäure** umsetzt:

Gl. 12.8

$$P_2O_5 + 3\,H_2O \rightarrow 2\,H_3PO_4$$

Phosphorsäure (☞ Abb. 12.4 l) ist eine starke, ungiftige Säure, die in verdünnter Form lebensmittelgeeignet (Säuerungsmittel) und der Ausgangsstoff für die Salze der Phosphorsäure, die **Phosphate,** ist. Phosphate sind weit verbreitete Düngemittel sowie Bestandteile in Waschmitteln mit reinigenden und wasserenthärtenden Eigenschaften.

In Form seiner Verbindungen ist Phosphor als Bestandteil der Erbsubstanz (Nukleinsäuren) und vieler anderer biochemischer Stoffe ein für alle Lebensprozesse wichtiges Element. Der menschliche Körper enthält 1 % Phosphor, und zwar überwiegend in der Knochensubstanz als Calciumsalz (☞ 12.3.2), daneben auch in Form organischer Phosphorverbindungen *(Phospholipide, Adenosintriphosphat u. a.).*

12.2.7 Schwefel

Schwefel (S) ist ein gelber, ungiftiger Festkörper, der aus achtgliedrigen Ringen von Schwefelatomen aufgebaut ist (☞ Abb. 12.3 g). Nach Anzünden verbrennt er an Luft zu Schwefeldioxidgas SO_2 **(Schwefel(IV)oxid),** das zum Desinfizieren („Ausschwefeln") von Weinfässern eingesetzt wird. Es entsteht auch bei der Verbrennung von schwefelhaltigen Treibstoffen und zählt mit den Stickstoffoxiden zu den Verursachern des „sauren Regens". Mit weiterem

Sauerstoff entsteht **Schwefel(VI)oxid** SO_3 (☞ Abb. 12.4 i), das sich mit Wasser zu Schwefelsäure verbindet:

Gl. 12.9

$$SO_3 + H_2O \rightarrow H_2SO_4$$

Schwefelsäure (Schwefel(VI)säure, ☞ Abb. 12.4 j) ist eine sehr starke Säure und die technisch wichtigste Grundchemikalie überhaupt. Mit ihrer Hilfe werden viele Kunststoffsorten, Wasch- und Reinigungsmittel, Düngemittel und Farbstoffe hergestellt.

Die Salze der Schwefelsäure sind die *Sulfate* (☞ Abb. 12.4 k), deren bekanntestes das schwerlösliche **Calciumsulfat** $CaSO_4$ ist. Calciumsulfat kann in das Kristallgitter noch 2 Mol Wasser aufnehmen und bindet dabei zu einer kompakten Masse ab, dem aus Chirurgie und Orthopädie bekannten *Gips* ($CaSO_4 \cdot 2\,H_2O$).

Natriumsulfat $Na_2SO_4 \cdot 10\,H_2O$ (auch „Glaubersalz" genannt) und **Magnesiumsulfat** $MgSO_4 \cdot 7\,H_2O$ („Bittersalz") sind dagegen leicht wasserlöslich und werden wegen ihrer Abführwirkung gelegentlich als Laxantien gegeben.

Im menschlichen Körper ist Schwefel in Anteilen von 0,2 % vor allem als Sulfat und in den Proteinen gebunden (☞ 16.4). Beim Abbau von Eiweiß entstehen Spuren von **Schwefelwasserstoff** (H_2S), der den typischen Geruch nach faulen Eiern verursacht. Schwefelwasserstoff ist ähnlich giftig wie Blausäure (☞ 12.2.4), jedoch ist eine Gefährdung wegen des bereits in sehr niedrigen Konzentrationen stark wahrnehmbaren Geruchs kaum zu befürchten.

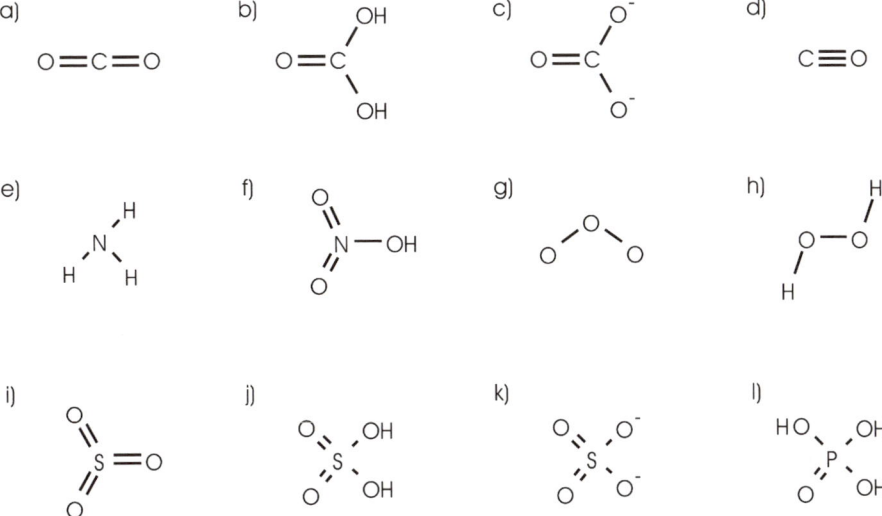

Abb. 12.4: Strukturen einiger Nichtmetallverbindungen. a) Kohlendioxid; b) Kohlensäure; c) Carbonat-Ion; d) Kohlenmonoxid; e) Ammoniak; f) Salpetersäure; g) Ozon; h) Wasserstoffperoxid; i) Schwefel(VI)oxid; j) Schwefelsäure; k) Sulfat-Ion; l) Phosphorsäure.

12.2.8 Selen

Selen (Se) existiert in einer roten und in einer grauen, halbmetallischen Form. In seinen Verbindungen ähnelt es dem Schwefel. Selen ist ein essentielles Spurenelement, das als Bestandteil des Enzyms Glutathion-Peroxidase auftritt. In nur geringfügig erhöhter Konzentration hat Selen eine toxische Wirkung.

12.2.9 Halogene

Die Elemente der VII. Hauptgruppe werden als *Halogene* (gr.: = *Salzbildner*) bezeichnet, da sie als Anionen in den typisch salzartigen Stoffen vorkommen. In Form von Salzen trifft man sie auch in der Natur an. Alle Halogene sind flüchtige Stoffe und bestehen aus zweiatomigen Molekülen.

Das leichteste Halogen ist das **Fluor** (F), ein im freien Zustand extrem aggressives Gas. Fluorverbindungen werden in der Metall- und Glasherstellung benötigt. In der Zahnheilkunde und Zahnpflege werden Fluoride zur Kariesprophylaxe eingesetzt, da das Fluoridion den Zahnschmelz (☞ 12.3.2) oberflächlich in Calciumfluoridphosphat ($Ca_5(PO_4)_3F$) umwandelt, das dem Säureangriff der Kariesbakterien besser widersteht.

Chlor (Cl) ist ein hellgrünes, schweres, giftiges Gas, das zur Trink- und Badewasserdesinfektion verwendet wird. Alle Chlorverbindungen werden aus dem **Natriumchlorid** NaCl (Kochsalz) hergestellt und treten in der Technik als industrielle Zwischenprodukte und in Form chlorierter Kunststoffe (*PVC*) auf. Eine weitere wichtige Chlorverbindung ist die **Chlorwasserstoffsäure** HCl (*Salzsäure*). Chlorabspaltende Chemikalien („Chlorkalk", „Bleich-lauge") werden wie elementares Chlor zum Desinfizieren und Bleichen verwendet, sind jedoch besser handhabbar als jenes. Der menschliche Körper enthält 0,14 % Chlor als Chlorid in allen Körperflüssigkei-ten und als Salzsäure im Magensaft.

Brom (Br) ist ein flüssiges, rotbraunes Element, dessen Salze beispielsweise als lichtempfindliche Pigmente in der Fotogra-fie oder auch als Sedativa Verwendung fin-den.

Iod (I) bildet schwarze, glänzende Kris-talle, die leicht zu einem violetten Gas ver-dampfbar sind. Die zur Wunddesinfektion verwendete Iodtinktur enthält Iod in alkoho-lischer Lösung; in moderneren Präparaten liegt das Iod komplex gebunden vor. Iod ist ein essentielles Spurenelement, das zu etwa 0,3 ppm im Körper vorhanden ist, vor allem in den Schilddrüsenhormonen. Bei Unterversorgung tritt ein Kropf auf, des-halb werden zur Vorsorge iodiertes Speise-salz und ggf. Iodpräparate empfohlen. Iod findet auch Verwendung in der Radiothera-pie (☞ 8.4.1) und als wasserlösliches Kon-trastmittel in der Röntgendiagnostik der unteren Harnleiter.

12.2.10 Edelgase

Die Edelgase Helium, Neon, Argon, Kryp-ton, Xenon und Radon machen insgesamt etwa 1 % der Atemluft aus, wobei das **Ar-gon** weit überwiegt. In der Technik werden sie beispielsweise als Schutzgas in Glüh-lampen oder beim Schweißen verwendet, das **Helium** dient als unbrennbare Ballon-füllung und in Atemgeräten für Taucher als Ersatz für Stickstoff, da es die Gefahr eines Tiefenrauschs herabsetzt. **Xenon** wur-de als Narkosegas vorgeschlagen. Edelgas-verbindungen bilden sich, wenn überhaupt, nur unter extremen Bedingungen, da die Edelgasatome abgeschlossene Außenscha-len besitzen, die sehr stabil sind.

12.3 Metalle und ihre Verbin-dungen

12.3.1 Eigenschaften der Metalle

Metalle sind eine Stoffklasse mit sehr cha-rakteristischen Eigenschaften. Dazu zählen der metallische Glanz an kompakten Ober-flächen, die gute elektrische Leitfähigkeit und gleichzeitig hohe Wärmeleitfähigkeit. Metalle fühlen sich kalt an, weil die Körper-wärme bei der Berührung sofort abgeleitet wird. Alle Metalle mit Ausnahme des Quecksilbers sind bei Raumtemperatur Feststoffe. Bei mechanischer Bearbeitung lassen sie sich in gewissen Grenzen dehnen und verformen, ohne zu zerbrechen. Nach ihrer spezifischen Dichte unterscheidet man *Leicht-* und *Schwermetalle*.

Die *Leichtmetalle* weisen Dichten von 0,5 bis 5 g/cm^3 auf. Sie werden von Wasser und Luft sehr schnell angegriffen, es sei denn, sie werden durch eine dichte Oxidschicht an der Oberfläche geschützt, wie beispiels-weise das Aluminium. In der Natur kommen Leichtmetalle nur in Form ihrer Verbindun-gen vor, einerseits in gesteinsbildenden Mi-neralien und andererseits als Salzvorkom-men oder als Ionen im Meerwasser gelöst. Sie werden überwiegend in Form ihrer Ver-bindungen als Baustoffe (Kalk, Zement) oder chemische Grundstoffe genutzt, einige auch als metallische Werkstoffe.

Bei *Schwermetallen* liegt die Dichte zwi-schen 5 und 22 g/cm^3. Sie treten meist in Form ihrer Verbindungen mit Sauerstoff oder Schwefel, der *Erze*, auf, wobei das

Eisen mit Abstand am weitesten verbreitet ist. Schwermetalle werden durch Verhüttung und eine Reihe weiterer technischer Prozesse gewonnen und dienen in Form ihrer Legierungen, der *Stähle*, als sehr feste und elastische Werkstoffe für Bauten, technische Konstruktionen und Maschinen. Schwermetalle sind in unterschiedlichem Maß chemisch beständig gegen Wasser und Luftsauerstoff. Viele Schwermetallionen wirken in der Umwelt in höheren Konzentrationen toxisch auf Lebewesen.

Im medizinischen Bereich spielen Metalle eine Rolle als Werkstoff für Behälter, ärztliche Instrumente und Implantate. Hier werden vor allem korrosionsbeständige Metalle wie Edelstahl oder Edelmetalle benötigt. Im Körper kommen Metalle in Form von Mineralien, gelösten Salzen und Komplexverbindungen vor.

12.3.2 Leichtmetalle und ihre Verbindungen

Natrium

Natrium (Na) ist der wichtigste Vertreter in der I. Hauptgruppe des Periodensystems. Die Metalle der I. Hauptgruppe werden *Alkalimetalle* genannt, weil viele ihrer Verbindungen stark alkalische Eigenschaften aufweisen (☞ 14.4). Metallisches Natrium reagiert heftig mit Wasser und kommt daher in der Natur nur in Verbindungen vor. Der größte Teil aller Natriumverbindungen wird aus *Natriumchlorid* NaCl, dem Kochsalz, hergestellt, das sich als Steinsalz in fester Form oder im Meerwasser gelöst in einer Konzentration von etwa 30 g/l findet.

Zu den bekanntesten Natriumverbindungen zählen das **Natriumhydroxid** NaOH, das in Wasser gelöst eine sehr starke Base, die **Natronlauge,** ergibt und daher den Trivialnamen „Ätznatron" zu Recht trägt. Weniger stark alkalisch ist das **Natriumcarbonat** Na_2CO_3 („Soda"). Beide sind wichtige chemische Grundstoffe und finden sich im Alltag als Bestandteil von Reinigungsmitteln. Der menschliche Körper enthält etwa 0,14 % Natriumionen überwiegend im Blut und in anderen extrazellulären Flüssigkeiten. Die so genannte *physiologische Kochsalzlösung* enthält 0,9 % NaCl und kann als Ersatz für Blutflüssigkeit verwendet werden.

Kalium

Kalium (K) verhält sich chemisch ganz ähnlich wie Natrium, kommt jedoch im Tierreich und im Meer nur untergeordnet vor, dagegen vorrangig in Pflanzen und Gesteinen. Holzasche enthält daher viel Kalium in Form von **Kaliumcarbonat** K_2CO_3, das früher in Töpfen aus der Asche ausgelaugt wurde und daher noch den Trivialnamen „Pottasche" (engl.: Kalium = *Potassium*) trägt. Weitere wichtige Kaliumverbindungen sind das **Kaliumchlorid** KCl und das **Kaliumhydroxid** KOH („Ätzkali"). In der Technik finden Kaliumverbindungen etwas speziellere Einsatzgebiete als die entsprechenden Natriumverbindungen, da sie teurer sind.

Im menschlichen Körper finden sich Kaliumionen in der Größenordnung von 0,2 %, vorrangig innerhalb der Zellen. Kalium- und Natriumionen werden in den Zellmembranen aktiv nach innen bzw. außen transportiert. Das dabei sich aufbauende Konzentrationsgefälle erzeugt ein chemisches Potential, das die Grundlage für die *Nervenreizleitung* bildet. Wird das Gleichgewicht zwischen Natrium- und Kaliumionen gestört, beispielsweise durch Nierenschädi-

gung oder versehentlich hohe Kalium-
gaben, treten Vergiftungserscheinungen auf
(Hyperkaliämie).

> **Merke**
>
> Niemals harmlose Calciumpräparate, die
> oft in der Schreibweise *Kalzium* be-
> schriftet sind, mit *Kalium*präparaten ver-
> wechseln, insbesondere nicht bei Infu-
> sionen oder Injektionen!

Calcium

Calcium (Ca) ist der wichtigste Vertreter
der II. Hauptgruppe, der so genannten *Erd-
alkalimetalle*. Diese Metalle bilden ebenfalls *alkalische* Oxide und Hydroxide, die
jedoch wenig wasserlösliche Pulver („*Er-
den*") darstellen. Calcium selbst hat seinen
Namen vom **Calciumcarbonat** $CaCO_3$
(„Kalk"), einem wichtigen gesteinsbildenden Mineral und Ausgangsstoff für alle weiteren Calciumverbindungen. Durch starkes
Erhitzen verliert er Kohlendioxid (CO_2)
und geht dabei in **Calciumoxid** (CaO, „ge-
brannter Kalk") über:

Gl. 12.10
$$CaCO_3 \rightarrow CaO + CO_2$$

Calciumoxid ist ein Grund- und Hilfsstoff
bei der Herstellung von Glas, Eisen, Bauma-
terialien und Chemikalien.

Der menschliche Körper enthält etwa
1,4 % Calcium, das in der mineralischen
Knochensubstanz und im Zahnschmelz als
Calciumhydroxidphosphat gebunden ist
($Ca_5(PO_4)_3OH$). Eine regelmäßige Cal-
ciumzufuhr mit der Nahrung ist daher wich-
tig. Manche Allergien können durch Gabe
von Calciumionen behandelt werden.

Magnesium

Das **Magnesium** (Mg) ist als Metall in Gegensatz zum Calcium an trockener Luft beständig und wird daher auch, besonders in
Form seiner Legierungen, als sehr leichter
Werkstoff eingesetzt. Im Körper finden
sich Magnesiumionen zu etwa 0,03 % in allen Körperflüssigkeiten. Eine Reihe körper-
eigener Enzyme für die Biosynthese der
Nukleinsäuren und Proteine enthalten Magnesium. Magnesiummangel kann Krämpfe
verursachen, die durch Gabe von Magnesi-
umverbindungen gelöst werden können.

Im Pflanzenreich ermöglicht ein magnesi-
umhaltiger Naturstoff, das grüne *Chloro-
phyll* der Blätter, die Photosynthese, bei
der gleichzeitig die pflanzliche Materie aufgebaut und der für Tiere und Menschen le-
benswichtige Sauerstoff in der Atemluft re-
generiert werden.

Weitere Leichtmetalle

Leichtmetalle, die keine biologische Funktion ausüben, aber in Pharmazeutika oder
Therapeutika vorkommen:

▶ **Lithium** (Li) aus der I. Hauptgruppe,
dessen Verbindungen als Psychopharma-
ka Verwendung finden
▶ **Barium** (Ba) aus der II. Hauptgruppe,
das an sich giftig ist, aber in Form seines
schwerlöslichen Sulfats ($BaSO_4$) wegen
seiner hohen Röntgenabsorption als
Kontrastmittel für den Verdauungstrakt
verwendet werden kann
▶ **Aluminium** (Al) aus der III. Hauptgruppe, dessen Verbindungen („Alaun", „es-
sigsaure Tonerde") als Adstringentien
eingesetzt werden. Es besteht ein Zusammenhang der Anreicherung von Aluminiumionen im Hirngewebe mit der

Alzheimer-Krankheit, ohne dass bisher eine ursächliche Wirkung der Aluminiumionen nachgewiesen werden konnte.

12.3.3 Schwermetalle und ihre Verbindungen

Eisen

Das **Eisen** (Fe) ist der am weitesten verbreitete Vertreter der Schwermetalle und der wichtigste metallische Werkstoff, vor allem in Form des harten, kohlenstoffhaltigen Stahls sowie der nichtrostenden Edelstähle, die beispielsweise mit Chrom oder Nickel legiert sind.

Von untergeordneter Bedeutung gegenüber der Verwendung als Metall sind die Verbindungen des Eisens. Allgegenwärtig ist **Eisen(III)oxid** Fe_2O_3, das wasserhaltig in Form des Rosts bei der Korrosion von Eisengegenständen auftritt, aber auch als Mineral *Hämatit* oder gezielt z. B. als rotbraunes Farbpigment verwendet wird. Lösliche Eisensalze werden als Hilfsmittel bei der Wasserreinigung, bei chemischen Prozessen oder als Mineraldünger eingesetzt. Das Eisen kann zwei unterschiedliche Wertigkeiten annehmen, eine zweiwertige und eine dreiwertige Form, die leicht ineinander übergehen. Zweiwertige Ionen (Fe^{2+}) enthält beispielsweise das hellgrüne **Eisen(II)-sulfat** $FeSO_4 \cdot 7 H_2O$, dreiwertige Ionen (Fe^{3+}) das braune **Eisen(III)chlorid** $FeCl_3$.

Der menschliche Körper enthält Eisen als wichtiges Spurenelement, und zwar etwa 60 ppm. Das Eisen ist Bestandteil des roten Blutfarbstoffs, des **Hämoglobins,** das aus einem Protein und der eisenhaltigen *Häm*gruppe besteht. Das Eisenion ist in der Hämgruppe komplex an vier Stickstoffatome gebunden. Es kann zusätzlich ein Sauerstoff-

molekül aus der Atemluft komplex binden und so durch das Blut in die Zellen transportieren. Eine ähnlich aufgebaute eisenhaltige Verbindung, das **Myoglobin,** speichert den Sauerstoff im Muskelgewebe, bis er benötigt wird. Eisenmangel, der zu Anämie und Müdigkeit führt, kann durch Gabe von Eisenpräparaten ausgeglichen werden.

Kupfer

Kupfer (Cu) ist ein rötlich glänzendes Metall mit einer sehr guten Strom- und Wärmeleitfähigkeit und wird als Werkstoff in der Elektrotechnik, für dekorative Gegenstände und im Baugewerbe verwendet. Viele Kupferverbindungen sind grün oder blau, beispielsweise das beim Anlaufen von Kupferdächern gebildete grünliche **Kupferhydroxidcarbonat** oder das blaue **Kupfersulfat** $CuSO_4 \cdot 5 H_2O$, das zur Herstellung von Kupferüberzügen verwendet wird. Kupfersulfat wird gelegentlich als wirksames Brechmittel empfohlen, obwohl Kupferionen in höheren Dosen giftig sind. Im menschlichen Organismus ist 1 ppm Kupfer an Proteine gebunden, die als Enzyme fungieren.

Zink

Das **Zink** (Zn) ist ein graues Metall, das für rostschützende Überzüge, als Legierungsbestandteil von Messing und für Trockenbatterien verwendet wird. Der menschliche Körper enthält etwa 2 g Zn (33 ppm) als Bestandteil wichtiger Enzyme, die für die Verdauung von Proteinen und die Einstellung des pH-Werts im Blut verantwortlich sind.

Weitere essentielle Schwermetalle

Als essentiell, d. h. von lebenswichtiger Bedeutung, sind außerdem folgende Schwermetalle, die auch technische Bedeutung besitzen, erkannt:

▶ **Cobalt** (Co) als Bestandteil des *Cobalamins* (Vitamin B$_{12}$), das eine ähnliche Struktur wie das Häm aufweist, in Mengen von lediglich 2 – 5 mg im Körper

▶ **Chrom** (Cr) als anorganischer Cofaktor verschiedener Enzyme, u. a. verantwortlich für die Wirkung des Insulins

▶ **Mangan** (Mn), das ein Bestandteil verschiedener Coenzyme im Körper ist. Die bekannteste Manganverbindung ist das tiefviolette **Kaliumpermanganat** (KMnO$_4$), das wegen seiner oxidierenden Wirkung lange als Desinfiziens verwendet wurde

▶ **Molybdän** (Mo), das ebenfalls eine Funktion im Körper ausübt, jedoch bekannter ist als wesentlicher Bestandteil des bakteriellen Enzyms, das im Boden die Bindung von Stickstoff aus der Luft und seine Umwandlung zu pflanzenverfügbaren Stickstoffverbindungen bewerkstelligt.

Toxische Schwermetalle

Eine Reihe weiterer Schwermetalle, die in Technik und Alltag Verwendung finden, werden hier wegen ihrer toxischen Eigenschaften aufgeführt. Es handelt sich um **Nickel** (Ni), **Cadmium** (Cd), **Quecksilber** (Hg) und **Blei** (Pb), die beispielsweise Bestandteil von metallischen Werkstoffen, Beschichtungen und wieder aufladbaren Batterien sind. *Quecksilber* ist flüssig und findet sich noch in älteren Thermometern oder Barometern. In der Regel entsteht erst eine Ge-

fährdung, wenn die entsprechenden Gegenstände zerstört bzw. geöffnet werden oder sich zersetzen.

> Quecksilber aus zerbrochenen Thermometern muss unbedingt vollständig aufgenommen und in einer dicht schließenden Flasche zum Sonderabfall gegeben werden, da kleinste Quecksilberkügelchen beim Verdampfen die Raumluft nachhaltig belasten. Defekte oder undichte Nickel-Cadmium-Akkus in Plastikbeutel verpacken und in Batteriesammelbox geben.

Nickel und *Cadmium* sind in Form ihrer Metallstäube oder atembarer Verbindungen krebserregend, dasselbe gilt für *Chrom(VI)*-Verbindungen. *Quecksilber* und *Blei* sind in metallischer und ionischer, besonders aber in organisch gebundener Form gefährlich, da sie so die Zellmembranen rasch durchdringen können und im Zentralnervensystem ihre toxische Wirkung entfalten. Sie bilden mit schwefelhaltigen funktionellen Gruppen schwerlösliche Verbindungen und führen so zum Funktionsausfall wichtiger Proteine und Enzyme.

Edelmetalle

Zu den Edelmetallen zählen **Silber** (Ag), **Gold** (Au), **Platin** (Pt) und weitere fünf **Platinmetalle** (Pd, Ru, Rh, Os, Ir). Sie sind beständig gegen Korrosion und behalten ihren Glanz, weswegen hochwertige Gegenstände oft aus Edelmetall gefertigt oder mit Edelmetallen beschichtet werden. In der Medizin- und Zahntechnik sind Edelmetalle gefragte Werkstoffe für Implantate und Plastiken. Edelmetallverbindungen werden in geringem Umfang auch therapeutisch eingesetzt, beispielsweise platinhaltige Zytostatika oder Silbersalze.

12.3.4 Halbmetalle

Halbmetalle sind Stoffe, die einerseits metallische Eigenschaften, wie metallischen Glanz und eine gewisse elektrische Leitfähigkeit aufweisen, andererseits spröde sind und sich nicht schmieden lassen. Die elektrische Leitfähigkeit ist viel geringer als bei den Metallen, da in den Halbmetallen kein ausgedehntes Elektronengas vorhanden ist, sondern vorrangig Atombindungen vorliegen und nur einzelne bewegliche Ladungen auftreten. Man spricht deshalb auch von elektrischen Halbleitereigenschaften.

Silicium (Si) wird in der Elektronik als Halbleitermaterial verwendet. Silicium ist neben Sauerstoff das häufigste Element in der Erdrinde und bildet in Form seiner Verbindungen, der *Silicate,* den größten Teil der Gesteine und mineralischen Baustoffe, so auch Beton und Glas. **Siliciumdioxid** SiO_2 kommt in reiner Form als Quarz oder Bergkristall vor, in unreiner Form als Sand oder Kiesel. Für Siliciumdioxid ist daher auch der Trivialname *Kieselsäure* gebräuchlich. Ob Silicium eine Funktion im menschlichen Organismus hat, ist noch umstritten.

Arsen (As) ist ein populäres halbmetallisches Element, dessen Verbindungen einerseits starke Gifte, andererseits wertvolle Therapeutika darstellen. Die Einnahme von Arsentrioxid (As_2O_3, Arsenik) führt je nach Dosis zur akuten oder chronischen Vergiftung. Aufgrund von Haaranalysen vermutet man, dass Napoleon im Exil schleichend mit Arsen vergiftet wurde. Das erste wirksame Mittel gegen die Syphilis, das Salvarsan, wurde 1910 von Paul Ehrlich als Arsenderivat hergestellt.

Ein weiteres Halbmetall ist das **Bor** (B), das in Form der Borsäure gelegentlich für äußerliche Anwendungen (Augenspüllösung, Umschläge) verwendet wird. Im Haushalt finden sich **Natriumborat** („Borax") als Reinigungsmittel und **Natriumperborat**, eine Verbindung mit Wasserstoffperoxid (☞ 12.2.5), als Bleichzusatz vor allem in Waschmitteln.

12.4 Das Wasser

12.4.1 Aufbau des Wassermoleküls

Das Wassermolekül H-O-H hat keine lineare, sondern eine gewinkelte Struktur. Der Grund dafür sind die Elektronenpaare am Sauerstoff. Sauerstoff hat sechs Außenelektronen, von denen zwei die Atombindungen zum Wasserstoff eingehen. Die restlichen vier Elektronen belegen zwei Elektronenwolken, die an keiner Bindung beteiligt sind, aber dennoch Platz benötigen. Insgesamt sind also vier Elektronenwolken am Sauerstoff vorhanden, die die größtmöglichen Abstände zueinander einnehmen (☞ Abb. 12.5 a).

Daraus ergibt sich automatisch eine gewinkelte Anordnung der O-H-Bindungen. Da beide Wasserstoffe im Molekül positive Teilladungen tragen, liegt in deren Mitte ein positiver Ladungsschwerpunkt gegenüber dem negativen Ladungsschwerpunkt des Sauerstoffs (☞ Abb. 12.5 b). Das Wasser ist also ein elektrischer Dipol.

a)   b)   c)

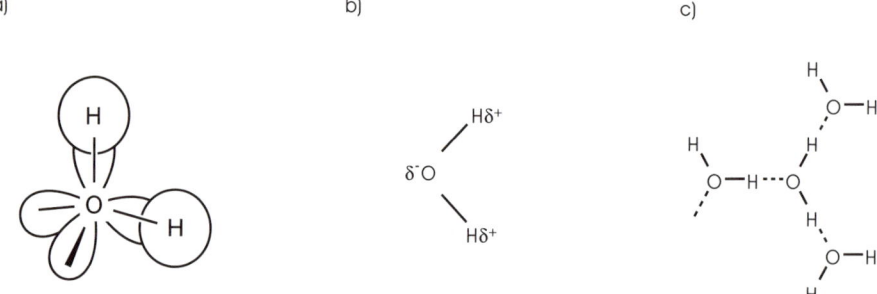

Abb. 12.5: Struktur des Wassers. a) Anordnung der Elektronenwolken; b) elektrische Teilladungen; c) Anordnung der Wassermoleküle im flüssigen Wasser.

12.4.2 Struktur des Wassers

Das Wasser ist ein im Vergleich zur Mehrzahl der chemischen Verbindungen sehr kleines und leichtes Molekül und sollte eigentlich bei Raumtemperatur schon gasförmig sein, wie seine nächsten Nachbarn NH_3, H_2S und HCl im Periodensystem. Zu unserem Glück und dem aller anderen Lebensformen auf der Erde reiht sich das Wasser hier nicht ein, sondern ist zwischen 0 °C und 100 °C flüssig.

Der Grund für dieses Verhalten ist folgender: Die elektrostatische Anziehungskraft einer Punktladung nimmt umso stärker zu, je näher man der Ladung kommt. Da die Wasserstoffatome sehr klein sind, können die Sauerstoffatome sehr nahe treten und es entstehen starke elektrostatische Wechselwirkungen: die *Wasserstoffbrücken*. Die Wasserstoffbrücken bewirken, dass sich die Wassermoleküle im flüssigen Zustand nicht regellos bewegen, sondern zu größeren Einheiten verkettet sind, ähnlich wie in einem hochmolekularen Stoff (☞ Abb. 12.5 c). Dies erklärt den hohen Siedepunkt des Wassers.

Im Eiskristall sind alle Wassermoleküle regelmäßig angeordnet und über Wasser-

stoffbrücken miteinander zu einer lockeren Struktur verbunden. Beim Schmelzen des Eises bleiben lockere Struktureinheiten erhalten, in deren Hohlräume dann zusätzlich einzelne Wassermoleküle Platz finden. Dadurch nimmt die Dichte des flüssigen Wassers gegenüber der Dichte des Eises zu, obwohl normalerweise ein Festkörper eine höhere Dichte aufweist als die zugehörige Flüssigkeit. Diese *Dichteanomalie* des Wassers bewirkt, dass Eis auf Wasser schwimmt und so der Grund der Seen bei Frost immer eisfrei bleibt. Sonst würden alle höheren Wasserorganismen im Winter erfrieren.

12.4.3 Wasserhaushalt

Das Wasser befindet sich auf der Erde in einem ständigen Kreislauf in Form von Luftfeuchtigkeit, Wolken, Niederschlägen, Grundwasser, Flüssen und Meeren. Auch die Gletscher und Polkappen sind Teil dieses Kreislaufs, wenn auch mit wesentlich längeren Zeiträumen. Der erodierende Einfluss des Wassers bestimmt maßgeblich die Gestalt der Erdoberfläche. In den Ozeanen, die etwa 1,3 Mrd. km^3 Wasser enthalten, sind unermessliche Mengen an Salzen, Gasen und Spurenelementen gespeichert.

Wasser ist die Lebensgrundlage aller Organismen; der menschliche Körper besteht zu etwa zwei Dritteln aus Wasser, das als Lösemittel, Transportmittel und zur Druck- und Temperaturregulation dient, aber auch bei biochemischen Prozessen erzeugt und verbraucht wird. Täglich werden etwa zwei Liter Wasser aufgenommen und abgegeben, wobei mit dem Harn und Schweiß gleichzeitig überschüssige Stoffe ausgeschieden werden.

12.4.4 Wasserinhaltsstoffe und Wasseraufbereitung

Wasser ist nicht gleich Wasser. Natürliches Wasser führt immer mehr oder weniger gelöste Mineralstoffe mit sich. *Meerwasser* enthält etwa 3 % Feststoffe, *Mineralwasser* ab 0,1 % und *Trinkwasser* bis 0,05 %. Trink- und Mineralwässer stellen eine wertvolle Quelle für Mineralien dar, besonders dann, wenn sie Calcium- und Magnesiumionen enthalten. Trinkwasser gewinnt man aus natürlichen Quellen oder aus dem Grundwasser. Wenn das so geförderte Wasser nicht den Anforderungen der Trinkwasserverordnung entspricht, muss es durch geeignete Behandlungs- und Filtrationsschritte aufbereitet werden, bevor es in die Haushalte gelangt. Es darf beispielsweise nicht zuviel Eisen oder Kalk enthalten, die zu Ablagerungen in den Rohrleitungen führen würden. In manchen Fällen müssen auch Schadstoffe, die durch landwirtschaftliche Maßnahmen ins Grundwasser gelangt sind, aus dem Wasser entfernt werden. Zur Beseitigung oder Vorbeugung gegen mikrobielle Keime wird dem Trinkwasser oft Chlor oder Ozon zugesetzt.

Reinstes Wasser kann nur durch aufwendige Verfahren hergestellt werden. Das so genannte *destillierte Wasser* gewinnt man durch Verdampfen und Kondensieren von gewöhnlichem Wasser, wobei die gelösten Mineralstoffe zurückbleiben. Ionische Verunreinigungen lassen sich auch mittels spezieller Filter, der Ionenaustauscher, entfernen. Man spricht dann von *demineralisiertem* oder *voll entsalztem* Wasser. Die regelmäßige Aufnahme von demineralisiertem Wasser schadet dem Körper, da sie zu Mineralstoffverlusten führt.

Abwasser aus Haushalten und Gewerbe muss vor dem Einleiten in die Flüsse vorgereinigt werden, da sonst eine Überdüngung der Gewässer oder eine Belastung mit Schadstoffen eintreten würde. Verschiedene physikalische und biotechnische Verfahren stehen zur Verfügung, die eine weitgehende Entfrachtung des Abwassers von organischen Substanzen ermöglichen.

13 Grundlagen chemischer Reaktionen

13.1 Was sind chemische Reaktionen?

Chemische Stoffe und Materialien sind nicht für alle Zeiten stabil. Eisen rostet, Pflanzen verrotten und sogar Gesteine verwittern mit der Zeit. Wenn wir eine Kerze anzünden oder einen Apfel verdauen, finden chemische Reaktionen statt. Auch unser Körper erzeugt aus den Nahrungsmitteln Wärmeenergie und Muskelarbeit (☞ 3.5).

Schon an dem vermeintlich einfachen Beispiel der brennenden Kerze fällt eine ganze Reihe spezieller Eigenheiten auf, die für chemische Reaktionen charakteristisch sind. Es ist – unter anderem – Folgendes zu beobachten:

▶ Die Masse der Kerze nimmt im Verlauf der Reaktion ab bzw. wandelt sich, wie wir wissen, in gasförmige Verbrennungsprodukte um.

▶ Die brennende Kerze sendet Licht und Wärme aus, d. h. gibt Energie an die Umgebung ab.

▶ Die Kerze fängt nicht von selbst an zu brennen, sondern muss angezündet werden und brennt erst dann selbständig weiter.

Merke

1.) Bei chemischen Reaktionen findet ein *Stoffumsatz* statt, d. h. die ursprünglich vorhandenen Stoffe („Edukte") werden verbraucht und es bilden sich andere Stoffe („Produkte").
2.) Bei chemischen Reaktionen findet auch ein *Energieumsatz* statt, d. h. Energie wird in die Umgebung freigesetzt oder – in selteneren Fällen – auch aus der Umgebung aufgenommen.
3.) Viele Reaktionen laufen nicht spontan von selbst, sondern erst nach Zuführung einer bestimmten Mindestenergie, der *Aktivierungsenergie*, ab.

Gl. 13.1

Edukte (+ Aktivierungsenergie) →
Produkte ± Energie

13.2 Warum laufen chemische Reaktionen ab?

13.2.1 Modellvorstellung

Eine Flasche, die nach Zuführen einer „Aktivierungsenergie" in Form von Anstoßen vom Tisch zu Boden fällt, folgt der Erdanziehungskraft (☞ 2.2) und strebt von einem Zustand höherer Energie zu einem Zustand niedrigerer Energie (☞ Abb. 13.1). Die Energiedifferenz wird während des Falls

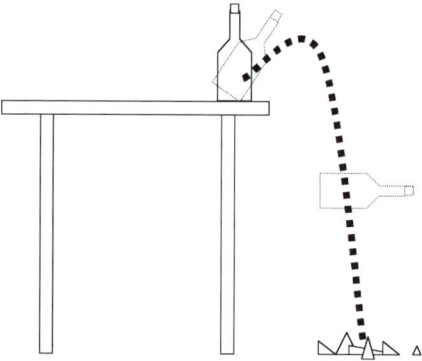

Abb. 13.1: Erdanziehung als Triebkraft für einen fallenden Gegenstand.

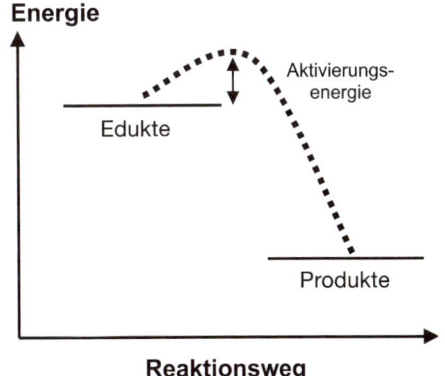

Abb. 13.2: Energie-Weg-Diagramm einer chemischen Reaktion.

in Bewegungsenergie umgewandelt, die schließlich zur Zerstörung der Flasche führt.

In chemischen Substanzen ist in ähnlicher Weise wie im oben gezeigten Beispiel Energie gespeichert, die *chemische Energie*. Das Streben nach einem energetisch möglichst niedrigen Zustand ist eine Triebkraft chemischer Reaktionen. Im Verlauf der Reaktion gehen die Edukte, die sich auf einem hohen Energieniveau befinden, in die Produkte mit niedrigerer Energie über (☞ Abb. 13.2). Dabei muss in der Regel zuerst ein gewisser Energieanstieg, die *Aktivierungsenergie*, überwunden werden. Den niedrigstmöglichen Energiezustand nennt man auch *stabilen Zustand*.

13.2.2 Reaktionswärme (Enthalpie)

Was wird nun aus der chemischen Energie während der Reaktion? Sie wird, wie im Beispiel mit der Flasche, ebenfalls in Bewegung umgewandelt, d. h. in eine schnellere Bewegung der kleinsten Teilchen: Die Temperatur erhöht sich, es entsteht Wärme. Diese Wärme nennt man *Reaktionswärme* oder auch *Enthalpie*.

Die Reaktionswärme kann man mit einer geeigneten Messanordnung als Temperaturanstieg bestimmen und so eine Aussage über den mit der Reaktion verbundenen Energieumsatz machen. Reaktionen, bei denen Wärme entsteht, heißen *exotherme* Reaktionen. Bei *endothermen* Reaktionen muss dagegen ständig Wärmeenergie zugeführt werden, weil die Edukte sich in einem Zustand höherer chemischer Energie befinden als die Produkte.

Es gibt auch Reaktionen, die endotherm sind und dennoch selbständig ablaufen. Ein Beispiel aus der Praxis ist das Gemisch aus Eis und Kochsalz, mit dem sich leicht Temperaturen von -10 °C und darunter erreichen lassen. Sowohl das Schmelzen von Eis als auch das Lösen von Kochsalz in Wasser benötigt Energie; dazu wird den beteiligten Stoffen und der Umgebung Wärme entzogen. Es muss also außer dem Wärmeumsatz eine weitere Triebkraft für chemische Reaktionen geben.

13.2.3 Unordnungsgrad (Entropie)

Es ist leicht einzusehen, dass ein ungeordneter Zustand statistisch gesehen wahrscheinlicher ist als ein geordneter, da es für ungeordnete Zustände weitaus mehr Realisierungsmöglichkeiten gibt. Ein – rein illustratives – Beispiel aus dem Alltag ist das Kinderzimmer, das bekanntlich, sich selbst überlassen, immer eher nach einem ungeordneten Zustand strebt (☞ Abb. 13.3).

In ähnlicher Weise nehmen auch chemische Reaktionen bevorzugt einen solchen Verlauf, bei dem ein möglichst ungeordneter Zustand entsteht. Im oben dargestellten Beispiel, dem System Eis/Kochsalz, weist das flüssige Wasser mit den darin gelösten Ionen einen weitaus höheren Unordnungs-

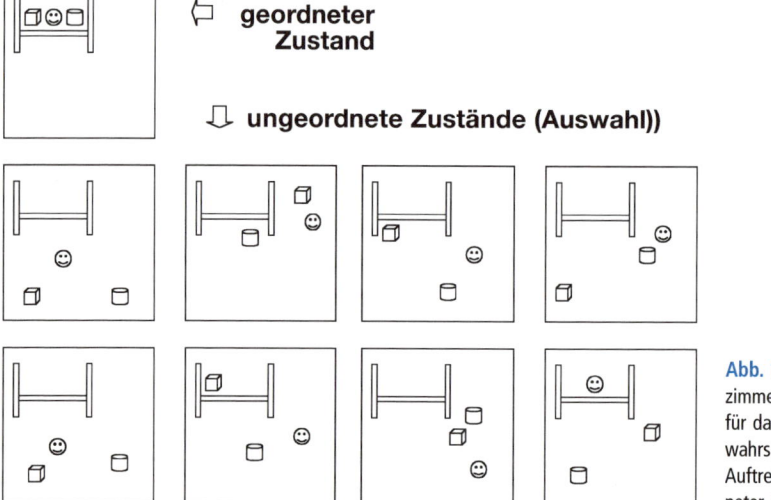

⇐ **geordneter Zustand**

⇓ **ungeordnete Zustände (Auswahl))**

Abb. 13.3: Kinderzimmer als Beispiel für das statistisch wahrscheinlichere Auftreten ungeordneter Zustände.

grad auf als die festen, wohlgeordneten Eis- und Kochsalzkristalle. Der Grad der Unordnung ist physikalisch bestimmbar und neben der Reaktionswärme die entscheidende Triebkraft einer chemischen Reaktion. Er wird auch *Entropie* genannt.

Wir können nun die Antwort auf die Frage, warum chemische Reaktionen ablaufen, wie folgt zusammenfassen:

> **Merke**
> Eine chemische Reaktion findet dann statt, wenn dabei Reaktionswärme *(Enthalpie)* frei wird und/oder der Grad der Unordnung *(Entropie)* sich erhöht.

13.3 Wie verlaufen chemische Reaktionen und wo enden sie?

13.3.1 Gesetz der konstanten Proportionen

Bei der Beobachtung chemischer Reaktionen fallen bestimmte Gesetzmäßigkeiten

auf. Würde man das bei der Verbrennung verschieden großer Kerzen entstehende Kohlendioxid wiegen, würde man feststellen, dass seine Masse sich proportional zur ursprünglichen Masse der Kerze verhält. Bei der Bildung von Wasser werden immer Wasserstoff und Sauerstoff in einem gleichbleibenden Verhältnis verbraucht:

Gl. 13.2
$$2 \; H_2 \; + O_2 \; \rightarrow \; 2 \; H_2O$$
$$2 \times 2 \, g + 32 \, g \qquad 2 \times 18 \, g$$

Die Reaktionspartner reagieren also stets in einem festen Massenverhältnis zueinander. Dies ist die Folge der Verbindungsbildung auf atomarer bzw. molekularer Ebene (☞ 12.1.4). Da jedes Wassermolekül ein Sauerstoffatom und zwei Wasserstoffatome enthält, gilt diese Beziehung natürlich auch für wägbare Mengen. Mit der Definition der Stoffmenge Mol (☞ 11.5.3) kann man auch sagen: Es reagieren immer zwei Mol Wasserstoff mit einem Mol Sauerstoff.

Merke

Bei einer chemischen Reaktion stehen die beteiligten Stoffe immer in einem ganzzahligen molaren Verhältnis.

13.3.2 Reaktionsgeschwindigkeit

Die Geschwindigkeit des Stoffumsatzes hängt unter anderem von der Temperatur und von den Konzentrationen der beteiligten Stoffe ab. Beispielsweise gilt für die Reaktion der Stoffe A und B zu C:

Gl. 13.3
$$v[C] = k \times [A] \times [B]$$

Hier ist v[C] die Geschwindigkeit, mit der sich C bildet bzw. die Konzentration von C zunimmt; [A] und [B] sind die Konzentrationen der Stoffe A und B; k ist eine temperaturabhängige Konstante, die den proportionalen Zusammenhang herstellt und *Geschwindigkeitskonstante* genannt wird.

13.3.3 Stoßtheorie

Das Geschwindigkeitsgesetz wird klarer, wenn man sich veranschaulicht, dass die Atome und Moleküle aller Stoffe nicht still stehen, sondern ständig eine *Wärmebewegung* ausführen (☞ 3.1).

Um miteinander reagieren zu können, müssen die Teilchen zusammenstoßen. Je stärker sich die Teilchen bewegen, d. h. je höher die Temperatur und je mehr Teilchen sich in einem bestimmten Raumabschnitt befinden, um so wahrscheinlicher ist das Zusammentreffen und um so höher die Energie des Aufpralls.

Dadurch wird deutlich, warum manchmal eine Zufuhr von Aktivierungsenergie notwendig ist und manchmal nicht. Es gibt Reaktionspartner, deren Teilchen bereits bei normaler Temperatur so stark schwingen, dass einzelne Zusammenstöße vorkommen. Die dabei freiwerdende Reaktionswärme bringt schließlich die Reaktion ins Rollen. In anderen Fällen muss zuerst durch Einwirkung von Wärme oder Licht ein genügend großer Anteil aktiviert werden.

13.3.4 Katalyse

Es gibt eine weitere Möglichkeit, eine Reaktion in Gang zu bringen oder zu beeinflussen. Dazu wird ein Stoff benötigt, der die Reaktionspartner an sich bindet und für die Reaktion „vorbereitet". Solche Stoffe nennt man Katalysatoren.

Ein **Katalysator** ist ein Stoff, der eine Reaktion erleichtert oder beeinflusst, ohne dabei selbst verbraucht zu werden.

Das bekannteste Beispiel ist der *Autokatalysator*, der eine Zersetzung schädlicher Abgasbestandteile ermöglicht, indem er die Aktivierungsenergie wesentlich herabsetzt. Katalysatoren sind auch sämtliche *Enzyme* im Körper (☞ 16.6.2). Enzyme sind kompliziert gebaute Moleküle, die ganz gezielt chemische Bindungen aufbauen oder lösen. Ohne Enzyme würde kein Organismus funktionieren.

13.3.5 Chemisches Gleichgewicht

Es erhebt sich die Frage, warum nicht auch die neu gebildeten Teilchen zusammenstoßen und so die Reaktion wieder umgekehrt verläuft. Tatsächlich verläuft jede Reaktion in beide denkbare Richtungen, und zwar gleichzeitig. Es werden also ständig neue Produkte gebildet und wieder für die Rückreaktion verbraucht! In der chemischen Formelsprache wird dies durch einen Doppelpfeil dargestellt:

Gl. 13.4

$$A + B \rightleftharpoons C$$

Glücklicherweise entscheiden sich die Reaktionen schließlich für einen bestimmten Endzustand, bei dem zwar Hin- und Rückreaktion nie zum Stillstand kommen, aber schließlich entweder die Edukte oder die Produkte überwiegen. Diesen Endzustand nennt man *chemisches Gleichgewicht.*

Im chemischen Gleichgewicht ändern sich die Konzentrationen der Edukte und Produkte nicht mehr. Man kann es auch so ausdrücken: Das Verhältnis der Konzentrationen von Produkten und Edukten ist konstant.

Gl. 13.5

$$\frac{[\text{Produkte}]}{[\text{Edukte}]} = \frac{[C]}{[A] \times [B]} = K$$

Die Größe K nennt man *Gleichgewichtskonstante;* sie ist bei einer festgelegten Temperatur für eine gegebene Reaktion charakteristisch. Die Gleichgewichtskonstante erlaubt es, die Lage eines Gleichgewichts zu berechnen. Das Gleichgewicht wird außer durch die Temperatur (wegen der Temperaturabhängigkeit von K) hauptsächlich durch die Konzentrationen eines oder mehrerer der beteiligten Stoffe bestimmt. Dieser Zusammenhang heißt deshalb auch *Massenwirkungsgesetz.*

Man kann das Gleichgewicht verschieben, indem man beispielsweise die Konzentration des Stoffes A erhöht. Um das Massenwirkungsgesetz zu erfüllen, muss sich nun die Konzentration von C ebenfalls erhöhen. Das System reagiert auf unsere Maßnahme, indem ein Teil von A mit B zu C reagiert. Das Gleichgewicht verlagert sich damit in Richtung des Produktes C.

13.3.6 Stationäre Gleichgewichte

Ein System, dem ständig ein Stoff A zugeführt oder ein Stoff C entnommen wird, kann nicht in ein wirkliches Gleichgewicht kommen. Dennoch bildet sich ein Zustand, in dem die Konzentrationen aller beteiligten Stoffe gleich bleiben. Solche *stationären Gleichgewichte* oder *Fließgleichgewichte* sind in der physiologischen Chemie, wie überall in der Natur, sehr verbreitet, da der Körper kein abgeschlossenes System ist. Er nimmt beispielsweise ständig Kohlenstoff mit der Nahrung auf und scheidet andererseits Kohlenstoffverbindungen aus. Die Gesamtmasse des Kohlenstoffs im Körper ändert sich jedoch deshalb nicht.

Merke: In biologischen (offenen) Systemen stellt sich oft ein stationäres Gleichgewicht ein.

13.4 Welche Arten chemischer Reaktionen gibt es?

13.4.1 Übersicht

Da bei chemischen Reaktionen aus den Ausgangsstoffen, den *Edukten,* neue Verbindungen, die *Produkte,* entstehen, die ionisch, kovalent oder von einer der anderen beschriebenen Arten sein können, müssen dabei entweder

▶ Elektronen abgegeben und aufgenommen, d. h. ausgetauscht werden oder

▶ Atombindungen gelöst werden und/oder neue Atombindungen entstehen oder

▶ Sonstige Bindungen gelöst oder erzeugt werden, beispielsweise metallische oder Wasserstoffbrückenbindungen.

13.4.2 Redoxreaktionen

Den Reaktionstyp, bei dem Elektronen ausgetauscht werden, nennt man *Redoxreaktion*. Die Abgabe von Elektronen *(Oxidation)* ist nämlich immer gekoppelt an die Aufnahme von Elektronen *(Reduktion)*.

Die Begriffe Oxidation und Reduktion stammen ursprünglich aus der Metallchemie. Metalle können durch Sauerstoff *oxidiert* (in Oxide überführt) und die Metalloxide wieder zum Metall *reduziert* („zurückgeführt") werden.

Als Beispiel für eine Redoxreaktion sei die Reaktion von Calcium mit Sauerstoff angeführt:

Gl. 13.6

$$\text{Oxidation:} \quad Ca \quad \rightarrow Ca^{2+} + 2\ e^-$$

Gl. 13.7

$$\text{Reduktion:} \quad O + 2\ e^- \rightarrow O^{2-}$$

Gl. 13.8

$$\text{Redoxreaktion: } Ca + O \rightarrow Ca^{2+}O^{2-}$$

Während das Calciummetall unter Abgabe von zwei Elektronen oxidiert wird, wird der Sauerstoff reduziert, da er Elektronen aufnimmt. Sauerstoff ist das *Oxidationsmittel,* Calcium das *Reduktionsmittel.*

Merke

Oxidationsmittel nehmen Elektronen auf, Reduktionsmittel geben Elektronen ab.

Redoxreaktionen sind in der Chemie sehr verbreitet, so laufen beispielsweise alle Verbrennungsvorgänge, die meisten chemischen Synthesen und ein Großteil des Stoffwechsels unter Oxidation und Reduktion ab.

13.4.3 Andere Reaktionstypen

Reaktionen, bei denen Atombindungen gelöst oder neu gebildet werden, sind ebenfalls sehr häufig. Man findet sie in der anorganischen Chemie bei der Bildung kleiner Moleküle aus den Elementen, vor allem aber bei der vielfältigen Chemie der Kohlenstoffverbindungen (☞ 15). Als allgemeines Beispiel sei die *Hydrolyse*-Reaktion genannt, bei der die Spaltung einer Atombindung zwischen den Gruppen X und Y unter Anlagerung von Wasser stattfindet:

Gl. 13.9

$$X\text{-}Y + H_2O \rightarrow X\text{-}OH + H\text{-}Y$$

Die Umkehrung der Hydrolyse nennt man *Kondensation:*

Gl. 13.10

$$X\text{-}OH + H\text{-}Y \rightarrow X\text{-}Y + H_2O$$

Hier wird also eine Bindung zwischen X und Y unter Bildung eines Wassermoleküls geknüpft. Beim Aufbau der Naturstoffe aus ihren Untereinheiten (☞ 16) wird uns dieses Prinzip noch oft begegnen.

Werden bei der Veränderung von Atombindungen Wasserstoffionen (H^+) freigesetzt oder angelagert, spricht man von *Säure-Base-Reaktionen*. Dieser wichtige Reaktionstyp wird im Kapitel 14.5 näher erläutert.

14 Chemie der Ionen

14.1 Was sind Ionen und weshalb sind sie so wichtig in der physiologischen Chemie?

Ionen sind elektrisch geladene Teilchen (☞ 1.2.1). Sie entstehen, wenn ein Atom eines oder mehrere Elektronen abgibt oder aufnimmt. Im ersten Fall entstehen *Kationen,* das sind positiv geladene Ionen, im letzteren Fall *Anionen.* Darüber hinaus zählen auch alle komplexen, d. h. aus mehreren Atomen zusammengesetzten, elektrisch geladenen Teilchen zu den Ionen, beispielsweise das Carbonat-Ion oder das Sulfat-Ion (☞ 12.2).

In der Natur sind Ionen wichtige *Transportformen* der Mineralstoffe, die bei der Verwitterung der Gesteine freigesetzt werden und so in gelöster Form in Böden, Pflanzen und Gewässer gelangen können. Da die gesamte belebte Welt auf wässrigen Lösungen basiert, kommt den Ionen auch im menschlichen Organismus eine hohe Bedeutung zu. Sie spielen eine wichtige Rolle beim Stoffwechsel, bei der Sauerstoffversorgung und bei der Nervenreizleitung.

Letzteres führt uns auf die Eigenschaft der Ionen, nicht nur Träger der Masse, sondern auch der *elektrischen Ladung* zu sein. Bewegte oder von einander getrennte Ionen können elektrische Felder und somit makroskopische Ladungen aufbauen, und im Gegenzug wandern Ionen, wenn sie einer elektrischen Potentialdifferenz ausgesetzt werden, und leiten somit den elektrischen Strom.

14.2 Aufbau ionischer Verbindungen

14.2.1 Ionen im Festkörper

Der größte Teil aller anorganischen Verbindungen ist ionisch aufgebaut. Ein einfaches Beispiel einer ionischen Verbindung ist das bereits mehrfach zitierte *Kochsalz* NaCl, das aus Natrium-Ionen Na^+ und Chloridionen Cl^- zusammengesetzt ist. Das Größen- und Zahlenverhältnis der Kationen und Anionen im Kochsalz führt dazu, dass sich die Ionen unter der Wirkung der elektrostatischen Anziehungskräfte zwischen ungleichnamigen Ionen und der Abstoßungskräfte zwischen gleichnamigen Ionen in einem würfelsymmetrischen Gitter anordnen (☞ Abb. 1.8). Diese Gitterart nennt man auch Kochsalztyp.

Andere Verbindungen weisen abweichende Größenverhältnisse oder Zahlenverhältnisse der Ionen auf. Die Ionen kristallisieren dann in einem anderen Gitter.

Die typischen Eigenschaften ionischer Verbindungen (☞ 12.1.2) findet man beim Kochsalz:

▶ Sie sind meistens *hitzebeständig* und schwer schmelz- und verdampfbar
▶ Sie *lösen* sich mehr oder weniger gut in Wasser, die Lösungen leiten den *elektrischen Strom*
▶ Sie sind *spröde* und zerbrechen in kristalline Bruchstücke.

Ionisch aufgebaute, kristalline Verbindungen werden daher allgemein auch als *Salze* bezeichnet. Zu den Salzen zählen also nicht nur die Metallverbindungen der Halogene, sondern ebenso die des Sauerstoffs (Oxide), des Schwefels (Sulfide) und der komplex zusammengesetzten Anionen (Nitrate, Sulfate, Phosphate etc.).

14.2.2 Ionen in Lösung

Zwischen dem Verhalten der Ionen im festen, kristallinen Zustand und in der Lösung bestehen gravierende Unterschiede. Auch wenn die Salze in kristalliner Form wesentlich interessanter erscheinen, gewinnen die Ionen ihre Bedeutung doch erst in der unscheinbaren wässrigen Lösung. Mineralwasser enthält beispielsweise eine ganze Reihe wichtiger Kationen und Anionen, die jedoch farblich und geruchlich nicht und geschmacklich nur sehr vage wahrnehmbar sind. Was also bringt die Salze dazu, in Lösung zu gehen, und wie verhalten sich die Ionen in Lösung?

Wasser ist ein sehr polares Lösungsmittel, was durch die unsymmetrische Ladungsverteilung in den Wassermolekülen hervorgerufen wird (☞ 12.4). Dies hat zur Folge, dass es sich mit polaren Substanzen besonders gut mischt bzw. diese auflöst.

In Abwesenheit von Wasser stellt das Kristallgitter der Salze einen sehr stabilen Zustand dar. Alle Ionen befinden sich in den energetisch günstigsten Abständen zueinander, so dass in der Summe die Anziehungskräfte überwiegen. Bei Hinzukommen von Wassermolekülen richten sich diese nach den Ionenladungen aus. Die negativ geladenen Anionen ziehen die Wasserstoffatome mit ihren positiven Ladungsschwerpunkten an. Die Kationen werden von Wassermolekülen umhüllt, die ihnen das negativ polarisierte Sauerstoffatom zuwenden. Die Umhüllung mit Wassermolekülen nennt man auch *Hydratation* und die entstehenden Ionen-Wasser-Komplexe *hydratisierte Ionen*. Die elektrischen Ladungen der Ionen werden dabei so gut gegeneinander abgeschirmt, dass das Gitter

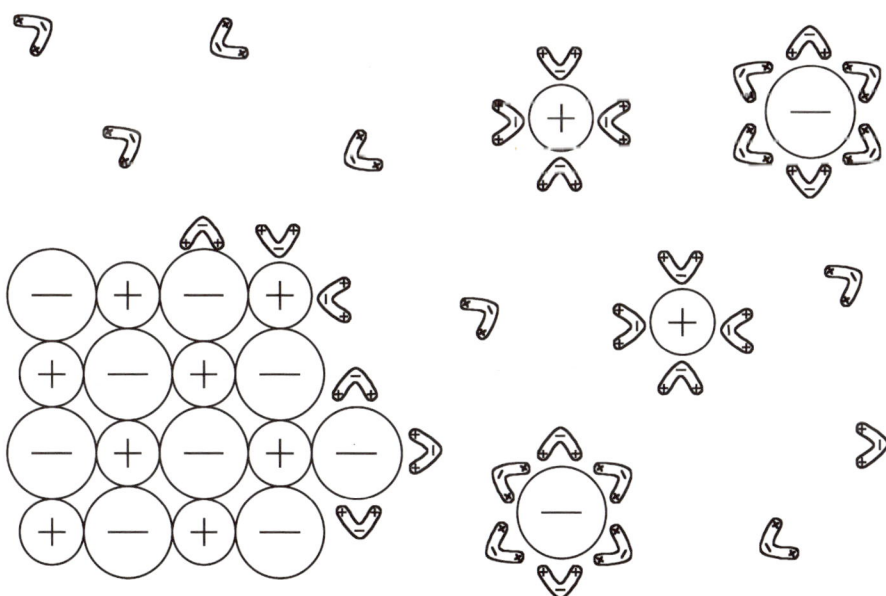

Abb. 14.1: Auflösungsvorgang eines Ionenkristalls im Wasser.

nicht länger stabil ist und sich der Kristall auflöst (☞ Abb. 14.1).

Die hydratisierten Ionen werden ständig abtransportiert, bis der Salzkristall aufgelöst ist. Dieser Vorgang kann rückgängig gemacht werden, indem man das Wasser entfernt, beispielsweise durch Verdunsten. Wenn immer weniger Wassermoleküle zur Verfügung stehen, bildet sich das kristalline Salz wieder zurück.

14.2.3 Löslichkeit

Die Löslichkeit, d. h. die Menge an Salz, die eine bestimmte Menge Wasser auflösen kann, hängt von einer ganzen Reihe von Einflussgrößen ab. Dazu gehören

▶ Die Art des Salzes
▶ Die Temperatur des Wassers
▶ Die Anwesenheit anderer Ionen.

Das Ausmaß der Löslichkeit beschreibt man mit dem Lösungsgleichgewicht:

Gl. 14.1
$$A^+B^- \leftrightarrow A^+ + B^-$$

Je mehr sich von dem Salz AB löst, desto weiter liegt das Gleichgewicht auf der rechten Seite. Die Gleichgewichtskonstante ist dann:

Gl. 14.2
$$K_L = [A^+][B^-] / [A^+B^-]$$

wobei der Ausdruck $[A^+]$ die Konzentration des Ions A^+ in mol/l bedeutet. K_L wird *Löslichkeitskonstante* genannt und ist umso kleiner, je weniger das Salz löslich ist. Sie beträgt beispielsweise bei 25 °C für das schwerlösliche Bariumsulfat $BaSO_4$ (☞ 12.3.2) nur $1,5 \times 10^{-9}$, was einer Löslichkeit von wenigen mg/l entspricht.

14.2.4 Verhalten der Ionen in Lösung

Stromleitung

Gelöste Ionen haben einige besondere Eigenschaften. Ihre elektrischen Ladungen gleichen sich innerhalb eines definierten Volumens stets aus, so dass die Lösung nach außen elektrisch neutral ist. Man kann jedoch das Gleichgewicht zwischen Kationen und Anionen stören, wenn man ein elektrisches Potential anlegt. Die Ionen fangen an zu wandern, und zwar die Anionen zum positiven Pol und die Kationen zum negativen Pol. Es fließt also ein elektrischer Strom, der durch die bewegten Ionen erzeugt wird. Da alle Ionenlösungen den elektrischen Strom leiten, nennt man sie auch *Elektrolyte*.

An den Polen finden chemische Reaktionen statt, beispielsweise eine Reduktion von Metallionen zum Metall. Dieser Vorgang, der *Elektrolyse* genannt wird, wird in der industriellen Chemie vielseitig genutzt. Umgekehrt kann man durch eine geeignete Anordnung elektrochemisch aktiver Substanzen auch Strom erzeugen. Dies ist das Funktionsprinzip der *Batterien* und *Akkumulatoren*. Die *Nervenreize* im Körper sind ebenfalls elektrische Signale, die durch Konzentrationsunterschiede von Ionen an den Zellmembranen erzeugt werden (☞ 5.4.1).

Konzentrationseffekte

Diffusion, Osmose, Dialyse ☞ *2.3.2*

Konzentrierte und stark verdünnte Lösungen von Ionen verhalten sich unterschiedlich. Wenn sie miteinander in Kontakt stehen, versuchen sie ihre Konzentrationen auszugleichen.

Fällung

Elektrolyte können mehrere gelöste Salze und daher eine Vielzahl verschiedener Ionen enthalten. Wenn aus irgendeinem Grund zwei Ionensorten zusammentreffen, die eine schwerlösliche Verbindung bilden, findet eine *Fällung* statt, d. h. das schwerlösliche Salz kristallisiert schlagartig aus. Da die in Gl. 14.2 definierte Löslichkeitskonstante gleich bleibt, müssen sich die Konzentrationen der gelösten Ionen verringern. Fällungsprozesse werden in der Chemie zur Herstellung oder Abtrennung von Syntheseprodukten verwendet. Das schwerlösliche Bariumsulfat stellt man beispielsweise durch Zusammengeben von Lösungen des leichtlöslichen Bariumchlorids $BaCl_2$ und des Natriumsulfats Na_2SO_4 her:

Gl. 14.3
$$Ba^{2+} + 2\ Cl^- + 2\ Na^+ + SO_4^{2-} \rightarrow$$
$$BaSO_4\downarrow + 2\ Na^+ + 2\ Cl^-$$

Im Körper finden unter ungünstigen Umständen ebenfalls Fällungsreaktionen statt, so bei Vergiftung durch lösliche Bariumverbindungen oder bei der Bildung bestimmter Nierensteine.

14.3 Säuren

14.3.1 Übersicht

Säuren sind eine Stoffgruppe, die uns aus dem Alltag bekannt ist, beispielsweise in Form der Essigsäure oder der Zitronensäure. Allen Säuren gemeinsam ist der saure Geschmack und eine auflösende Wirkung auf Kalkbeläge.

Geschmackstest nur an solchen Säuren durchführen, die als Lebensmittel deklariert sind. Konzentrierte („Essigessenz") und technische Säuren verursachen schwerste Verätzungen und sind z. T. giftig!

Beide Eigenschaften hängen mit dem speziellen chemischen Verhalten der Säuren zusammen. Säuren sind in der Lage, leicht *Wasserstoffionen* (Protonen, H^+) abzugeben.

Sauerstoff, wie der Name vermuten lässt, enthalten übrigens längst nicht alle Säuren; dies hat sich als historischer Irrtum erwiesen.

14.3.2 Verhalten der Säuren

Bei den folgenden Ausführungen verwenden wir als Beispiel die *Essigsäure*, für die die Kurzschreibweise HAc gebräuchlich ist. Welches organische Molekül sich unter „HAc" verbirgt, wird an späterer Stelle erläutert (☞ 15.5.2).

Gl. 14.4
$$HAc \rightarrow H^+ + Ac$$

Die Essigsäure zerfällt in ein Wasserstoffion und ein negativ geladenes Gegenion, das Acetat-Ion (Ac^-). Das Gegenion einer Säure nennt man auch Säurerest. „Ac" steht hier für *Acetum*, lat.: = „Essig" und hat nichts mit dem Element Actinium zu tun.

Wässrige Säurelösungen, beispielsweise Essig, enthalten also Wasserstoffionen, und zwar je nach Art und Konzentration der Säure in ganz unterschiedlichem Maß. Die Wasserstoffionen werden wie alle Ionen im Wasser sofort hydratisiert (☞ 14.2.2), d. h. es lagern sich Wasserdipole an, wobei komplexe Teilchen entstehen:

Gl. 14.5

$$H^+ + H_2O \rightarrow H_3O^+$$

Das hydratisierte Proton (H_3O^+) bezeichnet man als *Hydroniumion*.

Beim Auflösen von Essigsäure in Wasser geschieht also in der Summe Folgendes:

Gl. 14.6

$$HAc + H_2O \rightarrow H_3O^+ + Ac^-$$

Die Hydroniumionen sind nun verantwortlich für den Sinneseindruck des sauren Geschmacks auf der Zunge. Was beim Reinigen verkalkter Gegenstände passiert, wird an späterer Stelle (☞ 14.5.1) beschrieben.

14.3.3 Beispiele wichtiger Säuren

Man unterscheidet *starke Säuren* und *schwache Säuren*.

Starke Säuren sind solche, die in Wasser vollständig in Säurerest und Hydroniumionen umgesetzt sind. Dazu zählen die Salzsäure HCl, die Salpetersäure HNO_3, die Schwefelsäure H_2SO_4 und die Phosphorsäure H_3PO_4 (☞ 12.2). Starke Säuren und ihre konzentrierten Lösungen wirken ätzend auf Haut und Körpergewebe und greifen auch viele Metalle und Materialien an, so dass sie mit besonderer Vorsicht gehandhabt werden müssen.

Anhand der chemischen Formeln der Säuren ist zu erkennen, dass es auch solche mit zwei oder drei Wasserstoffatomen gibt. Die Phosphorsäure kann nacheinander drei Protonen abgeben, wobei sie in der ersten Stufe eine starke Säure und in der zweiten eine schwächere Säure darstellt. Das dritte Proton wird in Wasser kaum abgegeben.

Schwache Säuren sind in Wasser nur zum Teil umgesetzt, so dass die Säuremoleküle immer im Gleichgewicht mit Hydroni-

umionen und Säurerest stehen. Essigsäure ist beispielsweise eine relativ schwache Säure, ebenso wie die weiteren organischen Säuren (☞ 15.5.2). Die Gleichung für die Essigsäure (Gl. 14.6) ist daher wie folgt zu modifizieren:

Gl. 14.7

$$HAc + H_2O \rightleftharpoons H_3O^+ + Ac^-$$

Eine sehr schwache Säure ist die Kohlensäure H_2CO_3, die als instabile Verbindung aus CO_2 und H_2O entsteht (☞ Gl. 12.4). Kohlensäure kann nacheinander zwei Protonen abgeben, wobei zuerst das Hydrogencarbonat-Ion HCO_3^- entsteht:

Gl. 14.8

$$H_2CO_3 + H_2O \rightleftharpoons H_3O^+ + HCO_3^-$$

Das Hydrogencarbonat reagiert nicht mehr sauer, sondern ist selbst schon eine Base (☞ 14.4.3).

14.4 Basen

14.4.1 Übersicht

Die Gegenspieler zu den Säuren, die **Basen** (auch: Laugen), sind allgemein weniger bekannt. Seifenlauge und Ammoniakwasser („Salmiakgeist") enthalten basische Substanzen, ebenso die in Süddeutschland zum Bräunen von Gebäck verbreitete Brezellauge. Typische Eigenschaften von Basen sind der laugenartige Geschmack und ihre Fähigkeit, fettartige und eiweißhaltige Stoffe oder Verschmutzungen aufzulösen.

14.4.2 Verhalten der Basen

Das spezielle chemische Verhalten der Basen besteht darin, dass sie Wasserstoffionen (H^+) aufnehmen. Dieses Verhalten nennt man *basisch* oder – mit einem eher bekannten Ausdruck – *alkalisch*.

> **Merke**
> Säuren geben Wasserstoffionen ab,
> Basen nehmen Wasserstoffionen auf.

Bei den folgenden Ausführungen verwenden wir als Beispiel den Ammoniak (NH₃), die Wasserstoffverbindung des Stickstoffs (☞ 12.2.4):

Gl. 14.9

$$NH_3 + H^+ \rightarrow NH_4^+$$

Aus dem Ammoniak entsteht durch Anlagerung eines Wasserstoffions ein Kation, das *Ammoniumion* – so wie das *Hydroniumion* aus Wasser und einem Wasserstoffion gebildet wird. Woher kommt nun das Wasserstoffion? Es kann von einem Hydroniumion, einer anderen Säure oder von einem Wassermolekül abgegeben werden:

Gl. 14.10

$$NH_3 + H_2O \rightarrow NH_4^+ + OH^-$$

Dies ist die Reaktion, die beim Lösen von Ammoniakgas in Wasser eintritt. Bei der Abgabe des Wasserstoffions entsteht aus dem Wasser ein *Hydroxid-Ion* (OH⁻). Das Hydroxid-Ion ist formal der Säurerest des Wassers und natürlich auch selbst eine Base, denn es kann wieder ein Wasserstoffion aufnehmen.

> **Merke**
> Zu einer Säure gehört immer eine Base, die bei der Abgabe des Protons entsteht. Man nennt sie die *korrespondierende Base*.

14.4.3 Beispiele wichtiger Basen

Bei den Basen gibt es analog zu den Säuren starke und schwache Vertreter.

Starke Basen sind vor allem die Hydroxide einiger Metalle der I. und II. Hauptgruppe. Von großer technischer Bedeutung ist vor allem *Natriumhydroxid* NaOH und seine wässrige Lösung, die *Natronlauge*. Daneben wird auch Kaliumhydroxid KOH verwendet (*Kalilauge*). Starke Basen sind in Wasser vollständig in ihr Metallion und Hydroxidionen getrennt. Wie die starken Säuren sind sie ätzende Gefahrstoffe und müssen stets mit Schutzbrille gehandhabt werden, da Spritzer ins Auge zu schwersten Hornhautschäden führen.

Zu den **schwachen Basen** zählen solche, bei denen sich im Wasser ein Gleichgewicht zwischen Base und Hydroxidionen einstellt. Oft verwendet werden Ammoniak (☞ Gl. 14.9) und Natriumcarbonat. Beim Natriumcarbonat reagieren die Carbonationen basisch, indem sie Protonen aufnehmen:

Gl. 14.11

$$CO_3^{2-} + H_2O \rightleftharpoons HCO_3^- + OH^-$$

Weitere schwache Basen sind Natriumhydrogencarbonat (NaHCO₃), Seifen und organische Amine (☞ 15.3.4).

14.5 Säure-Base-Reaktionen

14.5.1 Neutralisation

Wenn eine Säure und eine Base zusammentreffen, reagieren Hydroniumionen und Hydroxidionen miteinander:

Gl. 14.12

$$H_3O^+ + OH^- \rightarrow 2\,H_2O$$

Es entstehen also neue Wassermoleküle. Dieser Vorgang wird *Neutralisation* genannt, wenn die Menge der Hydroniumionen und der Hydroxidionen einander entsprechen. Die übrigen in den Lösungen vorhandenen Ionen, im Allgemeinen das Metallion der Base und der Säurerest, bilden auf diese Weise *Salze,* die beispielsweise nach Verdampfen des Wassers sichtbar werden. Bei der Neutralisation von *Natriumhydroxidlösung* NaOH mit *Chlorwasserstoffsäure* HCl entsteht also *Kochsalz* NaCl. Dieses Prinzip wird oft zur Herstellung bestimmter Salze angewendet.

> **Merke**
> Bei der Neutralisation einer Säure mit einer Base entsteht ein Salz.

Ein weiteres Beispiel ist die Reaktion von *Calciumcarbonat* mit *Essigsäure,* die beim Reinigen verkalkter Töpfe oder Kaffeemaschinen stattfindet:

Gl. 14.13
$$CaCO_3 + 2\ HAc \rightarrow Ca^{2+} +$$
$$2\ Ac^- + CO_2\uparrow + 2\ H_2O$$

Das Carbonation wirkt hier als Base, die in die instabile Kohlensäure übergeführt wird; bei der Neutralisation entstehen wasserlösliches Calciumacetat und Kohlendioxidgas.

14.5.2 Eigendissoziation des Wassers

Der Vorgang in Gl. 14.12 ist zu einem sehr geringen Anteil auch umkehrbar. Wie wir wissen, verlaufen alle Reaktionen nur so lange, bis sich ein bestimmtes Gleichgewicht eingestellt hat (☞ 13.3.5). Im *Säure-Base-Gleichgewicht* des Wassers liegt ein minimaler, aber messbarer Anteil der Wassermoleküle in Form von Hydroniumionen und Hydroxidionen vor:

Gl. 14.14
$$2\ H_2O \rightleftharpoons H_3O^+ + OH^-$$

Man kann diese Zahl bestimmen und erhält einen Wert von 10^{-7} mol Hydroniumionen pro Liter Wasser.

14.5.3 pH-Wert

Da 10^{-7} ein schlecht vorstellbarer Wert ist, wurde als Maßzahl der **pH-Wert** (lat *potentia Hydrogenii* = Wasserstoffstärke) eingeführt. Man nimmt den Exponenten und zwar mit umgekehrtem Vorzeichen. Reines Wasser hat also den pH-Wert 7. Diesen Zustand nennt man *neutral.*

Steigt der Anteil der Wasserstoffionen, z. B. indem man eine Säure in Wasser löst, nimmt der pH-Wert ab, wegen des umgekehrten Vorzeichens. Saure Lösungen haben daher pH-Werte kleiner als 7. Eine einmolare starke Säure (10^0 mol/l) weist einen pH-Wert von 0 auf.

In Lösungen von Basen sind noch weniger als 10^{-7} mol Hydroniumionen im Liter Wasser vorhanden, da sie mit den Hydroxidionen der Base abreagieren. Alkalische Lösungen haben also pH-Werte oberhalb 7. In wässrigen Lösungen wird maximal etwa pH 14 erreicht.

> **Merke**
> Der pH-Wert ist der negative Exponent der Hydroniumionenkonzentration.
> Lösungen mit pH-Werten < 7 sind sauer, solche mit pH > 7 alkalisch.

14.5.4 Bestimmung von Säuren und Basen

Wie kann man nun die Konzentration von Säuren und Basen messen?

Zur schnellen Bestimmung des pH-Werts gibt es *Messstreifen,* die nach Eintauchen in die Probelösung eine Farbveränderung zeigen. Der entstehende Farbton wird mit einer Skala visuell verglichen. Farbstoffe, die ihren Farbton mit dem pH-Wert verändern, nennt man *Indikatoren.* Der bekannteste Indikator ist der *Lackmusfarbstoff,* der im sauren Bereich rot und im alkalischen Bereich blauviolett erscheint. Es gibt aber für jede Anwendung geeignete Indikatoren und Indikatorgemische.

Eine genauere Methode ist die physikalische pH-Messung, bei der die Konzentration der Hydroniumionen elektrochemisch durch Vergleich mit einer Referenzlösung bestimmt wird. Das dafür verwendete Messgerät nennt man *pH-Meter.*

Weiterhin kann man die Stärke einer Säure sehr genau bestimmen, indem man sie nach und nach mit abgemessenen Mengen einer Base bekannter Stärke versetzt, bis der Neutralpunkt, d. h. pH 7 erreicht ist. Dasselbe gilt natürlich auch für die Bestimmung einer Base. Der Neutralpunkt wird durch Zusatz einer Indikatorlösung am Farbumschlag erkannt. Diese Methode wird *Titration* genannt und in allen Labors routinemäßig durchgeführt.

14.5.5 Pufferwirkung

Will man eine schwache Säure mittels einer Base titrieren, beobachtet man, dass der pH-Wert auch nach Zugabe größerer Basenmengen nahezu gleich bleibt. Dieser Effekt beruht darauf, dass die schwache Säure stets nur in einem bestimmten Ausmaß in Wasserstoffionen und Säurerest zerfällt (☞ Gl. 14.7). Werden nun die Hydroniumionen durch die Base neutralisiert, können sich neue Hydroniumionen aus den Säuremole-

külen nachbilden. Dieser Vorgang wird erst unterbrochen, wenn alle Säuremoleküle verbraucht sind.

Diesen Effekt nennt man *Pufferwirkung.* Der Basenzusatz wird durch die schwache Säure quasi abgefangen (gepuffert). Ein Zusatz einer starken Säure wird gleichermaßen durch den Säurerest gepuffert, der mit der zugesetzten Säure reagiert.

Die Pufferwirkung hat also zur Folge, dass das System auf Zusatz starker Basen oder Säuren nur wenig reagiert, der pH-Wert also in einem engen Bereich konstant bleibt. Prozesse, die bei geringem Aufwand pH-stabil sein sollen, werden oft durch Zugabe von Puffersubstanzen realisiert. Als *Puffersysteme* dienen Gemische schwacher Säuren oder Basen mit ihren Salzen, beispielsweise *Essigsäure/Acetat*-Gemische oder *Ammoniak/Ammonium*-Gemische. Biochemische Reaktionen in Organismen sind zum großen Teil ebenfalls gepuffert, da hier schon geringfügige Verschiebungen des pH-Werts fatale Folgen haben können (☞ 14.6).

14.6 Physiologische Bedeutung

Säuren und Basen üben im Organismus grundlegende Funktionen aus. Wenn man die komplexen Strukturen und Wechselwirkungen der körpereigenen Stoffe kennt (☞ 16), kann man sich vorstellen, dass sie empfindlich auf den pH-Wert ihrer Umgebung reagieren. Die verschiedenen Körperflüssigkeiten haben ganz unterschiedliche pH-Werte (☞ Tab. 14.2).

Im oberen Verdauungstrakt (Speichel, Magensaft) erleichtern saure pH-Werte die enzymatische Spaltung der Kohlenhydrate und Proteine. Pankreassaft und Galle sind

Medium	pH-Wert
Speichel	5 – 6,8
Magensaft	1 – 2
Pankreassaft	7,5 – 8,3
Blutplasma	7,36 – 7,44
Harn	5 – 8

Tab. 14.2: pH-Werte in Körperflüssigkeiten.

schwach alkalisch und unterstützen damit die Emulgation und Zerlegung der Fette.

Der pH-Wert des Blutplasmas muss besonders konstant gehalten werden. Der Organismus realisiert dies mit Hilfe mehrerer Puffersysteme:

▶ Hydrogencarbonat-System:
HCO_3^- / H_2CO_3
▶ Phosphatsystem: HPO_4^{2-} / $H_2PO_4^-$
▶ Proteinatsystem: Protein / Proteinat$^-$.

Bei pH-Werten unter 7,36 wird das Blut übersäuert, man spricht dann von *Azidose*. Entsprechend tritt bei pH-Werten über 7,44 eine *Alkalose* auf. Azidose und Alkalose können stoffwechselbedingt sein. Es kann aber auch aufgrund von verminderter oder vermehrter Abatmung von CO_2 die Kohlensäurekonzentration im Blut zu stark ansteigen bzw. abfallen.

Der Säure-Base-Status im Blut wird in der klinischen Analytik durch Messung des pH-Werts, der CO_2-Konzentration, der Hydrogencarbonat-Konzentration („Bicarbonat") sowie des Basenüberschusses bestimmt.

Da der Körper die pH-Werte aktiv reguliert, fallen zeitweise Überschüsse an Hydronium- oder Hydroxidionen an. Sie werden durch die Nieren mit dem Harn ausgeschieden, der deshalb pH-Werte von 5 – 8 aufweisen kann.

15   Organische Chemie

15.1   Die besondere Chemie des Kohlenstoffs

Kohlenstoff ist ein außergewöhnliches Element, das die Grundlage aller belebten Materie bildet. Warum gerade Kohlenstoff? Kohlenstoff ist in der Lage, vielseitige und *stabile Bindungen mit sich selbst* und mit Wasserstoff einzugehen. Die Stabilität der Moleküle nimmt mit zunehmender Anzahl der miteinander verknüpften Kohlenstoffatome nicht ab, wie dies bei den meisten anderen Elementen der Fall ist. Dies erst ermöglicht die hochkomplexen Strukturen, wie sie für den Aufbau und den Stoffwech-

sel der Organismen typisch sind. Neben Kohlenstoff und Wasserstoff enthält ein Großteil der organischen Verbindungen zusätzlich Sauerstoff, oft auch Stickstoff oder Schwefel. Diese Elemente werden *Heteroelemente* genannt.

15.1.1   Chemische Bindungen am Kohlenstoff

Wie sieht nun das Bindungsverhalten des Kohlenstoffs aus? Als Vertreter der IV. Hauptgruppe hat er vier Elektronen in der äußersten Schale und geht daher in aller Regel vier Elektronenpaarbindungen zu anderen Atomen ein.

Die Bindungen zwischen Kohlenstoffatomen sind völlig *unpolar*; solche zwischen Kohlenstoff und seinem wichtigsten Partner in der organischen Chemie, dem Wasserstoff, weisen eine ebenfalls nahezu gleichmäßige Elektronenverteilung auf. Dies erklärt, warum die Kohlenwasserstoffe unter normalen Bedingungen recht stabil sind. Sie haben keine Tendenz, in Ionen zu zerfallen oder einem eventuellen Reaktionspartner eine polare und daher bevorzugte Angriffsstelle zu bieten.

Für die Struktur der auf Kohlenstoff basierenden Moleküle ist neben der Zahl der Bindungen auch deren *räumliche Geometrie* von Bedeutung. Die Richtung der Bindungen hängt von der Anzahl der an den Kohlenstoff gebundenen Atome ab. Grob vereinfacht gesagt, versuchen die Bindungspartner am Kohlenstoff sich so anzuordnen, dass sie untereinander den größtmöglichen Abstand einnehmen. Bei vier Bindungspartnern ergibt sich daher eine *tetraedrische* Anordnung, bei drei Partnern eine *ebene* Anordnung mit drei gleichen Winkeln und bei zwei Partnern eine *lineare* Anordnung (☞ Abb. 15.1).

Die exakte Begründung für die verschiedenen Geometrien basiert auf der räumlichen Ausrichtung der Elektronenwolken (☞ 1.1.2), die mathematisch hergeleitet werden kann.

In Abbildung 15.1 ist auch zu erkennen, dass die Vierbindigkeit des Kohlenstoffs durchgängig beibehalten wird. Bei weniger als vier Bindungspartnern treten daher eine (☞ Abb. 15.1 b) oder zwei *Doppelbindungen* auf (☞ Abb. 15.1 c). Außerdem kann Kohlenstoff zu bestimmten Elementen auch *Dreifachbindungen* eingehen. Die Eigenheiten der Mehrfachbindungen mit weiteren Beispielen werden später erläutert (☞ 15.2.2).

15.1.2 Aufbau organischer Verbindungen

Um ein System in die verwirrende Vielfalt der Kohlenstoffverbindungen zu bringen, hat man sich darauf geeinigt, ein bestimmtes Teil jedes Moleküls als *Grundgerüst* zu definieren. Das Grundgerüst ist in aller Regel die längste durchgehende Kohlenwasserstoffkette. Mit dem Grundgerüst sind dann weitere Molekülteile verbunden, die *Substituenten*. Der Begriff Substituent leitet sich davon ab, dass diese Gruppen einen oder mehrere Wasserstoffe am Grundgerüst ersetzen (substituieren).

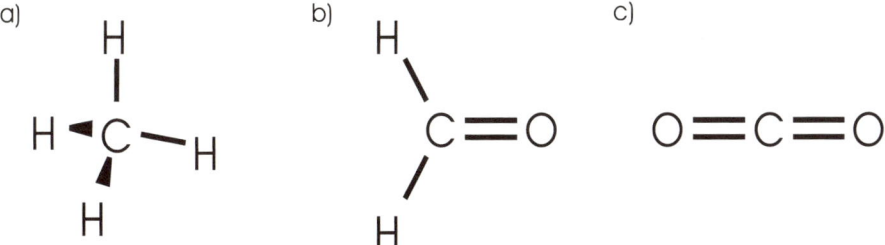

Abb. 15.1: Bindungsgeometrien am Kohlenstoff. a) tetraedrische Anordnung (Methan); b) ebene Anordnung (Methanal); c) lineare Anordnung (Kohlenstoffdioxid).

Bei den Substituenten kann es sich wiederum um kleinere Kohlenwasserstoffketten handeln. In diesem Fall spricht man von *Seitenketten.*

Andererseits sind als Substituenten auch Heteroelemente oder Gruppen, die Heteroelemente enthalten, denkbar. Da solche Substituenten die Reaktivität des gesamten Moleküls bestimmen und damit oft eine bestimmte Funktion ausüben, nennt man sie *funktionelle Gruppen.*

Als anschauliches Beispiel nehmen wir das Ethanol (☞ Abb. 11.5). Das Ethanol (Ethylalkohol) basiert auf einer Kohlenwasserstoffkette aus zwei Kohlenstoffatomen *(Ethan).* Hinzu kommt ein *Substituent,* der aus Sauerstoff und Wasserstoff besteht *(Hydroxylgruppe).* Die Hydroxylgruppe ist eine *funktionelle Gruppe*, da chemische Reaktionen bevorzugt dort stattfinden, beispielsweise beim biochemischen Abbau von Alkohol im Körper.

Dieses Konzept der Grundgerüste, Seitenketten und funktionellen Gruppen ermöglicht es also

▶ Den Aufbau einer organischen Verbindung zu beschreiben
▶ Die organischen Verbindungen in Stoffklassen zu unterteilen
▶ Der Verbindung einen systematischen Namen zu geben.

Weitere Besonderheiten der Strukturen organischer Verbindungen werden wir in den folgenden Abschnitten kennenlernen, beispielsweise den Begriff der Isomerie (☞ 15.2.1) oder der Chiralität (☞ 15.4.4).

15.1.3 Stoffklassen

Das oben dargestellte Aufbauprinzip ermöglicht eine Differenzierung der organischen Verbindungen nach *Stoffklassen.* Da die Stoffeigenschaften in der Regel eher durch die vorhandenen funktionellen Gruppen als durch die Art der Kohlenwasserstoff-Grundkörper bestimmt werden, teilt man die Stoffklassen nach den funktionellen Gruppen ein. In den folgenden Abschnitten werden die wichtigsten Stoffklassen der organischen Chemie mit einigen ihrer Vertreter aufgeführt.

Verbindungen ganz ohne funktionelle Gruppen sind die *Kohlenwasserstoffe* (☞ 15.3). Als Stoffklassen zunehmender Komplexität seien die *Alkohole* und verwandte Verbindungen (☞ 15.4), die *Ketoverbindungen* (☞ 15.5) und die *Carbonsäuren* (☞ 15.6) angeführt. Durch Verknüpfung von Molekülen aus identischen oder unterschiedlichen Stoffklassen entstehen weitere Typen von Verbindungen und schließlich auch die hochmolekularen Stoffe, die vor allem im Kapitel *Biochemie* (☞ 16) zur Sprache kommen.

15.1.4 Nomenklatur organischer Verbindungen

Die Bezeichnung einer organischen Substanz erfolgt gemäß dem eben geschilderten Aufbaukonzept. Das Grundgerüst wird dabei von einer Stammverbindung abgeleitet, die den zentralen Namensteil bestimmt. Die vorhandenen Substituenten werden der Reihe nach in Form von Vorsätzen *(Präfixen)* aufgezählt. Die höchstwertige funktionelle Gruppe bestimmt die Endung *(Suffix)* des Namens und bezeichnet gleichzeitig die Stoffklasse, zu der diese Verbindung gerechnet wird.

Im oben gezeigten Beispiel des Ethanols treten außer der Hydroxylgruppe keine weiteren Substituenten auf. Die Bezeichnung erhält daher die Endung -ol, die gleichzeitig für die Hydroxylgruppe und für die Stoffklasse der *Alkohole* steht, deren Vertreter alle auf *-ol* enden.

Die Rangfolge der Substituenten wird unter anderem durch die Anzahl der Bindungen zwischen Kohlenstoff und Heteroatomen bestimmt. In Tabelle 15.2 sind einige der wichtigsten Substituenten nach steigender Wertigkeit aufgeführt.

Den niedrigsten Rang haben die einfachen Kohlenwasserstoffe, die Alkane. Wenn sie als Substituent (Seitenkette) auftreten, tragen sie die Endung *-yl* (weitere Einzelheiten ☞ 15.2).

Es folgen die Alkohole mit einer C-O - Bindung, die auf *-ol* enden, danach die Aldehyde und Ketone mit einer C=O -Doppelbindung. Der höchstwertige Substituent ist die Carboxygruppe mit einer C-O- und einer C=O-Bindung. Ist also eine Carboxygruppe in einem Molekül vorhanden, erhält dieses nach der genannten Regel stets die Endung

-säure, unabhängig davon, ob noch weitere funktionelle Gruppen niedrigeren Ranges zugegen sind.

15.2 Kohlenwasserstoffe

Die Stoffklasse der Kohlenwasserstoffe wird nach zweierlei Kriterien unterteilt:
▶ Anordnung der Kohlenstoffatome
▶ Bindungsarten.

Die Kohlenstoffatome können einfache (lineare) Ketten, verzweigte und geschlossene Strukturen (Ringe) bilden. An Bindungsarten treten Einfach-, Doppel-, Dreifach- und so genannte aromatische Bindungen auf.

15.2.1 Alkane

Verschieden aufgebaute Alkane ☞ *Abb. 15.3*

Alkane sind Kohlenwasserstoffe, die nur Einfachbindungen enthalten.

Die unverzweigten Alkane tragen die Bezeichnung *n-Alkane*, wobei *n* hier für *normal* steht. Die Vertreter mit einem bis vier Kohlenstoffatomen tragen Trivialnamen:
▶ **Methan** CH_4 (☞ Abb. 15.3 a)
▶ **Ethan** C_2H_6 (b)
▶ **Propan** C_3H_8 (c)
▶ **Butan** C_4H_{10} (d).

Substituent	als Präfix	als Suffix	Stoffklasse
$-C_nH_{2n+1}$; z. B. $-CH_3$	Alkyl- (Beispiel: Methyl-)	-an	Alk**ane**
-OH	Hydroxy(l)-	-ol	Alkoh**ole**
-CHO	Formyl-	-al	Aldeh**yde**
>C=O	Carbonyl-	-on	Ket**one**
-COOH	Carboxy(l)-	-säure	Carbon**säuren**

Tab. 15.2: Die wichtigsten Substituenten bzw. funktionellen Gruppen und ihre Rangfolge.

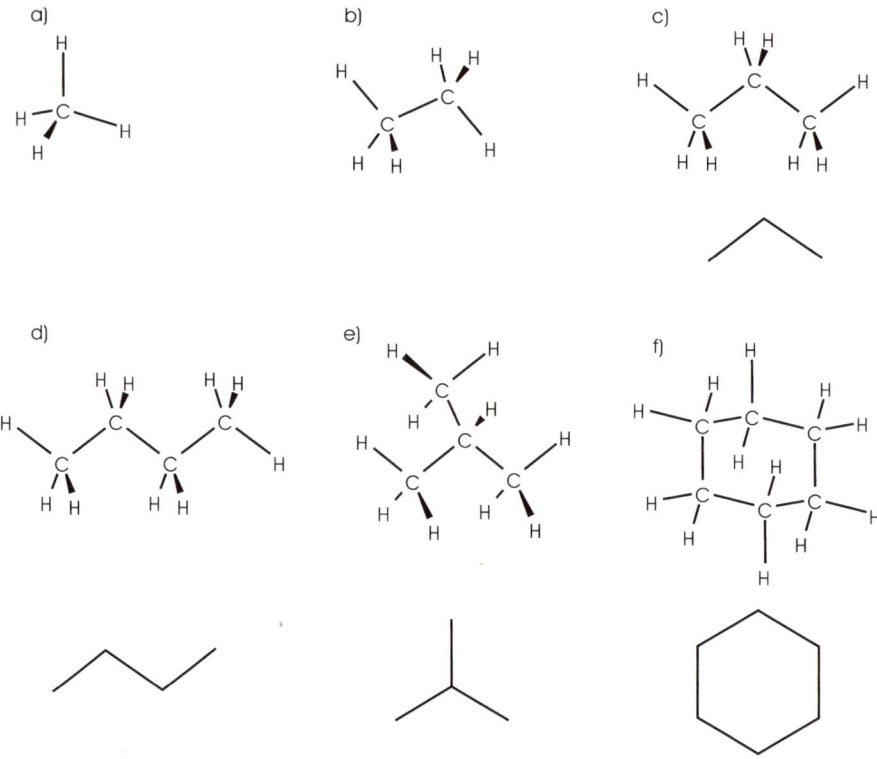

Abb. 15.3: Strukturen einiger Alkane. a) Methan; b) Ethan; c) Propan; d) *n*-Butan; e) *iso*-Butan; f) *cyclo*-Hexan. Die Strukturformeln sind auch vereinfacht dargestellt: die C-H-Bindungen wurden weggelassen, dies erleichtert ab einer stärkeren Komplexität der Formeln die Übersicht.

Es handelt sich um farblose, brennbare Gase, die Bestandteile des Erdgases sind. Methan wird als Stadtgas und ein Propan/Butan-Gemisch in Gaskartuschen zum Heizen und Kochen eingesetzt.

Ab einer Kettenläge von fünf Kohlenstoffatomen werden griechische Zählwörter verwendet: **Pentan** C_5H_{12}, **Hexan, Heptan** usw. Kohlenwasserstoffe, die sich voneinander nur durch Hinzutreten einer -CH$_2$-Einheit unterscheiden, nennt man *Homologe* und die daraus entstehende Reihe eine *homologe Reihe*.

Verweigte Alkane werden *iso-Alkane* genannt. Sie sind *isomer* zu den jeweiligen unverzweigten Kohlenwasserstoffen, d. h. chemisch exakt gleich zusammengesetzt, jedoch von unterschiedlicher räumlicher Struktur. Das iso-**Butan** (☞ Abb. 15.3 e) hat also mit C_4H_{10} dieselbe Summenformel wie das *n*-Butan, ist jedoch von seinen Stoffeigenschaften vom *n*-Butan verschieden.

Isomerie tritt in der organischen Chemie weit verbreitet auf.

Merke

Isomere sind Stoffe gleicher chemischer Zusammensetzung, jedoch mit verschiedener Anordnung oder räumlicher Struktur der Atome im Molekül.

Die ringförmigen Kohlenwasserstoffe bezeichnet man als cyclo-**Alkane**. Sie sind nicht isomer zu den *n*-Alkanen, da sie durch den Ringschluss jeweils zwei Wasserstoffatome weniger tragen als die Alkane mit gleicher Kohlenstoffzahl. Das *cyclo*-Hexan (☞ Abb. 15.3 f) hat gegenüber dem *n*-Hexan C_6H_{14} die Summenformel C_6H_{12}.

Alle höheren Alkane sind Bestandteile des Erdöls, das innerhalb geologischer Zeiträume durch Umwandlung von Biomasse, beispielsweise aus Ablagerungen mariner Bakterien, unter Luftabschluss und dem Druck darüber liegender Gesteinsschichten entstanden ist. In der belebten Natur kommen Alkane nicht in nennenswerten Mengen vor. Erdöl ist ein Gemisch aus mehreren tausend unterschiedlichen Alkanen sowie weiteren Kohlenwasserstoffen und organischen Verbindungen. Durch Destillation wird es in nutzbare Fraktionen, wie *Benzin, Dieselöl, Heizöl, Schmieröle, Paraffin* und *Asphalt* aufgetrennt. Die industrielle Chemie kennt und nutzt auch Methoden, um Alkane gezielt aus anderen Verbindungen auf- oder umzubauen und so die am meisten benötigten Produkte bevorzugt herzustellen.

Die niederen Alkane, beispielsweise im *Benzin*, sind flüchtig und beim Einatmen zum Teil neurotoxisch. Benzin enthält darüber hinaus giftige Zusätze wie Methanol (☞ 15.3) und Benzen (☞ 15.2.3). Längerkettige Alkane sind, soweit sie keine problematischen Verunreinigungen enthalten, toxikologisch unbedenklich. Die in der phar-

mazeutischen Chemie als Salbengrundlage verwendete *Vaseline* ist ein Gemisch aus *iso*-Alkanen von halbfester Konsistenz. Flüssige und feste *Paraffine* werden auch in der Kosmetik eingesetzt.

15.2.2 Kohlenwasserstoffe mit Mehrfachbindungen

Die Natur der Mehrfachbindungen

Doppel- und Dreifachbindungen zwischen Kohlenstoffatomen sind zunächst geometrisch etwas schwer vorstellbar, denn bei einer einfachen Valenzbindung liegt die Elektronenwolke, in der sich die Bindungselektronen bevorzugt aufhalten, genau auf der Verbindungslinie zwischen den Atomkernen. Wo also halten sich die Elektronenpaare der zweiten und dritten Bindung auf? Tatsächlich befindet sich die zweite Bindung außerhalb, genauer gesagt zur Hälfte ober- und unterhalb, der Verbindungslinie (☞ Abb. 15.4 a).

Aus dieser Anordnung folgt, dass die erste und die zweite Bindung nicht gleichwertig sind. Man spricht daher von unterschiedlichen Bindungstypen. Eine Einfachbindung, die auf der Verbindungsachse zwischen den Atomkernen lokalisiert ist, nennt man *σ-Bindung*. Die zweite Bindung ober- und unterhalb der Verbindungsachse heißt *π-Bindung*. Als Merkhilfe kann man sich vorstellen, dass der Buchstabe π die Achse wie eine Brücke überspannt.

Die Ungleichwertigkeit von σ- und π-Bindungen wirkt sich auch im chemischen Verhalten aus. Während σ-Bindungen chemisch recht stabil sind, können an der π-Bindung reaktive Moleküle besser angreifen. Beispielsweise kann an eine Doppelbindung Wasserstoff angelagert werden:

Gl. 15.1

$$H_2C=CH_2 + H_2 \rightarrow H_3C\text{-}CH_3$$

Bei dieser Reaktion wird die π-Bindung gespalten, während die σ-Bindung erhalten bleibt. Die Doppelbindung wird quasi mit Wasserstoff „gesättigt". Man spricht daher oft bei den Alkanen auch von *gesättigten* Kohlenwasserstoffen und bei Stoffen mit Mehrfachbindungen von *ungesättigten* Verbindungen.

Welchen Grund gibt es dafür, dass Kohlenwasserstoffe Mehrfachbindungen enthalten? Bei der Erdölentstehung oder der chemischen Synthese von Alkenen ist oft ein Unterangebot an Wasserstoff die Ursache. Ungesättigte Verbindungen enthalten verhältnismäßig weniger Wasserstoff als gesättigte. Von der Natur werden ungesättigte Verbindungen gezielt aufgebaut, da die Mehrfachbindungen wichtige *funktionelle Gruppen* darstellen.

Alkene

Die Alkene bilden eine ähnliche homologe Reihe wie die Alkane, jedoch beginnend beim **Ethen** mit zwei Kohlenstoffatomen. Die Benennung erfolgt mit den entsprechenden Wortstämmen und der Endung *–en*. Ganz analog gibt es auch verzweigte und cyclische Strukturen. Eine weitere Differenzierung folgt aus der Tatsache, dass die Doppelbindungen in unterschiedlichen Positionen im Molekül und auch mehrfach auftreten können. An dieser Stelle kann daher nur eine kleine Auswahl an Beispielen mit ihrer systematischen Benennung vorgestellt werden (☞ Abb. 15.4).

Alkene kommen wie die Alkane im Erdöl und Erdgas vor und können auch synthetisch aufgebaut werden. Sie sind wichtige Zwischenprodukte bei der Herstellung von Kunststoffen, Waschmitteln und vielem Anderen. In der Biochemie spielen sie eine größere Rolle als die Alkane. Das **Isopren** (☞ Abb. 15.4 d; 2-Methylbutadien) ist der biochemische Ausgangsstoff des *Naturkautschuks*. Bei der Kautschukbildung sättigen sich die Isoprenmoleküle gegenseitig, indem die π-Bindungen gespalten werden und jeweils eine neue σ-Bindung zwischen benachbarten Molekülen entsteht.

Dieser Vorgang heißt *Polymerisation* und führt zu sehr großen kettenartigen Molekülen, den *Makromolekülen*. Polymerisationsreaktionen sind die Grundlage für einen Großteil der industriell hergestellten Kunststoffe, beispielsweise Polyethylen (=Polyethen) oder Polyvinylchlorid (PVC), die daher den Sammelnamen *Polymere* tragen.

Ein weiterer von der Natur aufgebauter Stoff ist das β-**Carotin.** Als Vorstufe des Vitamins A wird es auch *Provitamin A* genannt. Es enthält sieben Doppelbindungen und weist kettenförmige, verzweigte und ringförmige Strukturelemente auf (☞ Abb. 15.4 e).

Alkine

Verbindungen mit Dreifachbindung heißen *Alkine* und tragen die Endung *-in*. Sie enthalten nicht nur eine, sondern zwei π-Bindungen, wobei die zweite π-Bindung senkrecht zur ersten steht. Alkine sind chemisch noch reaktiver als Alkene. Die Strukturen der Alkine lassen sich ebenso von den gesättigten Kohlenwasserstoffen ableiten wie die der Alkene. Sie spielen ebenfalls als Zwischenprodukte in der chemischen Industrie eine Rolle. Das **Ethin** (☞ Abb. 15.4 f) dient als sehr energiereiches Gas zum Metallschweißen („Acetylen"). In der Natur kommen Stoffe mit Dreifachbindungen nur selten vor.

15.2.3 Aromatische Kohlenwasserstoffe

Der aromatische Zustand

Die aromatischen Kohlenwasserstoffe sind eine Klasse von Verbindungen, die sich nicht in die bisher vorgestellten Systeme einfügen. Formal handelt es sich um Strukturen mit Mehrfachbindungen, die sich jedoch nicht mehr nur einem bestimmten Paar von Kohlenstoffatomen zuordnen las-

sen. Gemeinsames Merkmal der aromatischen Verbindungen ist das Vorhandensein eines sechsgliedrigen Kohlenstoffrings, des *Benzenrings* (☞ Abb. 15.5 a).

Der Benzenring ist eben und enthält sechs Kohlenstoffatome, die in der Molekülebene jeweils zwei σ-Bindungen zu den benachbarten Atomen eingehen und außerdem einen nach außen stehenden Substituenten tragen können. Zusätzlich kann jedes Kohlenstoffatom eine π-Bindung ausbilden. Die π-Elektronen sind jedoch nicht zwischen jeweils zwei Atomen lokalisiert, sondern über den ganzen Ring gleichmäßig verteilt. Die-

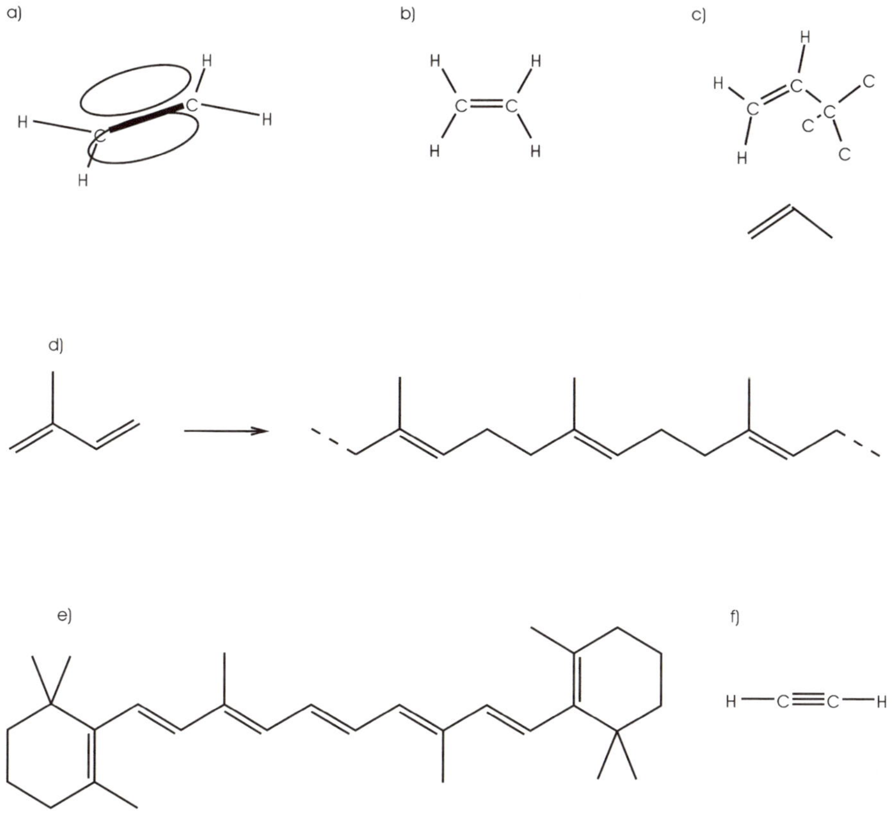

Abb. 15.4: Strukturen von Kohlenwasserstoffen mit Mehrfachbindungen. a) Geometrie der Doppelbindung am Ethen; b) Ethen; c) Propen; d) Isopren und Polyisopren; e) β-Carotin; f) Ethin.

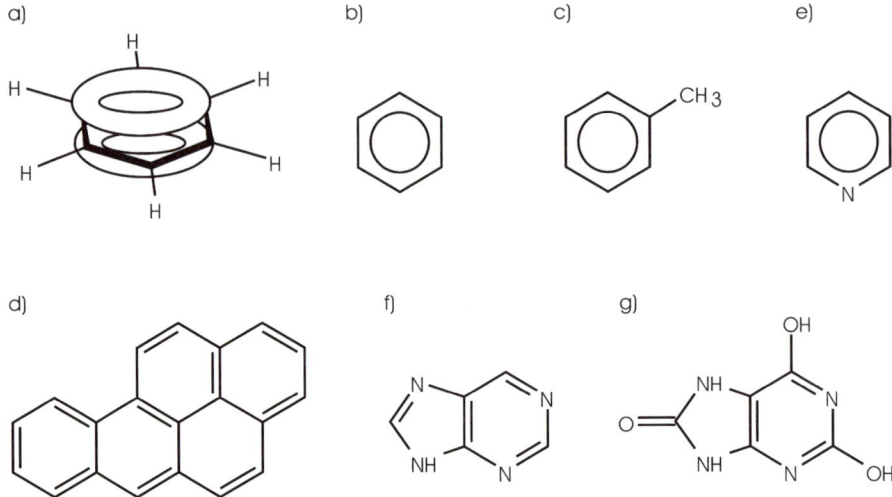

Abb. 15.5: Aromatische Kohlenwasserstoffe. a) Geometrie der aromatischen Bindung am Benzen; b) Benzen; c) Toluen; d) Benzopyren; e) Pyridin; f) Purin; g) Harnsäure.

ser Sachverhalt wird in Strukturformeln oft durch einen durchgehenden Kreis wiedergegeben (☞ Abb. 15.5 b).

Der Zustand der Elektronen im Benzenring ist besonders energiearm. Er wird *aromatischer Zustand* genannt. Die Bezeichnung „aromatische Verbindungen" ist historisch entstanden und steht für diese spezielle Verbindungsklasse, sagt jedoch nichts über den Geruch ihrer Verbindungen aus, die nicht mehr oder weniger aromatisch riechen als viele Vertreter anderer Stoffklassen.

Einfache aromatische Kohlenwasserstoffe

Der einfachste und bekannteste Vertreter der aromatischen Kohlenwasserstoffe ist das **Benzen** selbst (☞ Abb. 15.5 b), das gelegentlich noch *Benzol* genannt wird. Benzen ist eine farblose Flüssigkeit, die früher aus Steinkohlenteer, heute auch aus Erdöl ge-

wonnen wird und als Benzinzusatz, Lösemittel und industrielle Grundchemikalie verwendet wird. Aus Benzen und den davon abgeleiteten Verbindungen werden Farben, Medikamente und viele weitere wichtige Produkte hergestellt. Benzen selbst ist giftig und krebserregend.

Im Labor, im Haushalt und bei Anwendungen, in denen die Gefahr des Einatmens oder Hautkontakts besteht, muss statt Benzen ein anderes geeignetes Lösemittel verwendet werden, beispielsweise Toluen. Für das Betanken von Kraftfahrzeugen besteht eine Ausnahmegenehmigung. Es wird jedoch dringend empfohlen, beim Tanken besonders umsichtig vorzugehen, um nichts zu verschütten oder einzuatmen.

Das **Toluen** (☞ Abb. 15.5 c), auch *Toluol* genannt, trägt eine Methyl-Seitenkette am Benzenring. Wie das Benzen ist es ein wichtiger Grundstoff, ist jedoch bei der Anwendung als Lösemittel weniger problematisch, da es vom Körper anders metabolisiert wird als das Benzen. Alkylbenzene mit zwei Methylgruppen werden **Xylene** (*Xylole*) genannt.

Die mit funktionellen Gruppen substituierten aromatischen Verbindungen spielen in der Technik und Biochemie eine große Rolle. Sie werden in den nachfolgenden Kapiteln bei der jeweiligen Stoffklasse aufgeführt.

Polycyclische und polychlorierte aromatische Kohlenwasserstoffe

Die Ausdehnung der π-Elektronen im aromatischen Zustand kann sich auch über mehr als sechs Kohlenstoffatome erstrecken. Dies ist der Fall, wenn zwei oder mehr Sechsringe über Kanten miteinander verbunden sind. Diese Verbindungen nennt man *bicyclische* bzw. *polycyclische aromatische Kohlenwasserstoffe (PAK)*. PAK sind besonders stabil und entstehen als Nebenprodukt bei Prozessen, die bei hoher Temperatur ablaufen. Dazu gehören die Kohleverschwelung, Abfallverbrennung, die Metallverhüttung, aber auch die Verbrennungsmotoren im Straßenverkehr und sogar Waldbrände. PAK werden in der Natur nur langsam abgebaut und sind daher überall in Spuren zu finden. Viele ihrer Vertreter, besonders das **Benzopyren** (☞ Abb. 15.5 d), sind wie das Benzen krebserregend. In den vergangenen Jahrzehnten wurden daher verstärkt Maßnahmen eingeleitet, um die Freisetzung von PAK zu vermindern, wie Rauchgasreinigung an Kraftwerken oder Dieselrußfilter.

Weitere in der jüngeren Vergangenheit bekannt gewordene Umweltgifte, beispielsweise das Insektenbekämpfungsmittel *DDT*, *Polychlorierte Biphenyle (PCB)* oder *Poly-chlorierte Dibenzodioxine* („Dioxin", Seveso-Gift) sind ebenfalls aromatische Verbindungen, die in der Umwelt sehr lange beständig sind. Sie reichern sich daher über die Nahrungskette in den Fettgeweben an. Muttermilch kann bei den Gesundheitsämtern auf Spuren solcher chloraromatischer Verbindungen geprüft werden. Die Gehalte sind in den letzten Jahren rückläufig.

Heterocyclische aromatische Kohlenwasserstoffe

In der Natur treten vielfach aromatische Kohlenwasserstoffe auf, die eines oder mehrere der Heteroelemente Sauerstoff, Stickstoff oder Schwefel in den aromatischen Benzenringen enthalten. Solche Verbindungen werden *heterocyclische aromatische Kohlenwasser*stoffe oder kurz *Heterocyclen* genannt. Da die Heteroelemente sich mehr oder weniger an dem aromatischen Elektronensystem beteiligen, ergeben sich besondere chemische Eigenschaften.

Einer der einfachsten Heterocyclen ist das **Pyridin** (☞ Abb. 15.5 c), das im Benzenring ein Stickstoffatom trägt. Es ist ein Grundkörper vieler anderer heterocyclischer Verbindungen, beispielsweise des *Nikotins* und der biochemisch wichtigen *Nikotinsäure*. Weitere im Körper vorkommende Heterocyclen sind vom **Purin**-Molekül (☞ Abb. 15.5 f) abgeleitet, beispielsweise die **Harnsäure** (☞ Abb. 15.5 g) und die heterocyclischen Basen *Adenin* und *Guanin*, die zu den Bausteinen der Nucleinsäuren gehören (☞ 16.5).

15.3 Alkohole und verwandte Verbindungen

15.3.1 Übersicht

Alkohole sind eine weit verbreitete Verbindungsklasse, die als funktionelle Gruppe eine oder mehrere *Hydroxylgruppen* (-OH) enthalten.

Die Alkohole leiten sich von den Alkanen durch Ersatz von Wasserstoffen durch OH-Gruppen ab. Sie bilden daher ebenfalls homologe Reihen, beginnend beim Methanol, und umfassen auch verzweigte, cyclische und aromatische Verbindungen.

Je nachdem, ob eine, zwei oder mehr Hydroxylgruppen vorhanden sind, spricht man von *einwertigen, zweiwertigen* oder *mehrwertigen* Alkoholen.

15.3.2 Einwertige Alkohole

Das **Methanol** (Methylalkohol ☞ Abb. 15.6 a) ist eine giftige, mit Wasser mischbare Flüssigkeit, die in der Technik als Lösemittel und Ausgangsstoff für chemische Synthesen dient. Ottokraftstoff enthält einige Prozent Methanol als Antiklopfmittel statt der früher verwendeten, weitaus problematischeren Bleiverbindungen. In Armutsgebieten wird Methanol immer wieder zum Strecken von billigen Spirituosen verwendet, was nicht selten zu ernsten Vergiftungen bis zur Erblindung führt.

Der Alkohol schlechthin ist das **Ethanol** (Ethylalkohol, ☞ Abb. 11.5), der wirksame Bestandteil alkoholischer Getränke. Er wirkt in kleinen Mengen anregend, dann narkotisch und in größeren Quantitäten giftig. Ethanol gewinnt man aus zucker- und kohlenhydratreichen Pflanzen durch alkoholische Gärung oder technisch, z. B. aus

Ethen. Bei der alkoholischen Gärung wandeln Hefepilze mittels Enzymen die vorhandenen Zucker in Ethanol und Kohlendioxid um. Zur Gewinnung von hochalkoholischen Getränken oder reinem Alkohol wird das Ethanol in reiner Form abdestilliert. Ethanol ist ein wichtiges Lösemittel, ein industrieller Grundstoff und wird in zunehmendem Maße als Kraftfahrzeugtreibstoff aus nachwachsenden Rohstoffen eingesetzt. Ethanol ist auch Bestandteil vieler pharmazeutischer Präparate und wird in der Krankenpflege als Desinfiziens verwendet.

Ein weiterer verbreiteter Vertreter der Alkohole ist das iso-**Propanol** (2-Propanol ☞ Abb. 15.6 b), das eine Hydroxylgruppe in der Mitte der Kohlenstoffkette trägt. Es ist Bestandteil beispielsweise von Reinigungsflüssigkeiten, Desinfektionsmitteln oder Rasierwässern.

Schließlich sei als Beispiel für einen aromatischen Alkohol das **Phenol** (☞ Abb. 15.6 c) erwähnt. Die Struktur des Phenols leitet sich vom Benzen durch Ersatz eines Wasserstoffs durch die OH-Gruppe ab. Phenol ist ein charakteristisch riechender Feststoff, der in Wasser gelöst schwach sauer reagiert. Er wurde früher als „Karbolsäure" zur klinischen Desinfektion verwendet, wird jedoch heute aufgrund seiner toxischen Eigenschaften nicht mehr eingesetzt. Phenol und seine Verbindungen sind andererseits wichtige Grundstoffe für technische und pharmazeutische Produkte. Phenolverbindungen sind auch in der Natur weit verbreitet, z. B. im Holzstoff Lignin.

Ein Beispiel für einen komplizierter aufgebauten Alkohol ist das *Cholesterol*, dessen biologische Funktion an späterer Stelle erklärt wird (☞ 16.3.3).

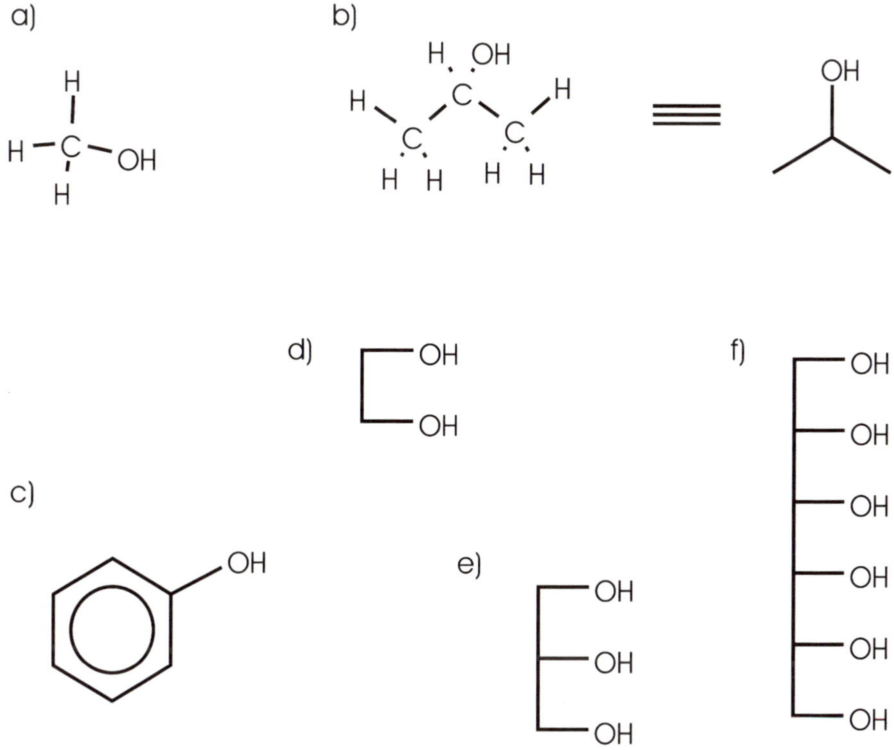

a)

b)

c)

d)

e)

f)

Abb. 15.6: Einwertige und mehrwertige Alkohole. a) Methanol; b) *iso*-Propanol; c) Phenol; d) Ethylglykol; e) Glycerol; f) Sorbitol.

15.3.3 Mehrwertige Alkohole

Mehrwertige Alkohole unterscheiden sich in ihren Eigenschaften wesentlich von den einwertigen Alkoholen. Da sich zwischen den OH-Gruppen viele Wasserstoffbrückenbindungen ausbilden, sind sie weniger flüchtig und zähflüssiger als beispielsweise Ethanol. Die bekanntesten Vertreter sind Ethylglykol, Glycerol und Sorbitol.

▶ **Ethylglykol** (Ethandiol, „Glykol", ☞ Abb. 15.6 d) ist vor allem als Frostschutzmittel bekannt, da es die Kristallisation des Wassers bei tiefen Temperaturen verhindert

▶ **Glycerol** (Propantriol, „Glycerin", ☞ Abb. 15.6 e) fällt bei der Seifenherstellung an und dient als Feuchthaltemittel, z. B. in pharmazeutischen Präparaten

▶ **Sorbitol** (D-Sorbit, ☞ Abb. 15.6 f) ist ein Alkohol mit sechs OH-Gruppen, der sich vom Hexan ableitet. Es findet sich z. B. in den Vogelbeeren, wird aber auch technisch aus Zuckern hergestellt. Wegen seines süßen Geschmacks dient es als Zuckerersatzstoff für Diabetiker. Zucker sind ebenfalls Verbindungen mit mehreren Hydroxylgruppen, enthalten jedoch noch eine höherwertige funktionelle Gruppe und werden deshalb bei den Aldehyden und Ketonen (☞ 15.4.4) aufgeführt.

15.3.4 Verwandte Verbindungen

Ether

Ether enthalten ein Sauerstoffatom innerhalb der Kohlenwasserstofkette. Formal entsprechen sie einem Alkohol, an dem das Wasserstoffatom der Hydroxylgruppe durch einen zweiten Kohlenwasserstoffrest ersetzt ist. **Diethylether** C_2H_5-O-C_2H_5 enthält zwei Ethylgruppen am Sauerstoff und ist eine leichtflüchtige, hochentzündliche Flüssigkeit, die früher als Narkotikum verwendet wurde. Er wird technisch aus Ethanol durch eine Kondensationsreaktion (☞ 13.4.3) hergestellt:

Gl. 15.2

$$H_3C\text{-}CH_2\text{-}OH + HO\text{-}CH_2\text{-}CH_3 \rightarrow$$
$$H_3C\text{-}CH_2\text{-}O\text{-}CH_2\text{-}CH_3 + H_2O$$

Hier sehen wir gleichzeitig ein Beispiel, wie eine Reaktion selektiv nur an einer funktionellen Gruppe abläuft. Der Kohlenwasserstoffrest bleibt davon unbeeinflusst. Kompliziertere Etherverbindungen kommen in der Natur und Technik verbreitet vor.

Amine

Die Verbindungsklasse der Amine unterscheidet sich von den Alkoholen dadurch, dass der Sauerstoff durch den im Periodensystem benachbarten Stickstoff ersetzt ist. Da der Stickstoff ein dreibindiges Element ist, enthält die *Aminogruppe* am Stickstoff zwei Wasserstoffatome. Amine sind im Allgemeinen basische Verbindungen, die wie Ammoniak in Wasser eine alkalische Reaktion zeigen (☞ 14.4.2). Niedere Amine, beispielsweise **Ethylamin** H_3C-CH_2-NH_2, haben einen an Fisch erinnernden Geruch und entstehen beim Abbau von Eiweißen. Aminogruppen sind enthalten in den Aminosäuren (☞ 15.5.6) und vielen weiteren biologischen Stickstoffverbindungen. Aromatische Amine sind Ausgangsstoffe für Kunststoffe und Farbstoffe.

Thioalkohole

Bei den Thioalkoholen, auch Mercaptane genannt, steht für den Sauerstoff der im Periodensystem in derselben Gruppe stehende Schwefel. Als Beispiel sei **Ethanthiol** H_3C-CH_2-SH angeführt. Thiogruppen sind auch in manchen Aminosäuren und somit in den Eiweißen enthalten. Der charakteristische Geruch fauler Eier entsteht durch Abbau dieser Gruppen zu Schwefelwasserstoff. Auch Thioalkohole haben einen sehr unangenehmen Geruch.

Halogenalkane

Halogenalkane leiten sich von den Alkoholen dadurch ab, dass die Hydroxylgruppe durch die im Periodensystem rechts vom Sauerstoff stehenden Halogene ersetzt ist. **Chlorethan** H_3C-CH_2-Cl ist ein leicht zu verflüssigendes Gas und wird gelegentlich als Kältespray zur Lokalanästhesie eingesetzt. Das *Halothan* BrClHC-CF_3 ist ein oft verwendetes Anästhesiegas. Fluorierte und chlorierte Kohlenwasserstoffe waren lange Zeit als Löse- und Reinigungsmittel weit verbreitet, werden aber zunehmend durch weniger toxische bzw. weniger umweltschädliche Stoffe ersetzt.

15.4 Aldehyde und Ketone

15.4.1 Allgemeines zu Carbonylverbindungen

Aldehyde und Ketone bilden gemeinsam die Gruppe der Carbonylverbindungen mit der funktionellen Gruppe C=O. Die C=O-Gruppe ist **polar,** d. h. am Sauerstoff als elektronegativerem Partner herrscht ein Elektronenüberschuss, am Kohlenstoff dagegen ein relativer Mangel, was zu einer positiven Teilladung führt.

Am Kohlenstoff sind zwei weitere Bindungen vorhanden. Sind sie durch Kohlenstoffatome besetzt, spricht man von *Ketonen*. Beim Vorhandensein von einem oder zwei Wasserstoffatomen an der Carbonylgruppe handelt es sich um *Aldehyde*. Wie bei den Alkoholen gibt es auch hier Verbindungen mit zwei oder mehreren funktionellen Gruppen, basierend auf Alkanen, Alkenen oder aromatischen Kohlenwasserstoffen.

Ketone und Aldehyde verhalten sich chemisch unterschiedlich. Aldehyde sind in Gegenwart von Sauerstoff relativ unbeständig, da das Wasserstoffatom leicht oxidiert werden kann. Es entsteht dabei eine Carbonsäure:

Gl. 15.3

$$R\text{-}CHO + O \rightarrow R\text{-}COOH$$

Diese Oxidation ist bei den Ketonen nicht möglich, denn dazu müsste eine Kohlenstoff-Kohlenstoff-Bindung getrennt werden.

15.4.2 Aldehyde

Die Aldehyde sind, obwohl sauerstoffempfindlich, wichtige Zwischenstufen in technischen und biochemischen Prozessen. Sie entstehen formal aus Alkoholen durch Wegnahme von Wasserstoff (Dehydrierung), was gleichbedeutend mit einer Oxidation ist:

Gl. 15.4

$$R\text{-}CH_2OH \rightarrow R\text{-}CHO + H_2$$

Davon leitet sich auch ihr etwas merkwürdiger Name ab: *Al*kohol *dehyd*rogenatus.

Der einfachste und wohl populärste Aldehyd ist das **Methanal** (HCHO, ☞ Abb. 15.7 a), besser bekannt als der **Formaldehyd,** ein stechend riechendes Gas, das in Wasser gelöst lange Zeit wirksamer Bestandteil vieler Reinigungs- und Desinfektionsmittel („Formalin") war. Weiterhin dient es als Komponente vieler Kunstharze, wie sie beispielsweise zum Stabilisieren von Spanplatten eingesetzt werden. Seitdem Formaldehyd als möglicherweise krebserregende Substanz erkannt wurde, gelten für Spanplatten strenge Richtlinien hinsichtlich einer Freisetzung von Methanal in die Umgebungsluft.

Das nächst höhere Homologe, das **Ethanal** (Acetaldehyd, CH_3-CHO, ☞ Abb. 15.7 b), entsteht im Organismus beim oxidativen Abbau von Ethanol und ist mit verantwortlich für den so genannten Kater.

15.4.3 Ketone

Ketone sind Beispiele für Verbindungen mit funktionellen Gruppen, die nicht am Ende einer Kohlenstoffkette, sondern an einer mittleren Position auftreten.

Das einfachste Keton ist daher das **Aceton** (Propan-2-on, CH_3-CO-CH_3, ☞ Abb. 15.7 c), das der ganzen Stoffklasse auch ihren Namen gab. Aceton ist ein weit verbreitetes, relativ wenig toxisches Lösemittel für Lacke, Farben, Klebstoffe und Reinigungsflüssigkeiten.

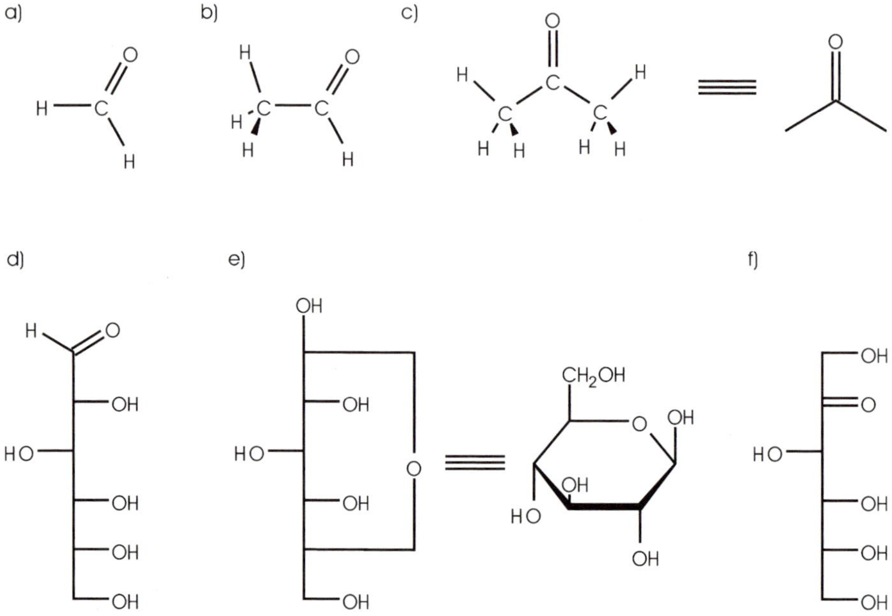

a)   b)   c)

d)   e)   f)

Abb. 15.7: Strukturen einiger Ketoverbindungen. a) Methanal (Formaldehyd); b) Ethanal (Acetaldehyd); c) Aceton; d) Glucose, Kettenform; e) Glucose, Ringform; f) Fructose, Kettenform.

Das Auftreten von Aceton im Harn, die *Acetonurie*, ist ein Merkmal des anomalen Stoffwechsels bei der Zuckerkrankheit (Diabetes mellitus).

15.4.4 Zucker

Grundbausteine

Zucker sind Moleküle, die eine zentrale Bedeutung für den Stoffwechsel haben. Alle Zucker tragen neben mehreren Hydroxylgruppen eine Carbonylgruppe und sind daher chemisch gesehen *Aldehyde* oder *Ketone*, je nachdem ob die Carbonylgruppe am Ende der Kohlenstoffkette steht oder nicht. Die wichtigsten Zucker leiten sich vom fünf- oder sechsgliedrigen Kohlenwasserstoff, dem Pentan bzw. Hexan ab und werden daher als *Pentosen* bzw. *Hexosen*

bezeichnet. Die Hexosen sind mit dem Sorbitol (☞ 15.3.3) verwandt.

Biologisch bedeutende Hexosen sind die **Glucose** (☞ Abb. 15.7 d), die **Fructose** (☞ Abb. 15.7 f) und die *Galactose*; bei den Pentosen ist beispielsweise die *Ribose* von Bedeutung (☞ 16.5).

Glucose ist ein Aldehydzucker und der universelle Energielieferant im Körper, sie wird mit der Nahrung in Form von Zucker oder Stärke geliefert und zur Erzeugung von Muskelarbeit und Wärme verbraucht. Reine Glucose, z. B. „Traubenzucker", kann als schnell verfügbare Energiequelle dienen. Ein krankhaft verminderter Glucoseabbau durch Störung der Insulinproduktion im Körper führt zur Zuckerkrankheit (*Diabetes mellitus*). Glucose ist der Grundbaustein vieler bekannter Naturstoffe, wie Stärke oder Cellulose.

Fructose ist ein Ketozucker. Sie kommt in vielen Früchten vor und dient als Süßungsmittel bei Diabetespatienten, da zu ihrer Verwertung kein Insulin benötigt wird.

Eigenschaften

Die charakteristischen Eigenschaften der Zucker können anhand der Glucose erläutert werden. Zucker sind sehr gut wasserlösliche Substanzen. Beim Erhitzen verdampfen sie nicht, sondern gehen unter Abgabe von Wasser in Kohle über. Tatsächlich kommt in der chemischen Summenformel der Zucker etwa ein Wassermolekül auf jedes Kohlenstoffatom („CH_2O"). Man spricht daher auch von *Kohlenhydraten* als Sammelbegriff für alle Zucker und daraus zusammengesetzte Stoffe.

In wässriger Lösung liegen die Zucker nur zum Teil in der gezeigten Kettenform vor. Ein anderer Teil der Moleküle nimmt eine Ringform an, indem eine der Hydroxylgruppen sich mit der Carbonylgruppe verbindet, die dabei ebenfalls zur Hydroxylgruppe wird (☞ Abb. 15.7 e).

Chiralität und optische Aktivität

Bei Zuckern wie auch bei anderen gemischt substituierten Verbindungen treten Isomere auf, die nicht nur dieselbe Atomanordnung, sondern auch identische räumliche Strukturen besitzen, aber dennoch unterschiedlich sind. Wie ist das zu erklären?

Beispielsweise trägt das zweite Kohlenstoffatom der Glucose in tetraedrischer Anordnung vier verschiedene Substituenten, nämlich ein Wasserstoffatom, eine Hydroxylgruppe (-OH), eine Formylgruppe (-CHO) und den Rest (-R) des Moleküls (☞ Abb. 15.8). Es gibt nun zwei unterschiedliche Möglichkeiten, diese vier Substituenten anzuordnen. Die beiden Anordnungen verhalten sich zueinander wie Bild und Spiegelbild, sind aber nicht zur Deckung zu bringen. Diesen Effekt nennt man *Chiralität* (= Händigkeit), weil die Hände ebenso spiegelbildlich einander gleichen. Die beiden Isomere nennt man auch *optische Isomere* und unterscheidet sie durch die Buchstaben *D* und *L*.

Das Phänomen der Chiralität verursacht eine enorme Steigerung der Stoffvielfalt in der organischen Chemie. Allerdings kommt der Großteil der in der Natur aufzufindenden Verbindungen jeweils nur in einer Form vor, beispielsweise die Aminosäuren nur in der L-Form. Optisch isomere Moleküle haben exakt dieselben chemisch-physikalischen Eigenschaften, aber es gibt dennoch einige Möglichkeiten, sie zu unterscheiden oder voneinander zu trennen. Beispielsweise tritt bei solchen Verbindungen

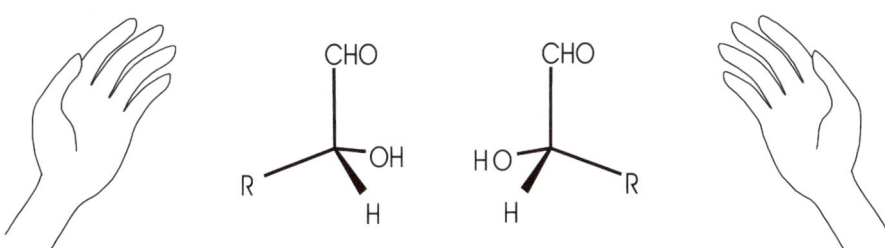

Abb. 15.8: Chiralität (Händigkeit) am Beispiel der Glucose.

eine optische Aktivität auf (☞ 6.5.1), wobei das eine Isomer die Schwingungsebene des polarisierten Lichts nach rechts dreht und das andere Isomer nach links. Die natürliche Form der Glucose, die D-Glucose, kann durch ihre spezifische Drehung des polarisierten Lichts erkannt und gemessen werden.

Di- und Polysaccharide

Polysaccharide ☞ *16.2*

Die Zucker bilden eine ganze Substanzfamilie, die auch *Saccharide* genannt wird. Die Grundbausteine (☞ oben) nennt man *Monosaccharide* (Einfachzucker). Daneben gibt es *Disaccharide, Oligosaccharide* und *Polysaccharide,* bei denen zwei, mehrere bzw. viele Monosaccharide durch Kondensation zweier Hydroxylgruppen, und zwar in der Ringform, miteinander verknüpft sind.

Das bekannteste Disaccharid ist die **Saccharose** (Rohrzucker), die aus je einem Molekül *Glucose* und *Fructose* zusammengesetzt ist. Sie wird aus Zuckerrüben oder Zuckerrohr gewonnen und dient bekanntlich zum Süßen von Lebensmitteln.

Lactose kommt als Milchzucker in der Milch vor und besteht aus einem *Glucose-* und einem *Galactosemolekül.* Sie ist die Grundlage vieler fester pharmazeutischer Präparate.

Schließlich sei noch die **Maltose** erwähnt, die aus *zwei Glucosebausteinen* besteht und beim Abbau von Stärke, z. B. im Gerstenmalz, entsteht.

15.5 Carbonsäuren

15.5.1 Übersicht

Die Carbonsäuren sind eine technisch und biochemisch bedeutende Verbindungsklasse. Ihr gemeinsames Merkmal ist die *Carboxylgruppe* (-COOH). Sie bilden wie die Alkohole oder Aldehyde homologe Reihen und umfassen wieder auch verzweigte, cyclische und aromatische Verbindungen. Je nachdem, ob eine, zwei oder mehr Carboxylgruppen vorhanden sind, spricht man von einwertigen, zweiwertigen oder mehrwertigen Säuren.

Die Carboxylgruppe reagiert in wässriger Lösung sauer, d. h. tendiert zur Abgabe eines Wasserstoffions (☞ 14.3.2):

Gl. 15.5

$$R\text{-}COOH + H_2O \rightarrow R\text{-}COO^- + H_3O^+$$

Die Säurestärke variiert mit der Art und Anzahl weiterer Substituenten im Molekül. Der entstehende Säurerest R-COO⁻ heißt *Carboxylat-Ion* (☞ Abb. 15.9 c).

15.5.2 Einfache Carbonsäuren

Die kurzkettigen Carbonsäuren sind Flüssigkeiten mit stechendem bis unangenehmem Geruch, die durch industrielle oder biochemische Oxidation von Alkoholen entstehen.

Methansäure (**Ameisensäure**, HCOOH, ☞ 15.9 a) ist der einfachste Vertreter. Sie kommt in Ameisen und Brennnesseln vor. Bekannter ist die **Ethansäure** (**Essigsäure**, CH_3COOH, ☞ Abb. 15.9 b) als Bestandteil des Speiseessigs in Konzentrationen um 5 %. Sie entsteht bei der Oxidation von Ethanol durch Essigbakterien, aber auch durch technische Prozesse. Neben der Ver-

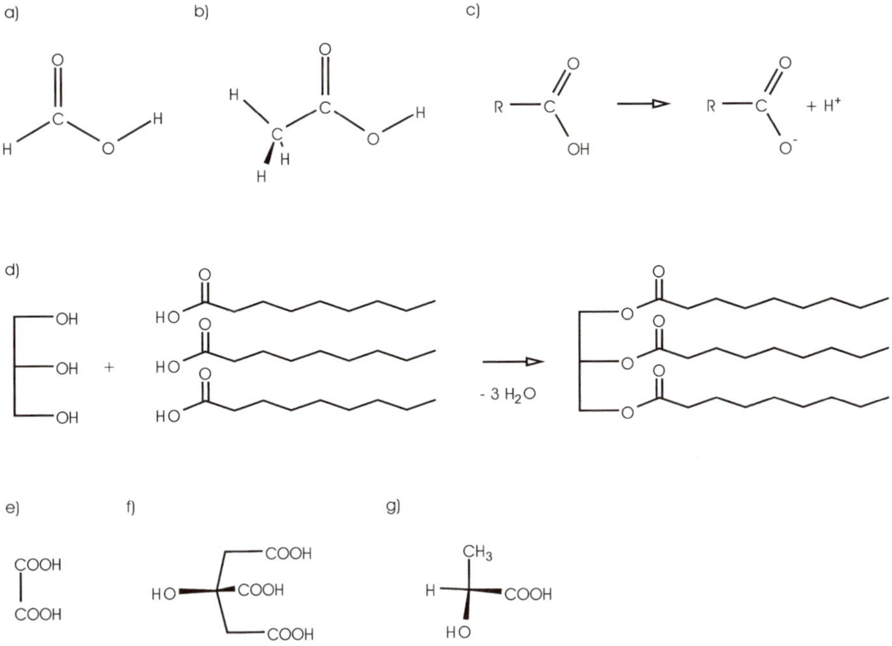

Abb. 15.9: Carbonsäuren und Ester. a) Methansäure (Ameisensäure); b) Ethansäure (Essigsäure); c) Bildung des Carboxylat-Ions; d) Bildung eines Fettes aus Glycerol und Fettsäuren; e) Oxalsäure; f) Zitronensäure; g) Milchsäure.

wendung als Würzstoff ist sie ein wichtiger Ausgangsstoff für chemische Synthesen, auch pharmazeutische Präparate.

15.5.3 Ester

Ester sind eine Stoffklasse, die sich von den Carbonsäuren ableiten. Sie entstehen aus Alkoholen und Carbonsäuren durch eine Kondensationsreaktion (☞ 13.4.3):

Gl. 15.6

$$R\text{-COOH} + R\text{-OH} \rightarrow R\text{-COOR} + H_2O$$
Carbonsäure + Alkohol → Ester + Wasser

Dabei wird an der Carbonsäure das Wasserstoffatom der OH-Gruppe durch den Kohlenwasserstoffrest des Alkohols ersetzt. Die Umkehrung dieser Reaktion heißt,

weil die Esterbindung durch Wasser gelöst wird, *Hydrolyse*:

Gl. 15.7

$$R\text{-COOR} + H_2O \rightarrow R\text{-COOH} + R\text{-OH}$$
Ester + Wasser → Carbonsäure + Alkohol

Die Ester der kurzkettigen Carbonsäuren sind charakteristisch, zum Teil fruchtartig riechende Verbindungen, die in natürlichen und künstlichen Aromastoffen enthalten sind. Der aus Essigsäure und Ethanol hergestellte **Essigsäureethylester** ist ein viel verwendetes Lösemittel, beispielsweise in Klebstoffen. Das Schmerzmittel **Acetylsalicylsäure** („Aspirin") ist ebenfalls ein Ester.

15.5.4 Fettsäuren und Fette

Biologische Bedeutung der Fette ☞ *16.3*

Die längerkettigen Alkancarbonsäuren, ab etwa sechs Kohlenstoffatomen, werden Fettsäuren genannt, da sie Bestandteile der Fette sind. Wichtige Fettsäuren sind:

▶ Hexadecansäure (**Palmitinsäure**)
CH_3-$(CH_2)_{14}$-COOH
▶ Octadecansäure (**Stearinsäure**)
CH_3-$(CH_2)_{16}$-COOH
▶ 9-Octadecensäure (**Ölsäure**)
CH_3-$(CH_2)_7$-CH=CH-$(CH_2)_7$-COOH
▶ 9,12-Octadecadiensäure (**Linolsäure**)
CH_3-$(CH_2)_4$-CH=CH-CH_2-CH=
CH-$(CH_2)_7$-COOH

Die mehrfach ungesättigten Fettsäuren, wie Linolsäure, können vom Säugetierorganismus nicht aufgebaut werden und müssen mit der Nahrung, beispielsweise bestimmten Pflanzenölen, zugeführt werden. Sie werden daher auch als *essentielle Fettsäuren* bezeichnet.

Fettsäuren sind nicht nur als Nährstoffe, sondern auch in der Technik von Bedeutung. Sie werden als Schmierstoffe und Lackrohstoffe, besonders aber in Form ihrer Natriumsalze und weiterer Derivate als Wasch- und Reinigungsmittel verwendet.

Die Salze der Fettsäuren (R-COO⁻Na⁺) werden *Seifen* genannt. Ihre Reinigungswirkung besteht darin, dass sie mit ihrem *unpolaren Alkylrest* fettige Schmutzteilchen binden können und gleichzeitig mit der *ionischen Carboxylatgruppe* gut wasserlöslich sind. Außerdem setzen sie die Oberflächenspannung des Wassers herab, so dass die zu reinigenden Flächen besser benetzt werden.

In den *Fetten* liegen die Fettsäuren als Esterverbindung mit Glycerol vor. Da das Glycerol (☞ 15.3.3) drei Hydroxylgruppen aufweist, kann es drei Esterbindungen zu drei

identischen oder auch verschiedenen Fettsäuren ausbilden (☞ Abb. 15.9 d). Dadurch erklärt sich die große Vielfalt der Fette.

15.5.5 Mehrwertige und polyfunktionelle Carbonsäuren

Viele Carbonsäuren tragen mehr als eine Carboxylgruppe am Molekül. Die einfachste Dicarbonsäure ist die **Oxalsäure** (Ethandisäure) HOOC-COOH (☞ Abb. 15.9 e). In der Natur kommt sie beispielsweise im Sauerklee und im Rhabarber vor. Oxalsäure ist in größeren Mengen giftig, da sie im Serum Calcium in Form des schwerlöslichen Calciumoxalats ausfällt.

Zitronensäure (☞ Abb. 15.9 f) ist eine Tricarbonsäure, die zusätzlich eine Hydroxylgruppe enthält. Man findet sie im Saft der Zitronen und anderer Früchte, sie wird aber auch industriell hergestellt. Weiterhin ist sie ein wichtiges Zwischenprodukt des Stoffwechsels beim Abbau der Nährstoffe. Zitronensäure wird im Lebensmittelbereich als Säuerungsmittel, aber auch in der Technik vielseitig verwendet.

Milchsäure ist 2-Hydroxypropansäure HO-$CH(CH_3)$-COOH (☞ Abb. 15.8 g). Sie entsteht beim Sauerwerden von Milch, aber auch beim Abbau von Glykogen (☞ 16.2.4) zur Energieerzeugung in den Muskeln, wo sie, wenn sie zu hohe Konzentrationen erreicht, für den „Muskelkater" verantwortlich ist.

15.5.6 Aminosäuren

Eine Stoffklasse, die in der Biochemie eine ganz besondere Rolle spielt, sind die **Aminosäuren.** Aminosäuren sind Carbonsäuren, die zusätzlich eine Aminogruppe –NH_2 an dem der Carboxylgruppe benach-

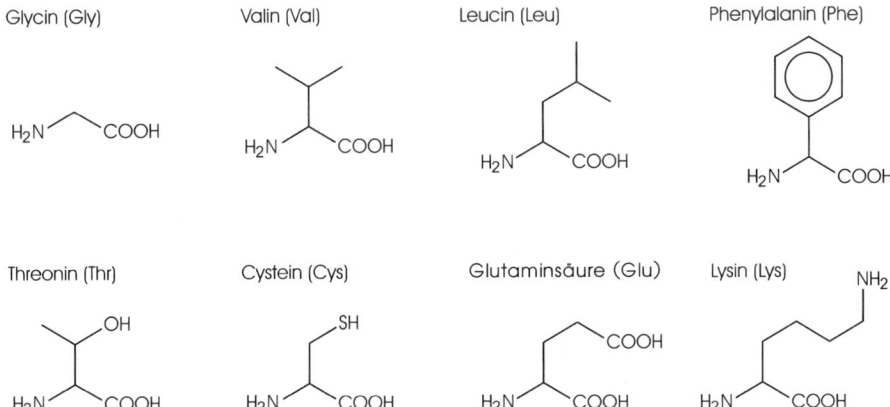

Abb. 15.10: Strukturen und Bezeichnungen einiger biologisch wichtiger Aminosäuren.

barten Kohlenstoffatom tragen. Die Carboxylgruppe reagiert sauer, d. h. gibt leicht ein Wasserstoffion H^+ ab, während die Aminogruppe als Base fungiert und ein H^+ aufnimmt. Dies führt dazu, dass Aminosäuren in wässriger Lösung als Zwitterionen vorliegen:

Gl. 15.8

$$H_2N\text{-}CHR\text{-}COOH \rightarrow$$
$$H_3N^+\text{-}CHR\text{-}COO^-$$

Aminosäuren sind die Bausteine der Proteine (☞ 16.4). Sie unterscheiden sich durch ihre Substituenten R am Kohlenstoffatom. Beim Aufbau der Proteine werden 21 verschiedene Aminosäuren verwendet, davon zehn essentielle Aminosäuren, die nur über die Nahrung zugeführt, aber nicht vom Körper selbst hergestellt werden können.

Abbildung 15.10 enthält eine Auswahl der Aminosäuren, die mit Ausnahme von Glycin und Glutaminsäure alle essentiell sind. Die einfachste Aminosäure ist das Glycin, das keine Seitenketter trägt. Weitere wichtige Aminosäuren haben beispielsweise Hydroxyl-, Thiol- oder weitere Amino- bzw. Carboxylgruppen im Molekul. Für die Bezeichnung der Aminosäuren werden oft die angegebenen Kurzformen aus drei Buchstaben verwendet.

16 Biochemie – Naturstoffe und Riesenmoleküle

16.1 Der Aufbau der belebten Materie

16.1.1 Übersicht

Grob vereinfacht kann man die Stoffe in der Biochemie einteilen in **Strukturstoffe**, **Nährstoffe** und **Wirkstoffe**. In den folgenden Abschnitten werden diese Begriffe erläutert. Die zugrunde liegenden Stoffklassen sind Gegenstand weiterer Kapitel (☞ 16.2 – 16.6). Strukturstoffe, Nährstoffe und Wirkstoffe werden im Organismus ständig ineinander umgewandelt und stehen im Gleichgewicht mit ihren Ab- und Umbauprodukten (☞ 16.7).

16.1.2 Strukturstoffe

Die **Strukturstoffe,** auch Gerüstsubstanzen genannt, machen die sichtbare, feste oder zumindest halbfeste Gestalt der Lebewesen aus. In der Regel handelt es sich um sehr große Moleküle, die aus Tausenden von Atomen bestehen und aus einer begrenzten Anzahl immer wiederkehrender Grundelemente aufgebaut sind. Solche regelmäßig aufgebauten Riesenmoleküle werden *Makromoleküle* genannt (gr. *makros* = groß).

Bei Pflanzen steht als Strukturstoff die *Cellulose* (Zellstoff) im Vordergrund, die den Hauptbestandteil der pflanzlichen Zellwände darstellt. Pflanzenfasern wie Baumwolle, Jute oder Hanf bestehen aus fast reiner Cellulose. Cellulose ist der am weitesten verbreitete Vertreter der Kohlenhydrate (☞ 16.2). Das Holz der Bäume enthält neben der Cellulose auch den Holzstoff *Lignin* als Gerüstsubstanz, der aus phenolartigen Verbindungen aufgebaut ist (☞ 15.3.2).

Der Organismus der Menschen und Tiere enthält im Gegensatz zu dem der Pflanzen keine Cellulose. Seine Zellwände bestehen statt dessen aus *Lipiden* (☞ 16.3) und *Proteinen* (☞ 16.4). Die Zellkerne sind aus *Nucleinsäuren* aufgebaut (☞ 16.5). Die Proteine bilden den Hauptbestandteil des Muskelgewebes und der organischen Knochenmasse und sind somit neben den anorganischen Verbindungen des Skeletts die wichtigsten strukturbildenden Stoffe im Körper. Bei Insekten tritt als Strukturstoff des Panzers das *Chitin* auf, das zu den Kohlenhydraten gezählt wird.

16.1.3 Nährstoffe

Nährstoffe sind Substanzen, die dem Organismus zugeführt werden müssen, damit er die Lebensvorgänge am Laufen halten, Energie gewinnen und Gerüstsubstanzen aufbauen kann. Nährstoffe können zum Teil auch im Körper gespeichert werden.

Aus der Ernährungslehre kennen wir die folgenden Nährstoffklassen:

▶ **Kohlenhydrate.** Alle Zuckerarten sowie Stärke, der Hauptbestandteil des Mehls

▶ **Fette.** Lipide genannt, Stoffe mit hohem Energiegehalt, die in Nahrungsmitteln tierischen wie pflanzlichen Ursprungs vorkommen, besonders angereichert in Butter, Schmalz und Pflanzenölen

▶ **Eiweiße.** Proteine genannt. Besonders proteinreiche Nahrungsmittel sind beispielsweise Eier, Hülsenfrüchte, Fleisch oder Käse.

Die Nährstoffe sind denselben chemischen Stoffklassen zuzuordnen, wie die Gerüststoffe, was nicht weiter verwundert, da unsere Nahrung (noch) weit überwiegend aus Teilen anderer Organismen besteht.

16.1.4 Wirkstoffe

Erst die **Wirkstoffe** ermöglichen es, dass Organismen Nahrung verwerten, wachsen und sich vermehren können. Mit dem Begriff Wirkstoffe fassen wir hier einen fast unüberschaubaren, bunten Zoo von Substanzen zusammen. Eine populäre Wirkstoffklasse sind die *Vitamine,* das sind Substanzen, die aus verschiedensten Gründen für bestimmte Lebensvorgänge notwendig sind und dem Körper mit der Nahrung zugeführt werden müssen (☞ 16.6.1). Unter *Enzymen* (☞ 16.6.2) versteht man Stoffe, die im Körper chemische Reaktionen lenken und maßgeblich am Ab- und Aufbau der Struktur- und Nährstoffe beteiligt sind. Die Befehlsüberträger sind die *Hormone* (☞ 16.6.3), die als Botenstoffe von Drüsen erzeugt, mit dem Blut zum befehlsempfangenden Organ transportiert werden und dort die Zellfunktionen steuern. Es gibt noch eine Fülle weiterer Wirkstoffe, deren Beschreibung jedoch diesen Rahmen sprengen würde.

16.2 Kohlenhydrate

16.2.1 Grundbausteine

Die Grundbausteine aller Kohlenhydrate sind die Zucker (☞ 15.4.4). Die **Glucose** nimmt im Stoffwechselvorgang eine zentrale Rolle ein. Sie ist die Substanz, die aus der zugeführten Nahrung oder aus den körpereigenen Energiereserven gewonnen wird und

bei deren Oxidation chemische Energie und Wärme entstehen. Die anderen Monosaccharide sind als Bausteine von untergeordneter Bedeutung. Wie sehen nun die Kohlenhydrate aus, die als Gerüst- oder Nährstoffe dienen?

16.2.2 Stärke

Ein wichtiger Nährstoff ist neben den frei vorliegenden Zuckern die **Stärke**. Stärke ist ein Gemisch aus *Amylose* und *Amylopektin*. Beide Stoffe bestehen aus Makromolekülen, die ausschließlich miteinander verknüpfte Glucosebausteine enthalten. Während in der **Amylose** (☞ Abb. 16.1 a) etwa 100 – 1400 Glucosemoleküle mit ihren gegenüberliegenden Enden (Kohlenstoffatome 1 und 4) kettenförmig verknüpft sind, treten im **Amylopektin** (☞ Abb. 16.1 b) durch seitliche Verknüpfungen am Kohlenstoffatom 6 sehr viele Verzweigungen auf. Auch ist hier die Anzahl der beteiligten Glucosebausteine wesentlich höher.

Die Stärke ist die Reserveform der Kohlenhydrate in den Pflanzen. Sie wird aus Getreide oder Kartoffeln gewonnen und neben der direkten Verwendung als Nahrungsmittel auch chemisch in Glucosemoleküle gespalten. Der so entstehende Glucosesirup dient beispielsweise zum Süßen von Lebensmitteln oder zur Gewinnung von Alkohol.

Die Spaltung der Stärke zu Glucoseeinheiten findet auch bei der Verdauung statt, und zwar unter Einfluss des im Speichel und im Pankreassaft vorkommenden Enzyms *Amylase* und der Salzsäure im Magensaft.

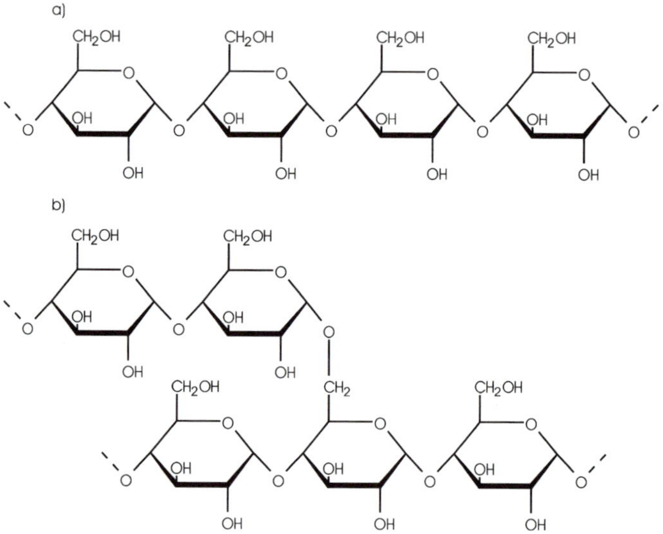

Abb. 16.1: Aufbau der Kohlenhydrate durch Verknüpfung von Glucoseeinheiten am Beispiel der Amylose (a) und des Amylopektins (b).

16.2.3 Cellulose

Die **Cellulose** ist ganz ähnlich aufgebaut wie die Amylose, jedoch sind die Glucosebausteine räumlich anders verknüpft. Cellulose kann daher vom menschlichen Körper nicht enzymatisch abgebaut und verwertet werden. Im Gegensatz dazu ist dies den Wiederkäuern mit Hilfe spezieller Mikroorganismen, die das Enzym Cellulase absondern, möglich. Die cellulosehaltigen Bestandteile unserer Nahrung, beispielsweise Fasern, haben jedoch eine wichtige Stützfunktion als unverdauliche *Ballaststoffe*.

16.2.4 Glykogen

Das **Glykogen** ist die körpereigene Speicherform der Kohlenhydrate. Es wird aus überschüssigen Kohlenhydraten der Nahrung gebildet und in den Muskeln, besonders aber in der Leber, bis zu 20 Gewichts-% gelagert. Bei Mangel an verfügbarer Glucose wird das Glykogen wieder in Glucose gespalten, kann aber auch direkt in Energie umgewandelt werden (*Glykolyse*).

Das Glykogen ist vom Aufbau her mit dem Amylopektin verwandt und besteht

Polysaccharid	Baustein	Kettenlänge	Verknüpfung
Amylose	D-Glucose	100 – 1400 Einheiten	Linear (1,4)
Amylopektin	D-Glucose	1000 – 6000 Einheiten	Verzweigt (1,4 und 1,6)
Cellulose	D-Glucose	1000 – 10000 und mehr Einheiten	Linear (1,4)
Glykogen	D-Glucose	25000 – 90000 Einheiten	Verzweigt (1,4 und 1,6)

Tab. 16.2: Eigenschaften einiger wichtiger Polysaccharide.

aus stark verzweigten Glucoseketten, enthält jedoch weitaus mehr Glucoseeinheiten als jenes.

Die Eigenschaften der biochemisch wichtigsten Kohlenhydrate sind in Tabelle 16.2 zusammengefasst.

16.3   Lipide

16.3.1   Übersicht

Lipide sind keine Makromoleküle. Durch Zusammenlagerung von Lipiden können aber recht stabile, großräumige Gebilde entstehen (☞ 16.3.3). Lipide haben in der Biochemie mehrere wichtige Funktionen, zum einen als wesentlicher Bestandteil der *Zellmembranen,* zum anderen zur mechanischen *Stabilisierung* und *Wärmeisolation* bestimmter Körperpartien sowie als *Reservestoff* zur Langzeitspeicherung. Fett enthält etwa doppelt so viel chemische Energie wie Kohlenhydrate.

Die Stoffklasse der Lipide umfasst die eigentlichen *Fette* und die *Lipoide,* das sind fettähnliche Verbindungen, die noch weitere funktionelle Gruppen enthalten. Zu diesen gehört beispielsweise auch das *Cholesterol.*

16.3.2   Funktion der Fette im Körper

Fette sind aus *Fettsäuren* und *Glycerol* aufgebaut, die miteinander durch Esterverbindungen verknüpft sind (☞ 15.5.4). Dabei können eine, zwei oder drei Hydroxylgruppen am Glycerol besetzt sein. Die entsprechenden Verbindungen heißen *Mono-, Di-* bzw. *Triglyceride.*

Die mit der Nahrung aufgenommenen Fette werden im Dünndarm durch die Enzyme des Pankreas in Glycerol und freie Fettsäuren bzw. niedriger substituierte Glyceride gespalten. Fettsäuren können vom Körper wahlweise zur Energieerzeugung verbraucht, in Form von Lipiden eingelagert oder aus Abbauprodukten der Kohlenhydrate neu erzeugt werden. Da die Lipide nur sehr wenig wasserlöslich sind, ist der Transport im Blut und anderen Körperflüssigkeiten nur mit Hilfe spezieller Proteine möglich, der *Lipoproteine.* Man unterscheidet verschiedene Familien der Lipoproteine. Die Glyceride werden durch die so genannten **VLDL** (**v**ery **l**ow **d**ensity **l**ipoproteins) transportiert.

16.3.3   Lipoide

An der Hydroxylgruppe des Glycerols können sich neben Fettsäuren auch funktionelle Gruppen, beispielswese ein *Phosphatrest* oder ein *Zuckermolekül,* befinden. Man spricht dann von einem **Phospholipid** (☞ Abb. 16.3 a) bzw. einem **Glykolipid**. Diese Lipoide weisen ähnliche Eigenschaften auf wie die Seifenmoleküle (☞ 15.5.4). Neben dem unpolaren Kohlenwasserstoffrest der Fettsäure enthalten sie auch eine polare, wasserlösliche Gruppe. Durch parallele Anordnung der Lipoidmoleküle entstehen ausgedehnte *Doppelschichten,* in denen die unpolaren Molekülteile alle gegeneinander nach innen und die polaren Gruppen alle nach außen gerichtet sind (☞ Abb. 16.3 b). Diese Doppelschichten bilden die *Zellmembranen.*

In den Zellmembranen sind in der Regel noch *Proteine* eingelagert, die einen Durchgang bestimmter Stoffe durch die Zellwand ermöglichen oder sogar aktiv betreiben.

Ein weiteres wichtiges Lipoid ist das **Cholesterol** (Cholesterin), das ebenfalls ein Bestandteil der Membranen, aber auch

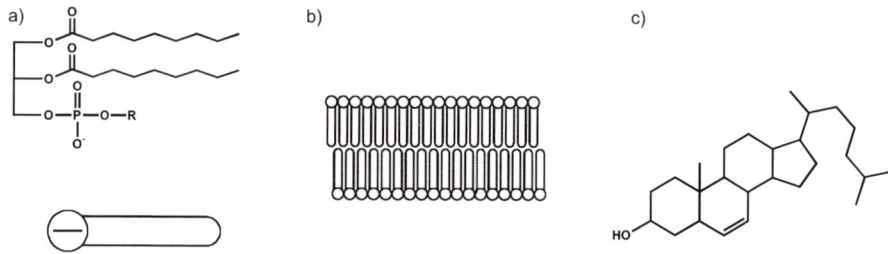

Abb. 16.3: Struktur a) der Phospholipide (unten: Modell); b) der daraus gebildeten Doppelschicht; c) Cholesterol.

des Nervengewebes ist (☞ Abb. 16.3 d). Es ist außerdem ein Grundbaustein für die Synthese einer Reihe von Hormonen und des Vitamin D. Chemisch gesehen ist Cholesterol ein Alkohol mit einem großen, komplex zusammengesetzten Alkylrest.

Das Cholesterol ist im Blut in Mengen von etwa 2000 mg/l enthalten und dort durch verschiedene Lipoproteine gebunden, und zwar erfolgt durch **LDL** (low density lipoproteins) ein Transport in Richtung Körpergewebe, durch **HDL** (high density lipoproteins) in Richtung Leber, wo es ausgeschieden wird. Ein erhöhter Cholesterinspiegel bringt die Gefahr einer Arteriosklerose mit sich, ein hoher HDL-Anteil wird dabei allerdings als günstiger Faktor gewertet.

16.4 Proteine

Die **Proteine** sind chemisch gesehen Makromoleküle, die sich aus *Aminosäuren* zusammensetzen. Aminosäuren sind durch das gleichzeitige Vorliegen einer Carbonsäure- und einer Aminogruppe gekennzeichnet (☞ 15.5.6). Die Verknüpfung der Aminosäuren erfolgt durch eine Kondensationsreaktion zwischen der Amino- und der Carbonsäuregruppe benachbarter Moleküle:

Gl. 16.1

$$H_2N\text{-}CHR^1\text{-}COOH + H_2N\text{-}CHR^2\text{-}COOH \rightarrow$$

Aminosäure 1   +   Aminosäure 2   →

$$H_2N\text{-}CHR^1\text{-}CO\text{-}HN\text{-}CHR^2\text{-}COOH + H_2O$$

Dipeptid   + Wasser

Die Reaktion ähnelt formal der Veresterung, das entstehende Produkt wird hier jedoch *Peptid,* bei zwei miteinander verbundenen Aminosäuremolekülen *Dipeptid* genannt. Bei Verknüpfung einer großen Anzahl (100 oder mehr) von Aminosäuren erhält man schließlich ein *Polypeptid* oder *Protein.*

Die Struktur, die durch die Abfolge der Aminosäuren entsteht, nennt man *Primärstruktur* (☞ Abb. 16.4a). Der dargestellte Abschnitt hat die Folge -Val-Gly-Cys-Gly-.

Die Proteine verbleiben jedoch nicht in dieser linearen Anordnung, sondern nehmen von selbst verschiedene *Überstrukturen* ein. Proteine besitzen nämlich stark polare Gruppen, die zu Wechselwirkungen verschiedener Positionen innerhalb der Polypeptidkette führen. Dies sind zum einen die Peptidgruppen –CO-NH– selbst, andererseits auch die verschiedenen funktionellen Gruppen in den Seitenketten der Aminosäuren. Wasserstoffbrücken zwischen den regelmäßig wiederkehrenden Peptidgruppen führen beispielsweise zu einer schrauben-

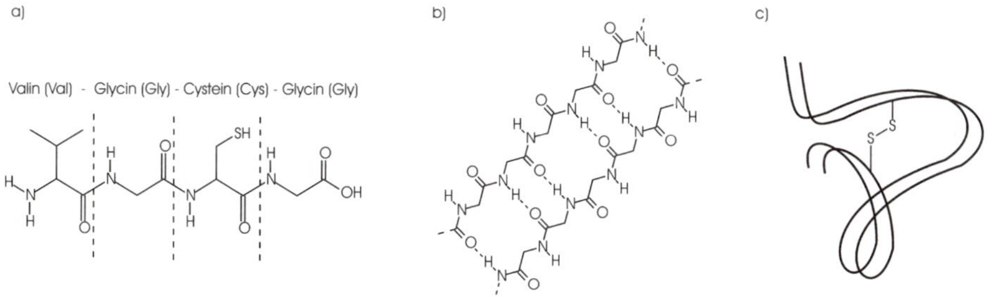

a) b) c)

Abb. 16.4: a) Primär-, b) Sekundär-, c) Tertiärstruktur eines Proteins.

förmigen Anordnung eines Polypeptidstrangs oder zu einer flachen, zickzackförmigen Anordnung zweier gegenüberliegender Polypeptide. Diese so genannte Helix- bzw. Faltblattanordnung nennt man *Sekundärstruktur* (☞ Abb. 16.4 b). Die *Tertiärstruktur* wird schließlich durch Bindungen zwischen weiter voneinander entfernten funktionellen Gruppen bewirkt (☞ Abb. 16.4 c). So bilden beispielsweise die SH-Gruppen zweier Cysteinmoleküle S-S-Brücken. Dies hat zur Folge, dass sich manche Proteine, die *Sphäroproteine,* zu einem kompakten Knäuel zusammenwickeln und somit wasserlöslich bleiben, während andere sich zu unlöslichen langen Fasern vereinigen. Zu der letzten Gruppe, den *Skleroproteinen,* zählen beispielsweise die Haarsubstanz *Keratin* sowie die Muskelproteine. Wichtige Sphäroproteine sind das Hühnereiweiß *Albumin,* der Blutfarbstoff *Hämoglobin,* die Immunglobuline (Antikörper) und die *Enzyme.*

16.5 Nucleinsäuren

Eine etwas komplexer aufgebaute Stoffgruppe im Organismus sind die **Nucleinsäuren,** die in den Zellkernen enthalten sind. Die Nucleinsäuren sind wie die Proteine

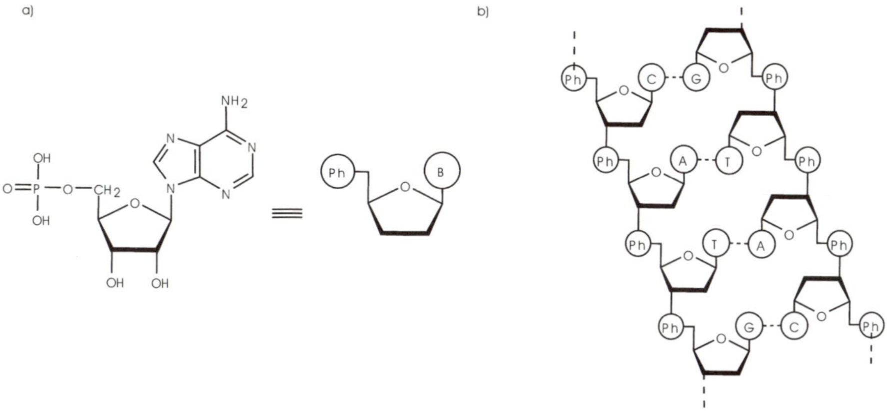

a) b)

Abb. 16.5: Strukturen a) der Nucleotide und b) der Nucleinsäuren. Ph = Phosphatrest, B = Base. Symbole für heterocyclische Basen: A = Adenin, C = Cytosin, G = Guanin, T = Thymin.

ebenfalls Makromoleküle. Ihre Bausteine, die **Nucleotide** (☞ Abb. 16.5 a), sind ihrerseits jeweils aus mehreren kleineren Molekülen zusammengesetzt.

Nucleotide bestehen aus einer **heterocyclischen Base** (☞ 15.2.3), einem **Zucker** (Ribose oder Desoxyribose) und einer **Phosphorsäuregruppe.**

Die Nucleinsäuren bilden Ketten, in denen sich die Zucker- und die Phosphorsäuregruppen abwechseln und die heterocyclischen Basen seitlich abstehen (☞ Abb. 16.5 b).

Ähnlich wie beim Aufbau der Proteine bildet die Abfolge der Basen eine bestimmte Sequenz. Bei den Proteinen bestimmt die Sequenz der Aminosäuren die Struktur des Moleküls.

Welche Bedeutung hat nun die Sequenz der Basen bei den Nucleinsäuren? Die Reihenfolge der Basen enthält die Erbinformation, d. h. den Bauplan des gesamten Organismus. Diejenige Nucleinsäure, die die Erbinformationen in den Zellkernen speichert, ist die DNA (= **D**esoxyribo-**n**ucleic **a**cid, *Desoxyribonucleinsäure*). Die DNA enthält etwa 5000 Nucleotid-Einheiten und besteht aus zwei miteinander verdrillten Ketten, die durch Wasserstoffbrücken zwischen den Basen gegeneinander fixiert sind, ähnlich wie bei der Faltblattstruktur der Proteine.

Die *Ribonucleinsäure* (RNA) ist im Zellplasma zugegen und für das Kopieren der Erbinformationen aus der DNA zuständig. Die RNA bringt die Informationen zu den Orten, an denen die Proteine aufgebaut werden. Wie ein Morsecode bewirken jeweils drei Basen den Einbau einer bestimmten Aminosäure in das neu gebildete Protein. Auf diese Weise werden alle Proteine des Körpers nach dem in den Zellkernen gespeicherten Bauplänen hergestellt.

16.6 Wirkstoffe

16.6.1 Vitamine

Vitamine sind Wirkstoffe, die der Körper nicht selbst herstellen kann, die aber in der Nahrung vorhanden sind. Eine Unterversorgung mit Vitaminen führt zu charakteristischen Mangelerscheinungen. So war der Skorbut lange Zeit eine gefürchtete Krankheit, bis man den Wert von frischem Obst und Gemüse als Vitamin-C-Lieferant erkannte. Ähnliches gilt für die anderen Vitamine.

Chemisch gesehen gehören die Vitamine zu ganz unterschiedlichen Stoffgruppen. Ihre Strukturen werden deshalb hier nicht weiter vorgestellt. Die Molekülgestalt und die Anwesenheit funktioneller Gruppen bestimmen jedoch, ob die Vitamine eher wasserlöslich, also *hydrophil*, oder eher fettlöslich, also *lipophil* sind. Diese Eigenschaften wirken sich auf das Transportverhalten der Vitamine mit der Nahrung und im Körper aus.

Tabelle 16.6 gibt einen Überblick über die biologische Bedeutung und den Tagesbedarf der Vitamine. Weitere Details, beispielsweise zu Vitamingehalten in Nahrungsmitteln, sind Gegenstand der Ernährungslehre.

16.6.2 Enzyme

Enzyme sind katalytisch wirksame Stoffe (☞ 13.3.4), die vom Körper selbst erzeugt werden. Sie steuern die biochemischen Vorgänge, indem sie die Richtung und die Geschwindigkeit der chemischen Reaktionen beeinflussen. Dabei werden sie selbst nicht verbraucht und sind so schon in geringen Mengen wirksam.

Bezeichnung	Bedeutung	Löslichkeit	Tagesbedarf
Vitamin A (Retinol)	Sehleistung	Fettlöslich	1,5 – 2 mg
Vitamin B$_1$ (Thiamin)	Kohlenhydratstoffwechsel	Wasserlöslich	1 – 1,5 mg
Vitamin B$_2$ (Riboflavin)	Zellatmung/Energieproduktion	Wasserlöslich	1,5 mg
Vitamin B$_6$ (Pyridoxol)	Proteinstoffwechsel	Wasserlöslich	2 mg
Vitamin B$_{12}$ (Cobalamin)	Hämoglobinproduktion	Wasserlöslich	0,005 mg
Vitamin C (Ascorbinsäure)	Redoxvorgänge u.v.a.	Wasserlöslich	75 mg
Vitamin D (Calciferol)	Calciumstoffwechsel	Fettlöslich	0,01 mg
Vitamin E (Tocopherol)	Antioxidativer Schutz	Fettlöslich	10 mg
Vitamin H (Biotin)	Fettsäurebildung	Wasserlöslich	0,25 mg
Vitamin K (Phyllochinon)	Blutgerinnung	Fettlöslich	1 mg

Tab. 16.6: Übersicht über Vitamine und ihre biologische Bedeutung.

Die Enzyme bestehen in der Regel aus einem *Protein* und einem *Coenzym,* das unterschiedlichen Verbindungsklassen angehören kann. Das Coenzym wird auch *prosthetische Gruppe* genannt und kann z. B. ein Metallkomplex oder Teil eines Vitamins sein. Am Coenzym findet die eigentliche katalytische Reaktion statt, die jedoch durch die umgebende Proteinstruktur unterstützt oder erst ermöglicht wird.

Enzyme lassen sich nach ihrer Wirkungsweise unterteilen. Enzyme, die Bindungen aufbauen, heißen *Ligasen.* Wenn sie Bindungen spalten, nennt man sie *Lyasen.* Als Beispiel sei das *Pepsin* erwähnt, das in der Magenschleimhaut an der Spaltung der Proteine in kleinere Abschnitte beteiligt ist. *Transferasen* bewerkstelligen die Übertragung einer Gruppe von einem Molekül auf ein anderes. So spielt die *Aminotransferase (Transaminase)* beim Aufbau der Aminosäuren im Körper eine wichtige Rolle.

16.6.3 Hormone

Hormone sind Botenstoffe, die Stoffwechselvorgänge steuern, insbesondere Wachstums- und Reifungsvorgänge, Fortpflanzung und Nervenfunktionen. Die Hormone werden von endokrinen Drüsen erzeugt und erreichen ihren Wirkungsort über die Blutbahnen.

Chemisch gesehen handelt es sich bei den Hormonen einerseits um *Steroide*, die strukturell eng mit dem Cholesterol verwandt sind, andererseits um *Proteine* und aminosäureähnliche Moleküle. Im Folgenden werden einige wichtige Hormone beschrieben.

▶ Das **Insulin** wird in der Bauchspeicheldrüse gebildet und reguliert den Glucosespiegel im Blut. Insulin kann nicht oral aufgenommen werden, denn es handelt sich um ein Protein, das im Verdauungstrakt zerstört würde

▶ Die männlichen und weiblichen Sexualhormone, das **Testosteron** und die **Östrogene,** gehören zu den Steroiden und bewirken die Entwicklung der sekundären Geschlechtsmerkmale

▶ Das **Adrenalin** wird in der Nebennieren-rinde gebildet und bewirkt in Stresssitua-tionen eine Blutdruckerhöhung, eine Er-höhung des Blutzuckerspiegels und einen verstärkten Sympathikusreiz.

Mit den Hormonen verwandt sind die *Neurotransmitter,* die die Nervenreize an den Synapsen in chemischer Form aufneh-men und an benachbarte Synapsen abgeben. Als wichtigster Vertreter sei das *Acetyl-cholin* genannt.

16.7 Kreisläufe und Gleichgewichte

Angesichts der in den vorangegangenen Ka-piteln dargestellten Vielfalt der Stoffe im Körper stellt sich die Frage, wie das Ganze zusammenwirkt, welche Prozesse dabei durchlaufen werden und wie ein Organis-mus im Gleichgewicht bleibt, d. h. nach au-ßen hin in zeitlich gleichbleibender Gestalt auftritt.

Im Rahmen dieses Buches können nur die grundlegenden Zusammenhänge dargestellt werden (☞ Abb. 16.7). Die zugrunde lie-genden chemischen Prozesse und Kreisläu-fe sind gut erforscht und werden in den Lehrbüchern für Biochemie detailliert dar-gestellt.

Betrachten wir zunächst den **Input.** Dem Organismus werden regelmäßig Nahrungs-stoffe *(Biomasse),* Wasser und Luftsauer-stoff zugeführt. Die Biomasse, im Beispiel

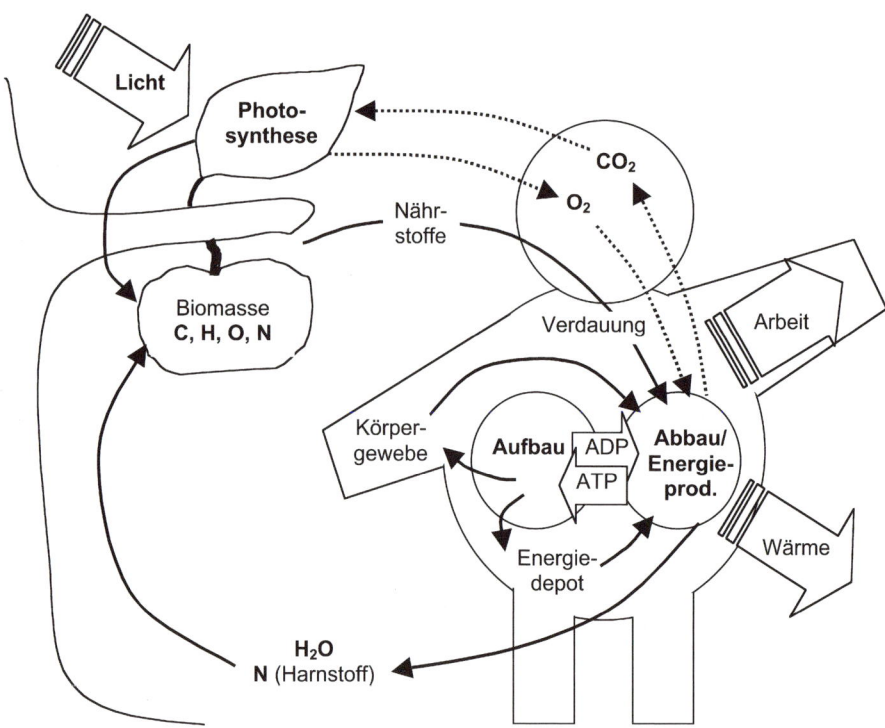

Abb. 16.7: Schema der biochemischen Kreisläufe bzw. Fließgleichgewichte im Körper.

Kohlenhydrate, wird in den Pflanzen aus CO_2 unter Nutzung des Sonnenlichts gewonnen. Diesen Vorgang nennt man **Photosynthese:**

Gl. 16.2
$$6\ CO_2 + 6\ H_2O + \text{Sonnenenergie} \rightarrow$$
$$C_6H_{12}O_6 + 6\ O_2$$

Im Körper finden folgende Prozesse statt, die alle miteinander verkettet sind:

Verdauung – die mit der Nahrung aufgenommenen Kohlenhydrate, Proteine und Fette werden in ihre Bausteine Zucker, Aminosäuren und Fettsäuren zerlegt.

Atmung – der Luftsauerstoff wird durch die Lungen aufgenommen und mit dem Blutkreislauf zu den Zellen geführt. Kohlendioxid nimmt den umgekehrten Weg.

Energieproduktion – die Nahrungsbestandteile oder Energiereserven des Körpers werden mit Sauerstoff „verbrannt", dabei wird Energie in Form von Körperarbeit oder Wärme frei:

Gl. 16.3
$$C_6H_{12}O_6 + 6\ O_2 \rightarrow$$
$$6\ CO_2 + 6\ H_2O + \text{Energie}$$

Energie kann auch in chemischer Form (ATP) für andere Prozesse gespeichert werden (☞ 3.5.1).

Aufbau *(Anabolismus)* – aus den Bausteinen wird Körpersubstanz aufgebaut, die verschiedene Funktionen hat: Strukturstoffe, Muskelgewebe, Energiedepots (Körperfett, Glykogen).

Abbau *(Katabolismus)* – nicht benötigte Körpersubstanz wird wieder in kleinere Bausteine zerlegt und schließlich zu CO_2, Wasser und Harnstoff abgebaut.

Output – an die Umgebung wird überschüssige Wärme abgegeben, außerdem Kohlendioxid mit der Atemluft, Wasser, Harnstoff und Mineralstoffe im Harn sowie unverwertbare organische Substanz mit dem Stuhl. Kohlendioxid und Stickstoffverbindungen werden wieder von den Pflanzen verwertet und schließen damit den Kreislauf.

Anhang

Eigenschaften der chemischen Elemente

Symbol	Element	Ordnungs-zahl (OZ)	Beschreibung	Masse	Dichte	Schmelz-punkt	Siede-punkt	Wertig-keiten
	* alle Isotope radioaktiv			amu g/mol	g/cm³; g/l (Gas)	°C	°C	(häufige)
Ac	Actinium*	89	Schwermetall	227,0	10,07	1050	3200	+3
Ag	Silber	47	Edelmetall	107,9	10,49	962	2212	+1, 0
Al	Aluminium	13	Leichtmetall	27,0	2,70	660	2467	+3
Ar	Argon	18	farbloses Edel-gas	39,9	1,66	-189	-186	0
As	Arsen	33	Halbmetall	74,9	5,72	613	817	+5,+3
At	Astat*	85	Halbmetall	210,0		302	337	-1
Au	Gold	79	goldgelbes Edelmetall	197,0	19,32	1064	3080	+3, 0
B	Bor	5	Halbmetall	10,8	2,34	2300	2550	+3
Ba	Barium	56	Leichtmetall	137,3	3,65	725	1640	+2
Be	Beryllium	4	Leichtmetall	9,0	1,85	1278	2970	+2
Bi	Bismut	83	Schwermetall	209,0	9,80	271	1560	+3
Br	Brom	35	braune Flüssig-keit	79,9	3,14	-7	59	-1
C	Kohlen-stoff	6	farbloser/schw. Feststoff	12,0	2,25	3650	4827	+4, -4
Ca	Calcium	20	Leichtmetall	40,1	1,54	839	1484	+2
Cd	Cadmium	48	Schwermetall	112,4	8,64	321	765	+2
Cl	Chlor	17	grünes Gas	35,5	2,95	-101	-35	-1
Co	Kobalt	27	Schwermetall	58,9	8,89	1495	2870	+2
Cr	Chrom	24	Schwermetall	52,0	7,14	1857	2672	+6, +3
Cs	Cäsium	55	Leichtmetall	132,9	1,88	28	669	+1
Cu	Kupfer	29	rotes Schwer-metall	63,5	8,92	1083	2567	+2
F	Fluor	9	hellgelbes Gas	19,0	1,58	-219	-188	-1
Fe	Eisen	26	Schwermetall	55,8	7,87	1535	2750	+3, +2
Fr	Francium*	87	Leichtmetall	223,0		27	677	+1
Ga	Gallium	31	Schwermetall	69,7	5,91	30	2403	+3

Symbol	Element	Ordnungs- zahl (OZ)	Beschreibung	Masse	Dichte	Schmelz- punkt	Siede- punkt	Wertig- keiten
	* alle Isotope radioaktiv			amu g/mol	g/cm³; g/l (Gas)	°C	°C	(häufige)
Ge	Germanium	32	Halbmetall	72,6	5,32	937	2830	+4
H	Wasserstoff	1	farbloses Gas	1,0	0,08	-259	-253	+1
He	Helium	2	farbloses Edelgas	4,0	0,17	-272	-269	0
Hf	Hafnium	72	Schwermetall	178,5	13,31	2227	4602	+4
Hg	Quecksilber	80	flüssiges Metall	200,6	13,55	-39	357	+2
I	Iod	53	violetter Fest- stoff	126,9	4,94	114	184	-1
In	Indium	49	Schwermetall	114,8	7,31	157	2080	+3
Ir	Iridium	77	Edelmetall	192,2	22,65	2410	4130	+4, 0
K	Kalium	19	Leichtmetall	39,1	0,86	63	760	+1
Kr	Krypton	36	farbloses Edelgas	83,8	3,48	-157	-252	0
La	Lanthan	57	Schwermetall	138,9	6,16	920	3457	+3
Li	Lithium	3	Leichtmetall	6,9	0,53	181	1342	+1
Mg	Magnesium	12	Leichtmetall	24,3	1,74	649	1107	+2
Mn	Mangan	25	Schwermetall	54,9	7,44	1244	1962	+7, +2
Mo	Molybdän	42	Schwermetall	95,9	10,28	2617	5560	+6
N	Stickstoff	7	farbloses Gas	14,0	1,17	-210	-196	+5, -3
Na	Natrium	11	Leichtmetall	23,0	0,97	98	883	+1
Nb	Niob	41	Schwermetall	97,9	8,58	2468	4742	+5
Ne	Neon	10	farbloses Edelgas	20,2	0,84	-249	-246	0
Ni	Nickel	28	Schwermetall	58,7	8,91	1453	2730	+2
O	Sauerstoff	8	farbloses Gas	16,0	1,33	-219	-183	-2
Os	Osmium	76	Edelmetall	190,2	22,61	3045	5300	+8, +4, 0
P	Phosphor	15	weißer/roter Feststoff	31,0	1,82	44	280	+5
Pb	Blei	82	Schwermetall	207,2	11,34	328	1740	+2
Pd	Palladium	46	Edelmetall	106,4	12,02	1554	2970	+2, 0
Po	Polonium*	84	Schwermetall	209,0	9,20	254	962	+4
Pt	Platin	78	Edelmetall	195,1	21,45	1772	3827	+4, +2, 0
Ra	Radium*	88	Schwermetall	226,0	5,50	700	1140	+2
Rb	Rubidium	37	Leichtmetall	85,5	1,53	39	686	+1

Symbol	Element	Ordnungs-zahl (OZ)	Beschreibung	Masse	Dichte	Schmelz-punkt	Siede-punkt	Wertig-keiten
	* alle Isotope radioaktiv			amu g/mol	g/cm³; g/l (Gas)	°C	°C	(häufige)
Re	Rhenium	75	Schwermetall	186,2	21,03	3180	5627	+7
Rh	Rhodium	45	Edelmetall	102,9	12,41	1966	5627	+3, 0
Rn	Radon*	86	farbloses Edelgas	222,0	9,23	-71	-62	0
Ru	Ruthenium	44	Edelmetall	101,1	12,45	2310	3900	+8, +3, 0
S	Schwefel	16	gelber Feststoff	32,1	2,07	119	2831	+6, -2
Sb	Antimon	51	Schwermetall	121,8	6,69	631	1750	+5, +3
Sc	Scandium	21	Leichtmetall	45,0	2,99	1539	2831	+3
Se	Selen	34	roter Feststoff	79,0	4,81	217	685	+4, -2
Si	Silicium	14	Halbmetall	28,1	2,33	1410	2355	+4
Sn	Zinn	50	Schwermetall	118,7	7,29	232	2270	+4, +2
Sr	Strontium	38	Leichtmetall	87,6	2,63	769	1384	+2
Ta	Tantal	73	Schwermetall	180,9	16,68	2996	5425	+5
Tc	Techneti-um*	43	Schwermetall	98,9	11,49	2172	4877	+7
Te	Tellur	52	Halbmetall	127,6	6,25	450	990	+4, -2
Ti	Titan	22	Leichtmetall	47,9	4,51	1660	3287	+4
Tl	Thallium	81	Schwermetall	204,4	11,85	304	1457	+3
V	Vanadium	23	Schwermetall	50,9	6,09	1890	3380	+5
W	Wolfram	74	Schwermetall	183,8	19,26	3410	5660	+6
Xe	Xenon	54	farbloses Edelgas	131,3	5,49	-112	-107	0
Y	Yttrium	39	Leichtmetall	88,9	4,47	1523	3338	+3
Zn	Zink	30	Schwermetall	65,4	7,14	420	907	+2
Zr	Zirkonium	40	Schwermetall	91,2	6,51	1852	4377	+4
	14 Lantha-noide	58-71	Schwermetalle					+3
	14 Acti-noide*	90-103	Schwermetalle					
	10 super-schwere Elemente*	104-114						

Literaturhinweise Physik und Strahlenkunde

Atomgesetz mit Verordnungen. Nomos Verlagsgesellschaft, 23. Auflage 2001.

Breuer, H.: dtv-Atlas Physik Band 1 u. 2 , 6. Auflage 2000

Deetjen, P., Speckmann, E.-J.: Physiologie, 3. Auflage. Urban & Fischer, München, Jena 1999.

Goretzki, G.: Medizinische Strahlenkunde - Physikalisch-technische Grundlagen, 2. Auflage. Urban & Fischer, München, Jena 2003.

Harten, U.: Physik für Mediziner, 10. Auflage. Springer, Berlin u. a. 2001.

Hermann, H.J.: Nuklearmedizin, 4. Auflage. Urban & Fischer, München, Jena 1998.

Herrmann, Th., Baumann, M. : Klinische Strahlenbiologie, 3. Auflage. Gustav Fischer, Jena, Stuttgart, Lübeck, Ulm 1997.

Kauffmann, G., Moser, E., Sauer, R.: Radiologie, 2. Auflage. Urban & Fischer, München, Jena 2001.

Lasserre, A., Blohm, L.: Allgemeine und spezielle Radiologie, 2. Auflage. Urban & Fischer, München, Jena 2000.

Laubenberger, Th.: Leitfaden der medizinischen Radiologie, 7. Auflage. Deutscher Ärzteverlag, Köln 1999.

Meng, W. : Schilddrüsenerkrankungen, 4. Auflage. Urban & Fischer, München, Jena 2002.

Mödder, G.: Die Radiosynoviorthese. Warlich Druck- und Verlagsgesellschaft, Meckenheim 1995.

Röntgenverordnung - RöVo - vom 18. Juni 2002. Bundesgesetzblatt JG 2002, Teil1, Nr. 36

Sauer, R.: Strahlentherapie und Onkologie, 4. Auflage. Urban & Fischer, München, Jena 2002.

Schicha,H., Schober, O.: Nuklearmedizin, 4. Auflage. Schattauer-Verlag, München 2000.

Strahlenexposition in der Diagnostik: Strahlenschutz in Forschung und Praxis, Band 44, Urban & Fischer, München, Jena 2002.

Strahlenschutzverordnung – StrlSchV – vom 26. Juli 2001. Bundesgesetzblatt JG 2001, Teil 1, Nr. 38.

Literaturhinweise Chemie

Beyer, H., Walter, W., Francke, W.: Lehrbuch der Organischen Chemie. S. Hirzel Verlag, Stuttgart 1998

Brand, K.: Taschenlexikon der Biochemie und Molekularbiologie. Quelle & Meyer Verlag, Heidelberg 1992.

Dose, K.: Biochemie – eine Einführung. Springer Verlag, Berlin – Heidelberg – New York 1996.

Greenwood, N. N., Earnshaw, A.: Chemie der Elemente. VCH Verlagsgesellschaft mbH, Weinheim 1990

Hallbach, J.: Klinische Chemie für den Einstieg. Thieme Verlag, Stuttgart – New York 2001.

Mortimer, C. E.: Das Basiswissen der Chemie. Thieme Verlag, Stuttgart 2001.

Naumer, H.: Untersuchungsmethoden in der Chemie – Einführung in die moderne Analytik. Wiley/VCH, Weinheim 2002.

Schwedt, G.: Taschenatlas der Analytik. Wiley/VCH, Weinheim1996.

Sachverzeichnis